睡眠時無呼吸症候群
SLEEP APNEA SYNDROME

東邦大学医学部医学科内科学講座（大森）呼吸器内科教授
本間　栄
［編著］

改訂第2版

克誠堂出版

執筆者一覧

― 編 集 ―

本間　栄　　東邦大学医療センター大森病院呼吸器内科

― 執筆者(執筆順) ―

櫻井　滋	岩手医科大学医学部臨床検査医学講座
村木　功	大阪大学大学院医学系研究科公衆衛生学
谷川　武	愛媛大学大学院医学系研究科公衆衛生・健康医学
山城義広	太田総合病院睡眠科学センター
中山秀章	新潟大学大学院医歯学総合研究科呼吸器内科学分野
葛西隆敏	国家公務員共済組合連合会虎の門病院睡眠センター
臼井靖博	東京医科大学病院循環器内科
佐藤　誠	筑波大学大学院人間総合科学研究科(臨床医学系)睡眠医学寄附講座
髙井雄二郎	東邦大学医療センター大森病院呼吸器内科
本間　栄	東邦大学医療センター大森病院呼吸器内科
大木幹文	東邦大学医学部耳鼻咽喉科学第2講座
赤星俊樹	日本大学医学部内科学系呼吸器内科学分野
永岡賢一	日本大学医学部内科学系呼吸器内科学分野
清藤晃司	日本大学医学部内科学系呼吸器内科学分野
神津　悠	日本大学医学部内科学系呼吸器内科学分野
植松昭仁	日本大学医学部内科学系呼吸器内科学分野
林田健一	スリープ&ストレスクリニック，財団法人神経研究所附属睡眠学センター
井上雄一	東京医科大学睡眠学講座，財団法人神経研究所附属睡眠学センター
玉置伸二	奈良県立医科大学内科学第二講座
木村　弘	奈良県立医科大学内科学第二講座
篠邉龍二郎	愛知医科大学病院睡眠科睡眠医療センター
塩見利明	愛知医科大学病院睡眠科睡眠医療センター
横江琢也	昭和大学医学部呼吸器・アレルギー内科
小保内俊雅	財団法人東京都保健医療公社多摩北部医療センター小児科
長田尚彦	聖マリアンナ医科大学循環器内科
芹澤直紀	東京女子医科大学循環器内科
土肥智貴	順天堂大学医学部循環器内科
佐藤大輔	東邦大学医療センター大森病院呼吸器内科
前野健一	虎ノ門スリープクリニック，国家公務員共済組合連合会虎の門病院睡眠センター
對木　悟	財団法人神経研究所附属睡眠学センター研究部，東京医科大学睡眠学講座
千葉伸太郎	太田睡眠科学センター
坂根直樹	独立行政法人国立病院機構京都医療センター予防医学研究室
笠木　聡	国家公務員共済組合連合会虎の門病院睡眠センター
成井浩司	国家公務員共済組合連合会虎の門病院睡眠センター
徳永　豊	徳永呼吸睡眠クリニック内科・呼吸器科
百村伸一	自治医科大学附属さいたま医療センター循環器科

序　文

　本書は1996年に，単にうるさいいびきとしてはならない「睡眠時無呼吸症候群(SAS)」の存在と重要性にかんがみ，SAS研究に長年携わってこられた当時のエキスパートの方々に初版をまとめていただき，研究書がまだ少なかった時期でもあり非常に好評でした．その後の約10年間にSASの診療・研究は目覚ましい発展を遂げ，最近では高血圧，心血管疾患，脳血管障害，メタボリックシンドロームなどと深く関連する全身疾患の一部であることも分かり，社会的注目度が最も高い疾患の一つでもあります．疫学調査によると，海外では男性の24％，女性の9％に睡眠呼吸障害を認め，そのうちSASと診断されたものが，男性4％，女性2％で，わが国では男性3.3％，女性0.5％と報告されています．最近は診断技術の進歩，検査診断が可能な施設の増加に伴い，確実にその有病率が増加しています．この時期，改訂第2版の編集を克誠堂出版より依頼されましたので，亡父(初版編集：本間日臣)に代わり，わが国においてSAS研究に造詣の深い最適の執筆者にお願いし，専門医だけではなく，勤務医，開業医，研修医，看護士，検査技師の方々など，幅広い読者に向けて魅力のある書になるべく企画させていただきました．

　第1章：定義と分類(AASM)，第2章：SASの疫学，第3章：呼吸異常判定基準と診断方法，第4章：中枢型睡眠時無呼吸症候群，第5章：病態生理，第6章：SASの合併症，第7章：治療，第8章：SAS診療におけるセンター病院とSAS関連クリニックの医療連携モデル，第9章：循環器診療とSAS診療の連携の重要性について，の各章からなり，現在におけるSASの全貌を把握できる構成となっています．臨床の場において広く役立てていただきたいと念願します．

平成21年12月

本間　栄

目 次

|第1章| 定義と分類(AASM) .... 櫻井 滋 1

1 はじめに 1
1) ICSD-2／1　　2) ICD9-CM との関連／2　　3) DSM-IV に対する影響／2　　4) ICSD-2 における睡眠関連疾患分類／2

2 SDB の分類と定義 3
1) 中枢型睡眠時無呼吸症候群(CSAS)／3　　2) 閉塞型睡眠時無呼吸症候群(OSAS)／3　　3) 睡眠関連低換気/低酸素血症 症候群(sleep related hypoventilation/hypoxemia syndrome)／3　　4) CSAS の細分類／3　　5) OSAS の細分類／4　　6) 睡眠関連低換気/低酸素血症 症候群(sleep related hypoventilation/hypoxemia syndrome)の細分類／4　　7) 身体疾患に起因する睡眠関連低換気/低酸素血症 症候群(sleep related hypoventilation/hypoxemia due to medical condition)の細分類／4　　8) その他の睡眠関連呼吸障害(other sleep related breathing disorder)／4

3 SDB 以外の睡眠関連疾患の分類 8
1) 不眠(症)／8　　2) 中枢由来の過眠(症)／8　　3) 概日リズム睡眠障害／8　　4) 睡眠随伴症／8　　5) 睡眠関連運動障害／8　　6) 独立症候と正常バリアント／8　　7) その他の睡眠疾患／9　　8) 追補／9

4 おわりに 9

|第2章| SAS の疫学 .... 村木 功, 谷川 武 11

1 SAS の有病率・発症率 11
2 SDB の発症・増悪因子 11
3 SAS の健康影響 13
1) 高血圧／13　　2) 糖代謝障害・インスリン抵抗性(HOMA)／14　　3) 脳心血管疾患／14　　4) 心房細動(AF)／15　　5) 炎症／15　　6) 男性性機能不全(ED)／15　　7) 神経精神機能／15　　8) 生活の質(QOL)／16

4 SAS の社会影響 16
1) 日中過眠(EDS)／16　　2) 交通事故・産業災害／16　　3) 小児の SAS／16

5 おわりに 16

第3章 呼吸異常判定基準と診断方法 ……………………… 山城義広 …… 19

- **1 はじめに** …………………………………………………………………………………………… 19
- **2 呼吸異常の測定** ……………………………………………………………………………………… 19
  1) 無呼吸の判定／20　2) 低呼吸の判定／21　3) 呼吸努力関連覚醒反応(RERA)の判定／23　4) 低換気ルール／24　5) チェーン・ストークス呼吸(CSR)ルール／24　6) 呼吸異常判定の問題点／24
- **3 SASの検査方法** …………………………………………………………………………………… 24
  1) 簡易診断装置／24　2) ポリソムノグラフィー(PSG)／25　3) PSGの適応／26
- **4 眠気の検査方法** ……………………………………………………………………………………… 27
  1) 客観的検査／27　2) 主観的検査／28
- **5 おわりに** …………………………………………………………………………………………… 28

第4章 中枢型睡眠時無呼吸症候群 ……………………………………………… 29

- **1 特発性中枢型睡眠時無呼吸症候群** ……………………………………………… 中山秀章 …… 29
  1 はじめに／29　2 定義／29　3 疫学／30　4 病因／30　5 自覚症状と他覚所見／31　6 診断／32　7 治療と予後／33
- **2 チェーン・ストークス呼吸** ……………………………………………………… 葛西隆敏 …… 35
  1 チェーン・ストークス呼吸とは／35　2 診断方法と基準／37　3 治療と予後／37　4 おわりに／39
- **3 複合型睡眠時無呼吸症候群** ……………………………………………………… 臼井靖博 …… 41
  1 定義／41　2 発生頻度／41　3 発生機序／41　4 治療／45　5 予後／45　6 おわりに／46

第5章 病態生理 ………………………………………………………………………………… 49

- **1 SASの性差・人種差** ……………………………………………………………… 佐藤　誠 …… 49
  1 閉塞型睡眠時無呼吸症候群(OSAS)の危険因子／49　2 性差／50　3 人種差／51　4 おわりに／52
- **2 SASと顎顔面形態** ………………………………………………………… 髙井雄二郎, 本間　栄 …… 55
  1 はじめに／55　2 病態生理／55　3 顎顔面形態測定の臨床的意義／55　4 顎顔面形態の検査方法／56　5 おわりに／59
- **3 いびき・SASと鼻呼吸障害** ……………………………………………………… 大木幹文 …… 60
  1 はじめに／60　2 鼻腔生理学の理解／60　3 鼻呼吸障害に対する治療／64　4 おわりに／66

4 SASと上気道 …………赤星俊樹, 永岡賢一, 清藤晃司, 神津 悠, 植松昭仁……68
① はじめに／68　② 上気道の開存性／68　③ 咽頭気道の閉塞因子／68　④ 咽頭気道の拡張因子／69　⑤ 咽頭気道と換気調節の安定性／71　⑥ OSAHSにおける咽頭気道閉塞の発症機序／72　⑦ おわりに／73

5 SASと眠気 …………………………………………………林田健一, 井上雄一……75
① はじめに／75　② 眠気の評価／75　③ SAS患者の眠気の要因, 実態／76　④ 残遺眠気の実態／78　⑤ SAS患者の眠気への対処／78　⑥ おわりに／80

6 SASと全身性炎症 …………………………………………玉置伸二, 木村 弘……82
① はじめに／82　② OSASと動脈硬化／82　③ OSASにおける全身性炎症／83　④ OSASと酸化ストレス／83　⑤ OSASにおける間歇的低酸素と炎症経路の活性化／84　⑥ OSASにおける全身性炎症とCPAP治療／84　⑦ おわりに／85

7 SASと交感神経系 ………………………………………篠邉龍二郎, 塩見利明……88
① はじめに／88　② SASと循環器疾患／88　③ SASと高血圧／89　④ 自律神経活動の検査／91　⑤ SASでの自律神経系／93　⑥ おわりに／94

8 SASと間歇的低酸素 …………………………………………………横江琢也……96
① はじめに／96　② SAS／96　③ 間歇的低酸素／97　④ おわりに／102

9 乳幼児SAS ……………………………………………………………小保内俊雅……104
① はじめに／104　② 正常乳幼児にみられるSASの様相／104　③ 睡眠中の呼吸異常／105　④ 新生児期にみられるSAS／105　⑤ 乳児早期の無呼吸／106　⑥ 乳～幼児期のSAS／107　⑦ おわりに／108

第6章 SASの合併症 ……………………………………………………111

1 SASと高血圧, 心血管病変 …………………………………………長田尚彦……111
① はじめに／111　② 高血圧発症の背景にあるOSAS／111　③ OSASと冠動脈危険因子／112　④ OSASと心血管疾患／112　⑤ SASと心不全／114　⑥ SASと脳卒中／116　⑦ おわりに／116

2 SASと不整脈, 突然死・予後 ………………………………………芹澤直紀……120
① はじめに／120　② SASの催不整脈作用／120　③ SASと徐脈性不整脈／120　④ SASと心房細動／121　⑤ SASと心室性不整脈／122　⑥ SASと突然死／123

3 SASとメタボリックシンドローム …………………………………土肥智貴……127
① はじめに／127　② メタボリックシンドロームについて／127　③ OSASとMetsの関連性について／127　④ おわりに／132

4 睡眠時低換気症候群と肥満低換気症候群 …………佐藤大輔, 髙井雄二郎……133
① SHVSとOHSの位置づけ／133　② OHSの概念と病態生理／133　③ SHVSとOHSの

診断／133　　④ OHSの臨床的特徴／134　　⑤ OHSの治療／135　　⑥ OHSの予後／136

第7章 治　療 — 139

1 Nasal CPAP療法とその他の陽圧治療　　前野健一　139
① はじめに／139　　② CPAP療法の原理／139　　③ CPAP療法の意義／139　　④ CPAP療法に使用する機器／140　　⑤ タイトレーションと設定／141　　⑥ 保険診療における適応と実際／142　　⑦ CPAP療法の導入／143　　⑧ 外来でのCPAP療法の実際／144　　⑨ 心不全合併CSR-CSAに対する陽圧治療／146　　⑩ おわりに／149

2 口腔内装置による治療　　對木 悟　152
① はじめに／152　　② 口腔内装置の歴史／152　　③ 口腔内装置の治療原理／152　　④ 口腔内装置の適応と治療成績／154　　⑤ 口腔内装置の利点と欠点／154　　⑥ おわりに／155

3 耳鼻咽喉科的手術的治療　　千葉伸太郎　157
① はじめに／157　　② Sleep surgery (sleep apnea surgery) とは／157　　③ Sleep surgeryのための睡眠検査／158　　④ 小児のsleep surgery／159　　⑤ 成人のsleep surgery (Phase 1)／159　　⑥ 成人のsleep surgery (Phase 2)／161　　⑦ Sleep surgeryにおける周術期管理の重要性／162　　⑧ おわりに／162

4 減量療法　　坂根直樹　164
① はじめに／164　　② SAS患者の減量効果と睡眠呼吸障害の改善／164　　③ 効果の出ない減量指導とは／165　　④ 体重増加を体感させる／165　　⑤ 一番簡単な食事療法は何か／166　　⑥ 1日2回の体重記録／166　　⑦ 運動療法／167　　⑧ ダイエットは睡眠から／168　　⑨ リバウンドを予防するには／169　　⑩ おわりに／169

第8章 SAS診療におけるセンター病院とSAS関連クリニックの医療連携モデル — 171

1 センター病院の立場から　　笠木 聡，成井浩司　171
① はじめに／171　　② SASの診断／171　　③ 医療連携によるCPAP患者の管理／172　　④ おわりに／173

2 クリニックの立場から　　徳永 豊　175
① はじめに／175　　② SAS診断とPSGの必要性／175　　③ 携帯装置「簡易検査」とPSGのAHI／175　　④ 米国の現状／176　　⑤ 携帯装置とPSGの診療ダイヤグラム／176　　⑥ CPAP療法と診療報酬制度／178　　⑦ CPAP療法のポイント／179　　⑧ 自動CPAP装置／180　　⑨ 国際的医療機器規制 (GHTF) と改正薬事法／180　　⑩ 医薬品・医療機器等安全性情報報告制度／180　　⑪ CPAP装置の貸与と医療機器賃貸業者／181　　⑫ おわりに／181

|第9章| 循環器診療とSAS診療の連携の重要性について……百村伸一……183

1. はじめに……183
2. 循環器疾患の危険因子としてのSASの認識……183
3. 循環器医師の役割……183
4. SDB専門医との連携……184
5. 実地医科との連携……185
6. ガイドラインにみるSDB連携……185

索　引……189

第1章

定義と分類（AASM）

1 はじめに

　歴史的に睡眠関連の諸病態は，世界中の国々でさまざまに命名され，診断されてきた．これら数多くある睡眠関連病態の類似する名称や定義を整理し標準化することは当該病態の認知度を高め，ひいては科学研究や医療における望ましい進展が期待できる．その意味で疾病分類（nosology）は極めて重要なシステムといえる．

　特に，International Classification of Diseases（ICD）や精神障害の診断と統計の手引き（Diagnostic and Statistical Manual of Mental Disorders：DSM）など，分類のための国際標準となるコーディングシステムの存在意義は大きい．睡眠関連疾患に関しても，American Academy of Sleep Medicine（AASM）が出版するInternational Classification of Sleep Disorders（ICSD）マニュアルが，睡眠関連疾患の定義と分類に関する国際的マニュアルとして定評がある．

　ICSDマニュアルは1990年の初版以来，2回の改訂を経て，2005年に大改訂が行われ，2nd editionとなった．2010年には精神障害の診断と統計の手引き第5版（Diagnostic and Statistical Manual of Mental Disorders, 5th ed（DSM-V）が出版される予定であり，さらに進歩した分類がなされるであろう．

　ともあれ本稿では，現時点において最も広く世界に受け入れられている，最新の診断分類マニュアルInternational Classification of Sleep Disorders, 2nd ed（ICSD-2）[1]を基本として解説することとしたい．

1）ICSD-2

　ICSDマニュアルは，基本的に診断分類（diagnostic classification）とコード化（coding）のために編纂されており，これらは疾患統計や医療費の請求制度などにも応用される．診断方法および治療などについては，別に詳細な基準を記したスコアリングマニュアル（the AASM manual for the Scoring of Sleep and Associated Events. Rules, Terminology, and Technical Specifications）[2]が設けられており，ICSDではあえて省かれている．判定基準の詳細やスコアリングマニュアルについては本書の第3章に詳しいのでここでは割愛する．さらにICSD-2では，コーディングの基本（axial system）や重症度分類，持続期間の分類については，従来通りthe International Classification of Sleep Disorders, 1st ed（ICSD-1）の記載にのっとり，疾患分類に関する見直しに"特化"している点に注意を要する．すなわち，ICSD-2 1冊のみではコーディングの全容を理解することはできず，ICSD-1は現在なおICSDマニュアルの基本部分をなしているということである．いうまでもなく，睡眠医学は比較的新しい学問分野であり，日々新たな知見が集積されているため，2005年に改訂されたばかりのICSD-2でさえ，すべての睡眠関連病態が網羅されているわけではない．それほど，睡眠学分野の

表1　睡眠関連疾患の分類（AASM ICSD-2）

1. 不眠症（insomnia）
2. 睡眠関連呼吸障害（sleep related breathing disorders）
3. 中枢由来の過眠症（hypersomnias of central origin）
4. 概日リズム障害関連睡眠障害（circadian rhythm sleep disorders）
5. 睡眠関連疾患（parasomnias）
6. 睡眠関連運動疾患（sleep related movement disorders）
7. 独立症候と正常バリアント（isolated symptoms and normal variants）
8. その他の睡眠疾患（other sleep disorders）

進歩は急速である．ICSD-2では，ICSD-1で用いられていた「内因性睡眠障害」，「外因性睡眠障害」という概念を大胆に捨て去り，睡眠関連疾患をより病因論的に8つの大項目に分類し，さらに総計70もの診断概念を採用している．加えて身体疾患および精神疾患に伴う2つの追補項目も収載されている．

　本稿の目的は，ICSDマニュアルに収載された疾病分類のうち，睡眠呼吸障害（sleep-disordered breathing：SDB）とその関連疾患についての分類・定義を解説することにあるが，SDBは呼吸障害としてとらえると同時に，典型的な睡眠障害の一つであることから，睡眠関連疾患に関する分類を全体として把握しておくことが重要なので，その他の関連病態の分類にも一部言及することとする．

2) ICD9-CMとの関連

　疾病分類の国際標準であるWHOのICDはICSD-2とほぼ同時期に改訂され，International Classification of Diseases 9th Rev, Clinical Modification（ICD9-CM，後にICD-10として公表）となった．ICD9-CMでは睡眠時無呼吸症候群（sleep apnea syndrome：SAS）を含む睡眠関連疾患が"Diseases of the Nervous System"に新たに加えられ，一部は"Mental Disorders"のセクションに残される形で分類されているが，ICSD-2との整合性を高める意図がうかがわれる．

3) DSM-IVに対する影響

　American Psychiatric Association（APA）の精神障害の診断と統計の手続き第4版（Diagnostic and Statistical Manual of Mental Disorders：DSM-IV）においても，睡眠関連疾患が分類されている．しかし，ICSD-2の公表と関連するICDコードの変更に伴い，多くのDSM-IVの睡眠コードは時代に合わないものとなった．現段階では，APAは臨床医に対しICD9-CMコードの使用を推奨している．これらの問題解決は，2010年のDSM-Vの出版を待たねばならない．

4) ICSD-2における睡眠関連疾患分類

　ICSD-2の睡眠関連疾患分類では，基本的に以下の8カテゴリーを新たに設けている（表1）．
　ここでは，AASMによる睡眠障害の分類を基本としながら，主題であるSDBの分類と定義についてまず解説し，次に不眠(症)をはじめとする分類について述べることとする．

2 SDBの分類と定義

ICSD-2では，SDBは，不眠症に次ぐ第二の大きなカテゴリーとして位置づけられている。SDBは睡眠中の異常な呼吸により特徴づけられ，成人と小児の両方にみられるとされ，さらに3つの大きなサブグループと14の病態に分類されている。SDBの主なサブグループには3つあり，各サブグループに分類されるべき病態が，それぞれ以下のように定義されている[※1]。

1) 中枢型睡眠時無呼吸症候群（CSAS）

> 中枢型睡眠時無呼吸症候群（central sleep apnea syndrome：CSAS）のサブグループには，「中枢神経系あるいは循環器系の機能障害により，間欠的あるいは周期的な様相を呈して，呼吸努力が減少あるいは消失することにより特徴づけられる睡眠中の病的呼吸」が分類される。

2) 閉塞型睡眠時無呼吸症候群（OSAS）

> 閉塞型睡眠時無呼吸症候群（obstructive sleep apnea syndrome：OSAS）のサブグループには，「上気道が閉塞し，呼吸努力が継続しているが換気が不十分な状態にある睡眠中の病的呼吸」が分類される。

3) 睡眠関連低換気/低酸素血症 症候群（sleep related hypoventilation/hypoxemia syndrome）

> このサブグループには，「単一の，あるいは複合的な障害による結果として，動脈血の二酸化炭素分圧（Pa_{CO_2}）が45Torr以上となる睡眠中の病的呼吸」が分類される。

上記の3病態は主に病因（etiology）により以下の14カテゴリーに細分類される。

4) CSASの細分類

1. 原発性CSAS
2. チェーン・ストークス呼吸によるCSAS
3. 高地周期性呼吸によるCSAS
4. 身体疾患（病態）に基づくCSAS
5. 薬物，治療薬，化学物質によるCSAS
6. 乳幼児の原発性睡眠時無呼吸

※1：ICSD-2では，混合型睡眠時無呼吸症候群（mixed sleep apnea syndrome：MSAS）という独立したカテゴリーは設けられていないことに注意すべきである。また，ICSD-2の発行以降に報告数が増加し，いまだにその概念に関して議論のある，いわゆる複合型睡眠時無呼吸症候群（complex sleep apnea syndrome：comp SAS）は収載されていない。したがって，現段階ではAASMにおける正式な分類名あるいは独立した疾患概念として扱われていない。

5) OSASの細分類

> 7. 成人のOSAS
> 8. 小児のOSAS

　上気道抵抗症候群(upper airway resistance syndrome：UARS)は病態あるいは病因論的特異性がみられないため，別名(alternate name)としてOSASに分類し，独立した病態としてコードを付与しないとしている。

6) 睡眠関連低換気/低酸素血症 症候群(sleep related hypoventilation/hypoxemia syndrome)の細分類

> 9. 特発性の睡眠関連非閉塞性肺胞低換気
> 10. 先天性肺胞低換気症候群

7) 身体疾患に起因する睡眠関連低換気/低酸素血症 症候群(sleep related hypoventilation/hypoxemia due to medical condition)の細分類

> 11. 肺実質，肺血管の異常に基づく睡眠関連低換気，低酸素血症
> 12. 下気道閉塞に基づくもの
> 13. 神経筋疾患に基づくもの

8) その他の睡眠関連呼吸障害(other sleep related breathing disorder)

> 14. 分類不能の睡眠時無呼吸/睡眠関連呼吸障害

　それぞれの睡眠関連疾患あるいは病態に関する診断方法と，その診断基準(diagnostic criteria)および重症度基準(severity criteria)，呼吸関連事象(respiratory event)などについては他の章に詳述される。

　ICSD-2では各病態に関して，定義としての独立した記載はなされておらず，基本的特徴(essential feature)や診断基準(diagnostic criteria)として記されている。論理的には定義が確立され，診断基準が設けられるのは当然であるが，しばしば実際臨床では，疾患が診断基準をもって定義され，臨床的に診断されるので，ここではICSD-2に記載の診断基準を中心に一括して表2に示す。これらは，第3章で述べられる呼吸イベントの定義や診断基準とともに分類および診断，重症度の評価に用いられる。

　呼吸器疾患(例として，慢性閉塞性肺疾患，喘息)そのものはSDBに含まないが，呼吸器疾患は睡眠中の異常な呼吸状態(低換気/低酸素血症)を増悪させるため，睡眠関連低換気/低酸素血症・症候群の診断を要する。睡眠関連喉頭痙攣，睡眠窒息(睡眠中に，突然喉が詰まる現象)症候群は睡眠関連低換気/低酸素血症・症候群には分類せず，身体疾患を考慮する。さらに，SDBの治療に関しては該当する別の章で詳しく述べられる。

表2 ICSD-2(AASM)における睡眠関連呼吸障害の分類と定義(診断基準)

◆中枢型睡眠時無呼吸症候群
1)原発性中枢型睡眠時無呼吸症候群

> A:次のうち少なくとも一つ以上の自覚症状がある。
>   i. 日中の過剰な眠気
>   ii. 睡眠中の短時間覚醒(arousal)あるいは完全な覚醒(awakening),不眠の訴え
>   iii. 覚醒時の息苦しさ
> B:ポリソムノグラフィーにおいて1時間に5回以上の中枢性無呼吸がある。
> C:最近の睡眠障害や身体疾患,精神疾患,薬物や物質の摂取による疾患では,現在の病状が説明できない。

2)チェーン・ストークス呼吸に基づくもの

> A:ポリソムノグラフィーにおいて,1時間の睡眠中に少なくとも10回以上の中枢型睡眠時無呼吸あるいは低呼吸があり,それは頻回の覚醒反応や睡眠構築の乱れを伴う,1回換気量の漸増漸減(crescendo-decrescendo)パターンをとる。
>   *Note*:この診断において症状は必須ではないが,患者は日中の強い眠気,睡眠中頻回の覚醒・完全覚醒,不眠の訴え,または呼吸困難による覚醒を訴えることが多い。
> B:呼吸障害は重症身体疾患,たとえば心不全,脳卒中,腎不全などに伴って生じる。
> C:病状が最近の睡眠障害や身体疾患,精神疾患,薬物や他の物質摂取による疾患によって説明できない。

3)高地周期性呼吸に基づくもの

> A:最近,少なくとも高度4,000mに登った。
> B:ポリソムノグラフィーにおいて繰り返す1時間に5回以上の中枢型睡眠時無呼吸があり,基本的にノンレム睡眠時にみられる。その周期は12〜34秒である。
>   *Note*:高地周期性呼吸は正常な高地への順応現象であるため,特異的な中枢型睡眠時無呼吸の周期に関する正常か異常かに関する特異的な基準はない。とはいえ,夜間に繰り返し目覚める,日中の倦怠感があるなど,非特異的な症状が要求される。

4)チェーン・ストークス呼吸以外の身体疾患に基づくもの

> 身体疾患に基づく中枢型の無呼吸であるが,特徴的なチェーン・ストークス呼吸のパターンを認めないもの。

5)薬物および物質によるもの

> A:2カ月以上,定期的に長時間作用型のオピオイドを摂取している患者であること。
> B:ポリソムノグラフィーにおいて,少なくとも1時間に5回以上の中枢型睡眠時無呼吸あるいは低呼吸,あるいは周期性呼吸(睡眠1時間に10回以上の中枢型睡眠時無呼吸または低呼吸,過呼吸は1回換気量の漸増漸減(crescendo-decrescendo)パターンをとり,頻回の覚醒反応や睡眠構築の乱れを伴う)がある。
> C:最近の睡眠障害や身体疾患,精神疾患によって,病状を説明できないもの。

6)小児の原発性無呼吸
  未熟児の無呼吸

> A:20秒,あるいはそれ以上に及ぶ長時間の中枢型呼吸停止(respiratory pause)。または閉塞型および混合型の呼吸パターンを含む明らかな生理学的悪影響,たとえば脈拍の減少,低酸素血症,臨床症状,あるいは看護介入を要するなどの状況を伴うより短い持続時間の無呼吸を生じる状態が,出生37週未満の児において記録されるもの。

小児の無呼吸

> A：20秒，あるいはそれ以上に及ぶ長時間の中枢型呼吸停止(respiratory pause)，または，閉塞型および混合型の呼吸パターンを含む明らかな生理学的悪影響，たとえば脈拍の減少，低酸素血症，臨床症状あるいは看護介入を要するなどの状況を伴う，より短い持続時間の無呼吸を生じる状態が，出生37週以上の児において記録されるもの。
> B：最近の睡眠障害や身体疾患，精神疾患，投薬によって病状を説明できないもの。

◆閉塞型睡眠時無呼吸症候群
7) 成人の閉塞型睡眠時無呼吸

　　A，BとDあるいはCとDをもって基準を満たす。

> A：患者に，次のうち少なくとも1つ以上の症状がある。
> 　i. 覚醒中の意図しない睡眠エピソード，日中の眠気，熟睡感の欠如，疲労感，不眠。
> 　ii. 呼吸の途絶，喘ぎ，窒息とともに覚醒する。
> 　iii. 睡眠中における強いいびき，呼吸の中断，あるいはベッドパートナーによる両症状の指摘。
> B：ポリソムノグラフィーにおいて次の所見がある。
> 　i. 1時間に5回以上の計測可能な呼吸イベント(無呼吸，低呼吸，RERA)が存在する。
> 　ii. 呼吸努力の証拠がすべての，あるいは部分的な呼吸エピソードにおいて存在する(RERAを認める例では，食道内圧測定を用いることが最も良い)。
> または
> C：ポリソムノグラフィーにおいて次の所見がある。
> 　i. 1時間に15回以上の計測可能な呼吸イベント(無呼吸，低呼吸，RERA)が存在する。
> 　ii. 呼吸努力の証拠がすべての，あるいは部分的な呼吸エピソードにおいて存在する(RERAを認める例では，食道内圧測定を用いることが最も良い)。
> D：最近の睡眠障害や身体疾患，精神疾患，薬物や物質の摂取による疾患では病状を説明できない。

8) 小児の閉塞型睡眠時無呼吸症候群

> A：患児の睡眠中にいびき，努力呼吸または閉塞型呼吸，またはその両者があることが保育者(care giver)により報告される。
> B：次のうち少なくとも1つ以上の症状が，保育者によって報告される。
> 　i. 吸気時における奇異性の内方への胸郭運動(注：シーソーまたは陥没呼吸)。
> 　ii. 運動を伴う覚醒
> 　iii. 発汗
> 　iv. 頸部の過伸展
> 　v. 日中の過剰な眠気，多動性，落ち着きのなさ
> 　vi. 成長速度の遅延
> 　vii. 朝の頭痛
> 　viii. 二次性の遺尿
> C：睡眠ポリグラフにおいて次の所見がある。
> 　i. 1時間に15回以上の計測可能な呼吸イベント(無呼吸，低呼吸，RERA)が存在する。
> 　ii. 呼吸努力の証拠がすべての，あるいは部分的な呼吸エピソードにおいて存在する(RERAを認める例では，食道内圧測定を用いることが最も良い)。
> D：最近の睡眠障害や身体疾患，精神疾患，薬物や物質の摂取による疾患では病状を説明できない。

◆睡眠関連低換気/低酸素血症 症候群
9) 特発性の睡眠関連非閉塞型肺胞低換気

> A：ポリソムノグラフィーにおいて，低酸素血症を伴う10秒以上の浅い呼吸があり，頻回の覚醒反応や睡眠構築の乱れを伴う，呼吸障害または徐脈頻脈を認める。
> 　*Note*：この診断において症状は必須ではないが，患者は日中の強い眠気，睡眠中頻回の覚醒・完全覚醒，不眠の訴え，または呼吸困難による覚醒を訴えることが多い。
> B：換気に影響を与える原発性の肺疾患，骨格の変形，末梢性の神経筋疾患が存在しない。
> C：病状は最近の睡眠障害や身体疾患，精神疾患，薬物や他の物質摂取による疾患によって説明できない。

10）先天性肺胞低換気症候群

A：患者は周産期に始まる睡眠中の浅い呼吸を認め，チアノーゼや無呼吸を伴う。
　Note：重症の児では，低酸素血症の結果としての肺高血圧症および肺性心があるかもしれない。
B：低換気は覚醒時よりも睡眠時に悪化する。
C：再呼吸による低酸素および高二酸化炭素換気応答は欠如あるいは減弱している。
D：ポリソムノグラフィーにおいては高二酸化炭素血症および低酸素血症が，主として無呼吸のない状態で認められる。
E：病状は最近の睡眠障害や身体疾患，精神疾患，薬物や他の物質摂取による疾患では説明できない。

◆身体疾患に基づく睡眠関連低換気／低酸素血症
11）肺実質，肺血管の異常に基づく睡眠関連低換気，低酸素血症

A：肺実質あるいは肺血管の疾患が存在し，低酸素血症の主な原因と考えられる。
B：ポリソムノグラフィーまたは睡眠中の動脈血ガス分析で以下の少なくとも1項目がある。
　　i．睡眠中のSpO_2が90％未満で，少なくとも85％の最低値が5分以上持続する。
　　ii．総睡眠時間の30％以上がSpO_2 90％未満である。
　　iii．睡眠中の動脈血ガス分析におけるPa_{CO_2}が，異常高値あるいは覚醒中のレベルに不相応な相対的上昇。
C：病状は最近の睡眠障害や身体疾患，精神疾患，薬物や他の物質摂取による疾患では説明できない。

12）下気道閉塞に基づくもの

A：下気道の閉塞性疾患が存在し（呼吸機能検査において1秒量／肺活量により規定される強制呼出量が予測値の70％未満），低酸素血症の主な原因と考えられる。
B：ポリソムノグラフィーまたは睡眠中の動脈血ガス分析で以下の少なくとも1項目がある。
　　i．睡眠中のSpO_2が90％未満で，少なくとも85％の最低値が5分以上持続する。
　　ii．総睡眠時間の30％以上がSpO_2 90％未満である。
　　iii．睡眠中の動脈血ガス分析におけるPa_{CO_2}が，異常高値あるいは覚醒中のレベルに不相応な相対的上昇。
C：病状は最近の睡眠障害や身体疾患，精神疾患，薬物や他の物質摂取による疾患では説明できない。

13）神経筋疾患および胸壁疾患に基づくもの

A：神経筋または胸壁疾患が存在し，低酸素血症の主な原因と考えられる。
B：ポリソムノグラフィーまたは睡眠中の動脈血ガス分析で以下の少なくとも1項目がある。
　　i．睡眠中のSpO_2が90％未満で，少なくとも85％の最低値が5分以上持続する。
　　ii．総睡眠時間の30％以上がSpO_2 90％未満である。
　　iii．睡眠中の動脈血ガス分析におけるPa_{CO_2}が，異常高値あるいは覚醒中のレベルに不相応な相対的上昇。
C：病状は最近の睡眠障害や身体疾患，精神疾患，薬物や他の物質摂取による疾患では説明できない。

◆その他の睡眠関連呼吸障害
14）分類不能の睡眠時無呼吸／睡眠関連呼吸障害

　この診断概念は他のどの概念にも分類できない睡眠関連呼吸障害（SRBD），あるいは単一のカテゴリーに合致しない睡眠関連呼吸障害に用いられる。一部の例では，SRBDとして良いが，特定の呼吸異常であることを確定するためには，さらなる検討が必要な場合に一時的にこの分類が用いられる。

3 SDB以外の睡眠関連疾患の分類

1) 不眠(症)

　不眠のカテゴリーには入眠困難，睡眠維持の障害，睡眠の質悪化による不眠が分類される。睡眠障害の詳細については他書に譲るが，急性不眠，不十分な睡眠衛生，精神生理性不眠，特発性不眠，奇異性不眠，他疾患に伴う不眠，特定不能の不眠に分類している。ICSD-2では，旧版で用いられていた「二次性不眠(secondary insomnia)」という用語は使用されていない。このことは，不眠は他の病態に併存することがあるものの，他の病態が原因というよりも，しばしば他の病態とは別の独立した病態として存在するという考え方を反映していると考えられる。

2) 中枢由来の過眠(症)

　睡眠障害や概日リズム障害に起因しない，日中の眠気を主訴とする疾患がこのカテゴリーに分類される。代表疾患はナルコレプシーと特発性過眠がある。これらの疾患の診断前には，日中の眠気の原因となる他の病態が除外，あるいは治療される必要がある。

3) 概日リズム睡眠障害

　概日リズム睡眠障害は環境と個人の睡眠覚醒サイクルのズレによる，慢性の，あるいは再発性の睡眠障害である。概日リズム睡眠障害にはいくつかのタイプがある。交代勤務者の睡眠障害や時差ボケ(jet lag)は代表的な概日リズム睡眠障害であり，ほかには睡眠相後退障害や高齢者に多い睡眠相前進障害，身体疾患に伴うものなどがある。

4) 睡眠随伴症

　睡眠随伴症は，耐え難い身体的イベント(例として運動，行動)または経験(例として感情，感覚，夢)が入眠時，睡眠中，睡眠からの覚醒時などにみられるものをいう。行動は一見複雑で目的を有するが，患者自身は行動に関する自覚がない。この概念には，ノンレム睡眠関連の覚醒の障害である遊行症などがある。レム睡眠関連ではレム睡眠中の覚醒である睡眠麻痺などがある。

5) 睡眠関連運動障害

　睡眠関連運動障害は，単純で定型的な運動により睡眠が妨げられる病態である。患者は運動に気づいている場合も気づかない場合もある。睡眠関連運動障害では，日中の眠気の存在が必須である。日中の症状がみられない場合はこの概念に分類しない。典型的な睡眠関連運動障害にはむずむず脚症候群(restless legs syndrome)，周期性四肢運動症候群(periodic limb movement syndrome：PLMS)，歯ぎしり(bruxism)などがある。

6) 独立症候と正常バリアント

　この分類概念には睡眠関連症候であるが，標準的な睡眠関連疾患の定義に当てはまらないものが含まれる。いくつかは，正常な睡眠に伴う現象である。例としては，寝言や入眠時のピクつき(jerks)

がある。気道閉塞を伴わず，睡眠障害を伴わないいびきなどが含まれる。ただし，激しいいびきは閉塞型無呼吸低呼吸症候群(obstructive sleep apnoea hypopnoea syndrome：OSAHS)の部分症であることが多い。

7) その他の睡眠疾患

環境によって引き起こされる睡眠障害，たとえば，雑音，気温(室内温度)，じっとしていないベッドパートナーなどによる睡眠障害はこの概念に分類される。

8) 追補

追補項目としては，追補A：身体疾患および精神疾患に分類される病態(例として睡眠関連てんかん，睡眠関連冠動脈虚血，線維筋痛症など)，追補B：睡眠医療や睡眠薬処方時に経験する精神疾患が追加されている。

4 おわりに

AASMは1999年のtask force report[3]で，「The purpose of these definitions was to facilitate comparability of studies for research purposes. The task force's report is not intended to provide guidelines for routine clinical care, nor are these recommendations offered as an alternative to current patient care practices, although clinicians are encouraged to consider the issues raised by this report.」(本定義の目的は研究結果の比較を容易にすることにあった。特別委員会のレポートは通常の臨床ケアのためのガイドラインを提供することを意図せず，また臨床医がこのレポートによって提起された問題を考慮するよう奨励するが，これらの推奨は現在の患者ケアの実践に代わる手段として提供するものではない)と本文中にあえて太字で示している。

この記載は極めて重要である。われわれは，緻密な科学研究の成果を前提としながら，実用的で患者の健康維持において実効性のある，臨床医学のための定義や治療基準を，そのつど確立する努力が必要である。わが国においても，ともすればAASMの定義あるいは診断のための基準をもって，治療の必要性や社会における患者のおかれる位置について性急な線引きを試みようとする動きがあることに，筆者としては危惧の念を禁じえない。

定義や分類は科学研究の基であると同時に，その運用は障害に悩む患者の立場に配慮して行うべきことを改めて確認したい。

引用文献

1) The International Classification of Sleep Disorders, 2nd ed. Westchester: American Academy of Sleep Medicine, 2005.
2) The AASM manual for the scoring of sleep and associated events. Rules, terminology, and technical specifications. Westchester：American Academy of Sleep Medicine, 2007.
3) AASM task force. Sleep-related breathing disorders in adults；Recommendation for syndrome definition and measurement techniques in clinical research. Sleep 1999; 22: 667-89.

(岩手医科大学医学部臨床検査医学講座　櫻井　滋)

第2章 SASの疫学

1 SASの有病率・発症率

　睡眠呼吸障害(sleep-disordered breathing：SDB)診断のゴールドスタンダードであるポリソムノグラフィー(polysomnography：PSG)を用いた最初の大規模疫学研究は，1993年のWisconsin Sleep Cohort Studyからの報告である[1]。以後，今日までに世界各国で行われた研究から，無呼吸低呼吸指数(apnea-hypopnea index：AHI)≧5の有病率は成人男性で20〜30%，成人女性で10〜20%であり，AHI≧15はそれぞれ10〜15%，5〜10%とされている。また，AHI≧5に加えて，睡眠時無呼吸症候群(sleep apnea syndrome：SAS)の主要な症状である日中過眠(excessive daytime sleepiness：EDS)を伴う者の有病率は，成人男性で4〜5%，成人女性で2〜3%とされている(表1)[2]。わが国においても，飛田らは18〜68歳の日本人(男140名，女19名)を対象に簡易PSGを実施し，無呼吸指数(apnea index：AI)≧10の有病率を7.5%と報告した。しかしながら，客観的指標を用いて日本人の一般集団を対象にSDBを評価した研究は少ない。われわれは，企業の30〜62歳の男性従業員において，3%以上の末梢血酸素飽和度低下指数(3% oxygen desaturation index：3% ODI)≧15の者の有病率を7.6%，地域住民において40〜69歳男性で3% ODI≧5および≧15はそれぞれ40%，9.0%[3]，30〜69歳女性でそれぞれ20%，2.8%と推定した[4]。また，Nakayama-Ashidaら[5]は企業の23〜59歳の男性従業員において呼吸障害指数(respiratory disturbance index：RDI)≧5および≧15の有病率をそれぞれ60%，22%と算出し，日本人においてSDBが従来の推定値より多く存在している可能性を示唆している。

　SDBの発症率の追跡研究は少ないが，Cleveland Family Cohort StudyにおいてAHI＜5の者を5年間追跡した結果，16%が5≦AHI＜15へ，7.5%がAHI≧15へと進展したとしている。また，Wisconsin Sleep Cohort Studyでは8年間追跡した結果，AHI値は追跡前の平均2.6回/時から追跡後には平均5.1回/時へと悪化していた[1]。

　これらの研究から，対象集団特性や調査方法の違いはあるものの，欧米と比較して肥満の少ないアジア，特に日本においても広くSDBが存在することが推測される。これは体格や骨格の違いなどの人種差の影響と考えられている。しかしながら，米国での研究では，アフリカ系米国人の有病率は，白人系と比べて高いとの報告がある一方で，性別，年齢，肥満指数(body mass index：BMI)を調整した後の有病率には人種差は認められないとの報告もある。今後，SDBの人種差についての国際的な比較・検討が必要である。

2 SDBの発症・増悪因子

　SDBの発症・増悪と関連する要因として，加齢，男性，閉経，過体重/肥満，顔面骨格，飲酒，喫

表1 成人におけるSASの有病率

	年齢	男性 AHI≧5	男性 AHI≧15	男性 AHI≧5＋EDS	女性 AHI≧5	女性 AHI≧15	女性 AHI≧5＋EDS
ウィスコンシン州（アメリカ）	30〜60	24	9.1 n=352	4	9	4 n=250	2
ペンシルバニア州（アメリカ）	20〜100	17	7.2 n=741	3.9*	—	2.2 n=1,000	1.2*
ワルシャワ（ポーランド）	41〜72	36.5	— n=356	11.2*	18.5	— n=320	3.4*
ビトリア・ガステイス（スペイン）	30〜70	26.2	14.2 n=1,050	—	28	7 n=1,098	—
ムンバイ（インド）	35〜65	19.5	8.4 n=658	7.5	—	—	—
デリー[10]（インド）	30〜60	19.7	— n=1,135	4.9	7.4	— n=1,015	2.1
安山（韓国）	40〜69	27.1	10.1 n=2,523	4.5	16.8	4.7 n=2,497	3.2
香港（中国）	30〜60	8.8	5.3 n=1,542	4.1	3.7	1.2 n=839	2.1
秋田，大阪，茨城[3)4)]（日本）**	**		40 9.0 n=1,424	—		20 2.8 n=3,568	1.3
卸売業職員[5)]（日本）***	23〜59	59.7	22.2 n=322	17	—	—	—

*：AHI≧5＋EDSの代わりに，AHI＞10＋EDSにより算出。
**：AHIの代わりに3％ODIを使用。男性は40〜69歳，女性は30〜69歳を対象。
***：AHIの代わりにRDIを使用。
〔文献2）Lam B, Lam DC, Ip MS. Obstructive sleep apnoea in Asia. Int J Tuberc Lung Dis 2007；11：2-11より引用，改変〕

煙，鼻閉/鼻炎が挙げられる[6)]。加齢に伴い，口腔咽頭筋の緊張度が低下し，SDBの有病率が高くなると考えられている。同様に，加齢により中枢型SDBが増加すると考えられているが，現状においては明らかなデータはない。また，女性に比べて男性の方がSDBの有病率が高く，女性においても閉経前後でSDBの有病率が高くなることが明らかにされている。女性のホルモン補充療法実施者においては，非実施者よりもSDBが少ないことから，女性ホルモンの影響が考えられる。

SDBと最も関連が強い要因は，過体重/肥満である。BMIよりも腹囲（内臓脂肪型肥満）の方が上気道の構造変化，狭窄に関連するという報告もあるが，調査集団特性によって重要となる因子が異なることがあり，SASに関連する最も重要な肥満の指標についてのコンセンサスは得られていない。過体重/肥満と類似したメカニズムでSDBに影響する要因として，体重変化がある。Wisconsin Sleep Cohort Studyでの4年間の追跡結果より，体重1％の増加はAHI値3％の上昇に相当することが示された。また，10％の体重増加があった者では体重の増減がない患者と比較して，AHI≧15と診断さ

れる患者が6.0倍であった[1]。報告の数は多くはないが，食事指導および運動指導による介入研究の結果からも体重減少によりSDBの改善が報告されており，過体重/肥満がSDBの増悪因子であることは明らかである。

　一方，日本人においては，SASが必ずしも肥満者における疾患とはいえないことが知られている。非肥満のSAS患者の特徴として，下顎の発達が悪く，小さく後退している者が多いといわれている。頭蓋顔面形態は，セファロメトリ法と呼ばれるX線を用いた計測方法を用いて評価することが一般的であり，その結果からやせたアジア人の典型的なSAS患者は白人男性と比較して，長い顔，小さな顎であるとされている。また，SAS患者は舌骨の低位，気道の前後径の狭小，軟口蓋の伸張などの特徴があり，SDBの重症度に対して肥満と頭蓋顔面形態が相乗作用を有するとの報告もある。すなわち，頭蓋顔面形態の小さい患者の方が肥満の影響を受けやすいと考えられる。さらに，非肥満におけるSASを増悪させる要因として，飲酒による影響も無視できない。就寝前のアルコール摂取により口腔咽頭筋の緊張低下が引き起こされ，SDBが悪化すると考えられている。わが国における研究から，検査日飲酒量に加えて，日常飲酒量に応じてもSDBが悪化していることが報告されている。特にその関連は非過体重者において顕著であり，SDBは非飲酒者と比べて，2～3合の飲酒で約1.5倍，3合以上の飲酒で約2～3倍であった[7]。

　喫煙はSDBの危険因子と考えられてきたが，この関連を検討した研究は少ない。喫煙の影響によるSDB悪化のメカニズムとして，喫煙者において睡眠中にニコチンの体内濃度が低下することによりSDBと関連して睡眠動態が不安定になると考えられる。しかしながら，大規模研究における横断調査から，SDBの重症度に応じて喫煙者の割合が低くなるとの結果も得られており，現段階ではSDBにおける喫煙の役割には生物学的妥当性が認められるものの，危険因子としていまだ確立されていない。また，喫煙と同様に，鼻閉/鼻炎とSDBについても一貫した結論は得られていない。季節性鼻炎の症状が弱い季節に比べて，症状が強い季節ではAHIが高くなることや鼻タンポンにより人為的に鼻閉を起こすと，SDBが悪化することが認められている。その一方で，Wisconsin Sleep Cohort Studyでは，鼻炎は習慣的ないびきと強く関連するものの，AHI値とは関連していなかった。今後，SDBの発症や進展における喫煙や鼻閉/鼻炎の関連を示す研究が必要である。

　これらの要因のほかに，習慣的ないびきが将来的にSDBを増悪させるとの報告があり，いびきによる咽頭口蓋の物理的刺激（振動など）によって上気道の浮腫が誘発されるためと考えられている。

3 SASの健康影響

1）高血圧

　1990年代後半になって性別，年齢，肥満などの重要な交絡因子を考慮した大規模疫学研究によってSDBと高血圧との関連が明らかにされた[8]。SASの主要症状であるいびきについては，Nurses' Health Studyでは8年間の追跡で，「いびきなし」に比べて，高血圧の発症は「時々いびきあり」では1.3倍，「習慣的いびきあり」では1.6倍であった。PSG検査を用いた欧米での地域集団における研究から，性別，年齢，BMIなどの交絡因子の影響を考慮しても，昼間の高血圧との関連が認められている。特に，高年齢者，肥満者に比べ，若年者，非肥満者の方がSDBと高血圧との関連が強いことが報告されている。また，Wisconsin Sleep Cohort Studyの4年間の追跡研究では，AHI＝0群に比

べて，4年後の高血圧の有病率が0＜AHI＜5群で1.4倍，5≦AHI＜15群では2.0倍，AHI≧15群では2.9倍であった[1]。わが国においても，パルスオキシメトリ検査を用いた地域集団における横断研究では，3％ODIが男性では収縮期，拡張期血圧値のいずれとも関連し，女性では収縮期血圧値のみ関連していた。また，男女とも3％ODI＜5群に比べて，3％ODI≧15群では高血圧の有病率が約2倍であった[3)4)]。非SAS群に比べて，SAS群では昼間，夜間問わず血圧が高く，夜間血圧の低下傾向も減少していたとの報告もある。

SASに対する治療による高血圧への効果についても検討され始めており，特に重症のSDBが薬物療法に抵抗性のある高血圧と関連することが重要な問題とされている。経鼻的持続気道陽圧呼吸（nasal continuous airway pressure：nasal CPAP）療法の効果について適正圧と適正以下の圧を用いて評価した無作為化比較試験により，適正以下の圧を加えた群と比べて，適正な圧を加えた群より昼間，夜間ともに血圧が低下することが報告されている。また，難治性高血圧群においてはSAS患者の頻度が多く，nasal CPAP療法により血圧が明らかに低下したとの報告もある。

2）糖代謝障害・インスリン抵抗性（HOMA）

近年，SASとインスリン抵抗性および糖代謝障害との関連についても数多くの報告がなされている。これまでの研究から，AHI値が高いほど，空腹時インスリン値や経口グルコース負荷試験の2時間後の血糖値，インスリン値，インスリン抵抗性（homeostatic model assessment：HOMA）指数が高かったと報告されている。また，Sleep Heart Health StudyではBMIなどの交絡因子を考慮しても，末梢血酸素飽和度（SpO_2）＜90％の睡眠時間に占める割合が最も低い群と比べて，最も高い群ではHOMA指数は有意に高く，睡眠時の平均SpO_2が最も高い群と比べて，最も低い群と2番目に低い群ではHOMA指数が有意に低かった[3]。SDBとインスリン抵抗性に関する介入研究から，nasal CPAP療法によってインスリン感受性を改善したという報告やSDBをもつII型糖尿病の肥満患者において，グルコース調節が改善されたとする報告もある。また，SDBと耐糖能異常および糖尿病との検討では，BMIなどの交絡因子を考慮しても，SDBなし群に比べて，SDBあり群で耐糖能異常の有病率が1.5～2倍高く，中等度以上のSDBでは2型糖尿病の有病率が約2倍高かった。SASの主症状であるいびきとII型糖尿病の発症について10年間の追跡により，年齢，BMIなどの交絡因子を考慮しても，まったくいびきをかかない群に比べて，時々いびきをかく群，常にいびきをかく群ではII型糖尿病の発症が有意に多かった。しかしながら，PSG検査によりSDBを評価し，4年間追跡した結果から，BMIなどの交絡因子を考慮するとAHI＜5群と比べても5≦AHI＜15群，15≦AHI群のいずれでもII型糖尿病の発症と関連していなかったとの報告もある。

3）脳心血管疾患

これまでに在宅PSGを用いた横断研究からの報告では，SDBなしに比べて，中等度以上のSDBでは冠動脈疾患，脳卒中，うっ血性心不全を合わせた循環器疾患の有病率が1.4倍であった。特にSDBと全循環器疾患よりもSDBと脳卒中との関連の方が強いとの報告もある。また，症例対象研究から，非SAS患者と比べて，SAS患者において心筋梗塞の発症時間帯は早朝が多かった[8]。

SDBと脳心血管疾患に関する一般集団の追跡研究では，SDBを客観的に評価した研究はほとんどない。SDBの主要症状であるいびきを用いた長期追跡研究では，女性においてはいびきをかかない

群に比べて，習慣的にいびきをかく群では脳心血管疾患の発症が約30％多く，男性においても虚血性心疾患の発症が約40％多かった[1]。これらの結果は，年齢，BMI，喫煙，飲酒，高血圧などの交絡因子とは独立した関連であった。また，介入研究からは，SAS非治療群と比べて，SAS治療群において循環器疾患死亡が少なく，SASが脳心血管疾患へ影響を及ぼすことを支持している。その一方で，いびきの程度と脳心血管疾患の発症や死亡の間に関連を認めなかったとの報告も散見される。

以上のように，SDBと脳心血管疾患死亡との関連を明確に実証する研究はなく，全体としてSDBは脳心血管疾患の罹患率と死亡率のリスクを緩やかに上昇させる傾向があるが，確実な根拠や関連の程度を正確に推定するためには，SDBを客観的に評価している現在進行中のコホート研究の報告が待たれる。さらに，SDBが血圧の影響と独立して脳心血管疾患リスクの上昇に関連するのか，nasal CPAP療法が脳心血管疾患のリスクを減らすことができるか否かについて，今後の検討が必要である。

4）心房細動（AF）

SDBと心房細動（atrial fibrillation：AF）との関連についての症例対照研究から，SASを問診のみで評価した非SAS群に比べて，SAS群におけるBMI，頸周囲長，糖尿病，高血圧を考慮してもAFの有病率は約2倍であった。また，AF治療者においてもSAS群において，再発率が高いことが分かっている。わが国における一般集団を対象とした横断研究からも，3％ODI＜5群に対し，3％ODI≧15群ではAFの有病率が6.5倍であった[3]。

5）炎症

高感度CRP値は，将来の循環器疾患を予測する因子として近年注目を集めている[3]。しかしながら，SDBとCRPとの関連についての研究は乏しい。また，100名を超える規模の研究からは米国からの報告では関連を認めず，わが国からの報告では関連を認めるという相反する結果が報告されており，今後さらなる検討が必要である。

6）男性性機能不全（ED）

男性SAS患者に男性性機能不全（erectile dysfunction：ED）が多いことは以前から報告されており，SASの重症度に応じて，EDのリスクが高くなることが知られている。近年，ED改善薬とnasal CPAP療法によるED改善効果の比較検討も行われており，SAS患者ではED改善薬の効果が低減されるとの報告もあり，SASによりEDが引き起こされている可能性が示唆されている[1]。

7）神経精神機能

SDBと神経精神機能の関連についての検討は多くはないが，ほぼ同様の結果を得られている。一般集団を対象とした大規模研究から，SDBは精神運動効率の低下，持続的な注意を要求される状況下での協調運動能力の低下，集中力の低下と有意に関連していた。また，精神運動機能の低下に関して，AHI値が15増加することは5年の加齢に匹敵していると推定された。これらの関連は，自覚的な疲労や日中の眠気との関連を認めないため，患者に自覚がない可能性が高いと考えられる[1]。

8）生活の質（QOL）

　生活の質（quality of life：QOL）測定用に広く用いられている質問紙SF-36とSDBとの関連の検討から，SASの重症度とSF-36の下位尺度（8項目）の得点低下に直線的な関連を認めている。しかしながら，詳細な項目については研究間に差を認めている。これは調査対象集団の特性の違いによるものと考えられており，いずれの研究においても未診断のSDBは中等度の慢性疾患を有するのと同程度にQOLを低下させると結論づけている点は一致している[1]。

4 SASの社会影響

1）日中過眠（EDS）

　SASの重要な症状はEDSである。大規模横断研究から，AHIが高いほど，EDSを訴える患者が多いことが分かっている。また，SAS患者において適正圧のnasal CPAP群では，適正以下の圧のnasal CPAP群と比較して，EDSの改善が示されている。しかしながら，AHI＜5の集団においても10～20％の患者がEDSを訴える一方で，AHI≧5の集団においても20～30％程度しかEDSを訴えておらず，慢性的な眠気を有する状態では自己申告する際に，眠気の程度が過小評価されている可能性を示している。また，AHIよりも覚醒指数の方がEDSとより強く関連するとの報告もあるが，一定した見解は得られていない[3]。

2）交通事故・産業災害

　交通事故は運転者以外の人命にも危険が及ぶため，SDBを有するが未診断の運転者が重大な交通事故を起こす可能性についての警戒が重要である。以前から睡眠医療専門機関の患者を対象にSASと自動車事故との関連の重大さは認められていたが，未診断のSDBと自動車事故についても強い関連が示されており，非SDB患者と比べて，SDB患者では7～8倍程度多く交通事故を起こしやすいといわれている。これらの関連は自覚的な眠気のみでは説明がつかないことも多く，エプワース眠気尺度（the Epworth sleepiness scale：ESS）等の主観的眠気のアンケート調査のみをSAS判定に用いることは特に交通事故防止の視点からは不適切と考えられる[3]。

3）小児のSAS

　近年では成人のみならず，小児においても肥満が蔓延してきていることから，小児におけるSASも注目されはじめている[9]。SDBの有病率は，研究間で対象年齢や定義が異なるが，おおむね1～5％と考えられる。発症・増悪因子は成人とほとんど同じであるが，扁桃肥大のように小児に特有な要因がある。また，小児におけるSASの健康影響は成人とは一部異なり，睡眠の質の低下による成長ホルモンの低下，集中力の低下による注意欠陥/多動症候群など成長過程特有の影響が示唆されている。小児は発育過程にあるため，年齢層別の検討結果が望まれている。

5 おわりに

　わが国において，SDBの推定患者数は数百万人規模と多く，かつ標準的な治療法であるnasal

CPAPが確立しているにも関わらず，現在治療中の患者数は約13万人といまだ少ない．また，日本人の平均BMIは1985年から2003年にかけて約$1.0 kg/m^2$上昇しており，日本人では欧米人に比べて頭頸部が狭く，BMIの増加による影響が大きいと考えられていることから，今後，SDBの患者が増加していくことが危惧される．SDBの労働災害や循環器系への影響や有病率の高さに加え，眠気などの症状を自覚しない患者の存在を考慮すると，労働災害の防止，過労死，循環器疾患の予防を目的に，客観的検査によるSDBスクリーニングを活用した早期発見と適切な保健指導・治療を実施していくことが重要である．

引用文献

1) Young T, Peppard PE, Gottlieb DJ. Epidemiology of obstructive sleep apnea：a population health perspective. Am J Respir Crit Care Med 2002; 165: 1217-39.
2) Lam B, Lam DC, Ip MS. Obstructive sleep apnoea in Asia. Int J Tuberc Lung Dis 2007; 11: 2-11.
3) 谷川　武, 櫻井　進, 山岸良匡, ほか. 睡眠時無呼吸症候群と産業保健. 産業医学レビュー 2006; 19: 43-72.
4) Cui R, Tanigawa T, Sakurai S, et al. Associations of sleep-disordered breathing with excessive daytime sleepiness and blood pressure in Japanese women. Hypertens Res 2008; 31: 501-6.
5) Nakayama-Ashida Y, Takegami M, Chin K, et al. Sleep-disordered breathing in the usual lifestyle setting as detected with home monitoring in a population of working men in Japan. Sleep 2008; 31: 419-25.
6) Pack AI. Advances in sleep-disordered breathing. Am J Respir Crit Care Med 2006; 173: 7-15.
7) Tanigawa T, Tachibana N, Yamagishi K, et al. Usual alcohol consumption and arterial oxygen desaturation during sleep. JAMA 2004; 292: 923-5.
8) Somers VK, White DP, Amin R, et al. Sleep apnea and cardiovascular disease：an American Heart Association/American College of Cardiology Foundation Scientific Statement from the American Heart Association Council for High Blood Pressure Research Professional Education Committee, Council on Clinical Cardiology, Stroke Council, and Council on Cardiovascular Nursing. J Am Coll Cardiol 2008; 52: 686-717.
9) Lumeng JC, Chervin RD. Epidemiology of pediatric obstructive sleep apnea. Proc Am Thorac Soc 2008; 5: 242-52.
10) Sharma SK, Kumpawat S, Banga A, et al. Prevalence and risk factors of obstructive sleep apnea syndrome in a population of Delhi, India. Chest 2006; 130: 149-56.

（大阪大学大学院医学系研究科公衆衛生学　村木　功, 愛媛大学大学院医学系研究科公衆衛生・健康医学　谷川　武）

第3章
呼吸異常判定基準と診断方法

1 はじめに

　近年，睡眠呼吸障害(sleep-disordered breathing：SDB)に関する分類や診断基準，検査方法に大きな改正がなされた。従来，睡眠の判定にはRechtschaffenら[1]の基準が用いられている。またSDBの診断や測定に関しては，American Academy of Sleep Medicine (AASM)の1999年の基準を用いていた[2]。しかし，機器のデジタル化や新しい測定法とエビデンスが示され，従来の判定基準を改定する必要が生じた。そこで，2007年にAASMより睡眠と随伴イベントのための判定マニュアルが出され[3]，また診断においてもSDBを含む睡眠障害の診断基準，International Classification of Sleep Disorders, 2nd ed (ICSD-2)が出されている[4]。従来の判定基準を基盤としているが，異なる点がかなり存在している。本章では，呼吸異常の判定と診断法に関して従来の方法と比較しながら新基準について述べていく。

2 呼吸異常の測定

　新しい判定マニュアルでは呼吸異常測定センサーに関しては次のような推奨がなされた。

> A. 無呼吸判定のため，気流の消失を検出するためには温度センサーを用いる。
> B. 低呼吸判定のため，気流を検出するには鼻圧センサーを用いる。
> C. 食道内圧，あるいは呼吸インダクタンスプレチスモグラフィー(respiratory inductance plethysmography：RIP)を呼吸努力検出に用いる。
> D. パルスオキシメータを血液中酸素の検出センサーとして用い，その信号の最大許容平均時間は3秒である。

　温度センサーは，無呼吸を示す気流消失には感度が高いが，換気量との相関はないため低呼吸の検出感度が低い。鼻圧センサーは，換気量と相関があり低呼吸を検出しやすいが，低換気量では低値となるため，無呼吸を過大評価する可能性がある。また鼻圧センサーでは，吸気時の気流制限(フローリミテーション)をピーク信号の平坦化として検出でき，閉塞型呼吸イベントや後述する呼吸努力関連覚醒反応(respiratory effort related arousal：RERA)などの判定が可能である(図1)。従来は温度センサーと鼻圧センサーのどちらか単独で使用していたが，今回のマニュアルでは両方同時に使用する必要がある。呼吸努力に関してはピエゾなど他のセンサーでは判定できないとされた。
　持続陽圧気道圧(continuous positive airway pressure：CPAP)タイトレーション時の気流測定

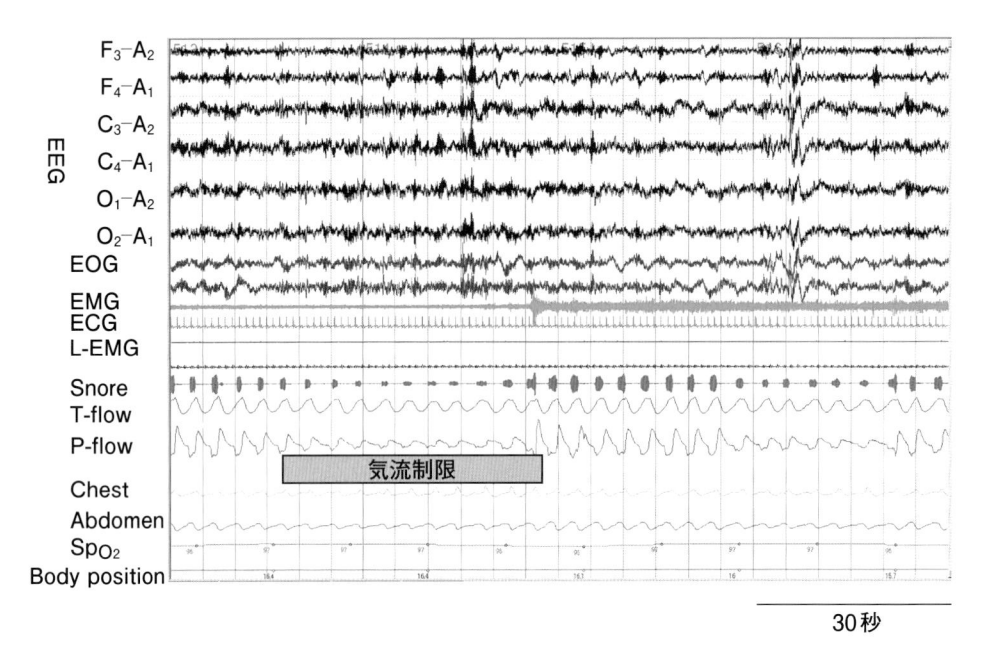

図1 気流制限
温度センサーの気流にほとんど変化はないが鼻圧気流は減弱しており，吸気ピークの平坦な気流制限波形を呈している。
F：前頭部，C：頭頂部，O：後頭部，A：耳朶，EOG：眼電図，EMG：オトガイ筋筋電図，ECG：心電図，L-EMG：前脛骨筋筋電図，Snore：いびき音，P-flow：鼻圧気流，T-flow：温度センサー気流，Chest：胸壁運動，Abdomen：腹部運動，Sp$_{O_2}$：酸素飽和度，Body position：体位。

気流はPAP機器からの気流信号の記録，あるいは圧トランスデューサーを用いて機器出口とマスク間の圧格差により測定する。PAPマスク下に置かれた温度センサーから得られた鼻気流は無呼吸や低呼吸を検出する方法としては許容できない[5]。

CPAPタイトレーション時にはポリソムノグラフィー(polysomnography：PSG)時と異なり，機器からの気流出力あるいはマスク内圧を気流と判定するように推奨された。

1) 無呼吸の判定

以下のすべての基準を満たした時に無呼吸と判定する。

---

1) 温度センサーの最大振幅が基準値の90％以上低下した場合。
2) イベントの持続時間が最低10秒以上であること。
3) イベントの最低90％以上が無呼吸の振幅基準を満たすこと。
　無呼吸の判定には酸素飽和度低下基準は必要ない。

呼吸努力に基づいた無呼吸の分類
1) 閉塞型睡眠時無呼吸(obstructive sleep apnea：OSA)
　気流消失しているすべての間，呼吸努力が持続，あるいは増加している場合(図2)。
2) 中枢型睡眠時無呼吸(central sleep apnea：CSA)

気流消失しているすべての間，呼吸努力が消失している場合(図3)．
3) 混合型睡眠時無呼吸(mixed sleep apnea：MSA)
気流消失の初期に呼吸努力の消失を伴い，その後呼吸努力の再開がみられる場合(図4)．

2) 低呼吸の判定(図5)

A．以下のすべての基準を満たした場合に低呼吸と判定する(推奨基準)．
 1) 鼻圧信号の振幅が基準の30%以上低下．
 2) 低下の時間が最低10秒以上．
 3) イベント前の酸素飽和度から4%以上の低下．
 4) イベント時間中最低90%以上は低呼吸の振幅低下基準を満たす．
B．以下のすべての基準を満たした場合に低呼吸と判定する(代替基準)．
 1) 鼻圧信号(あるいは他の代替低呼吸センサー)の振幅が基準の50%以上低下．
 2) 低下の時間が最低10秒以上．
 3) イベント前の酸素飽和度から3%以上の低下あるいは覚醒反応(arousal)を伴う．
 4) イベント時間中最低90%以上は低呼吸の振幅低下基準を満たす．

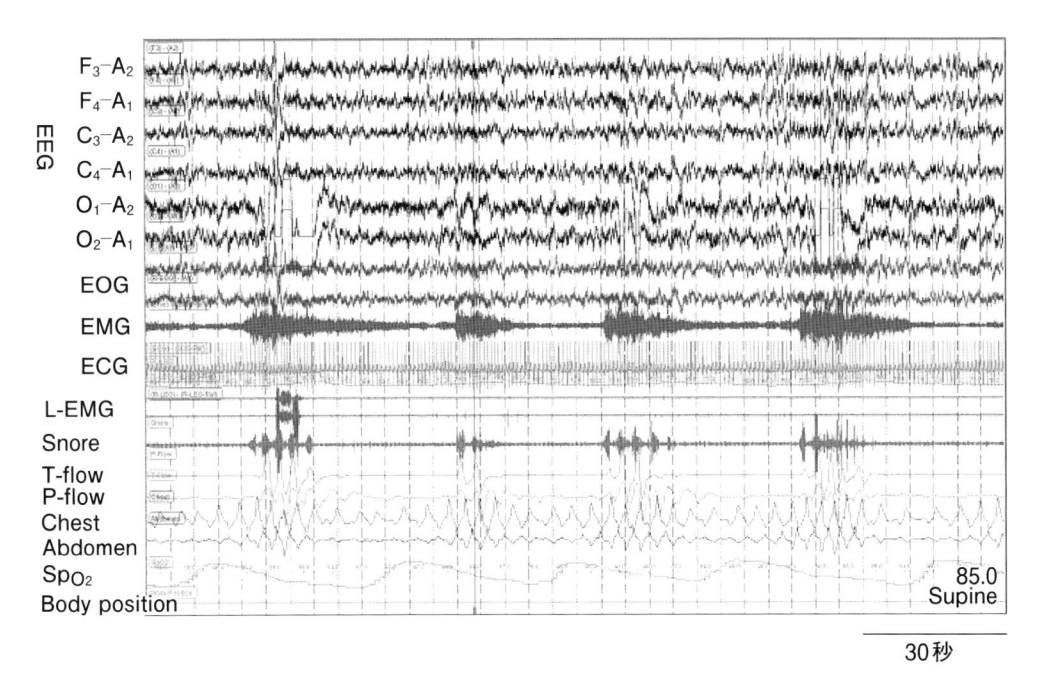

図2　OSA
気流は温度センサー，鼻圧センサーともに停止しているが胸腹部運動が残存しており，呼吸努力が認められる．

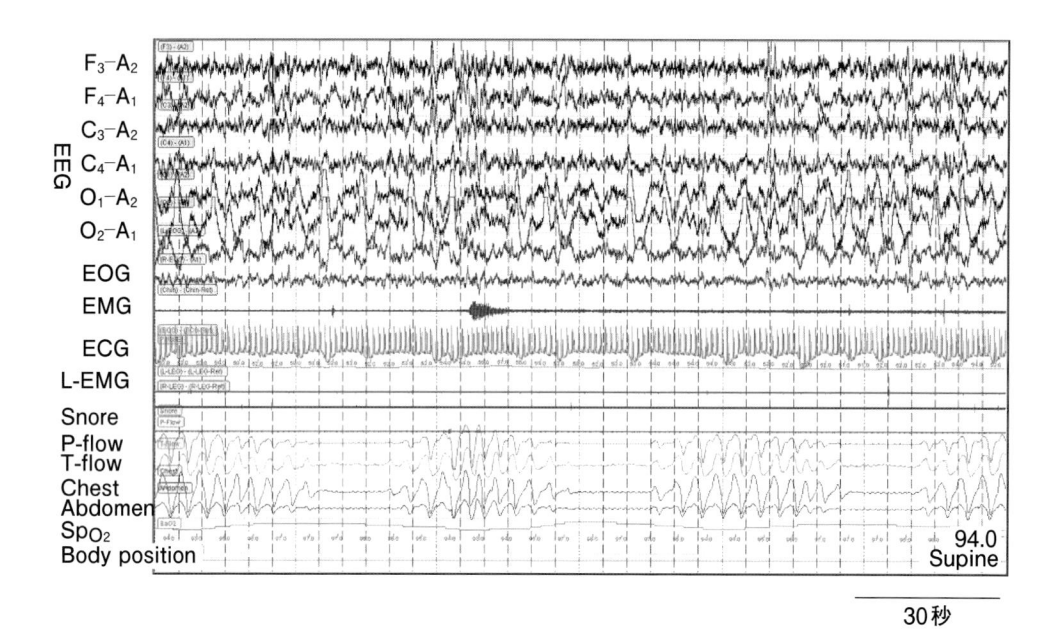

図3　CSA（チェーン・ストークス呼吸）
気流は温度センサー，鼻圧センサーともに停止しており，胸腹部運動（呼吸努力）も消失している。

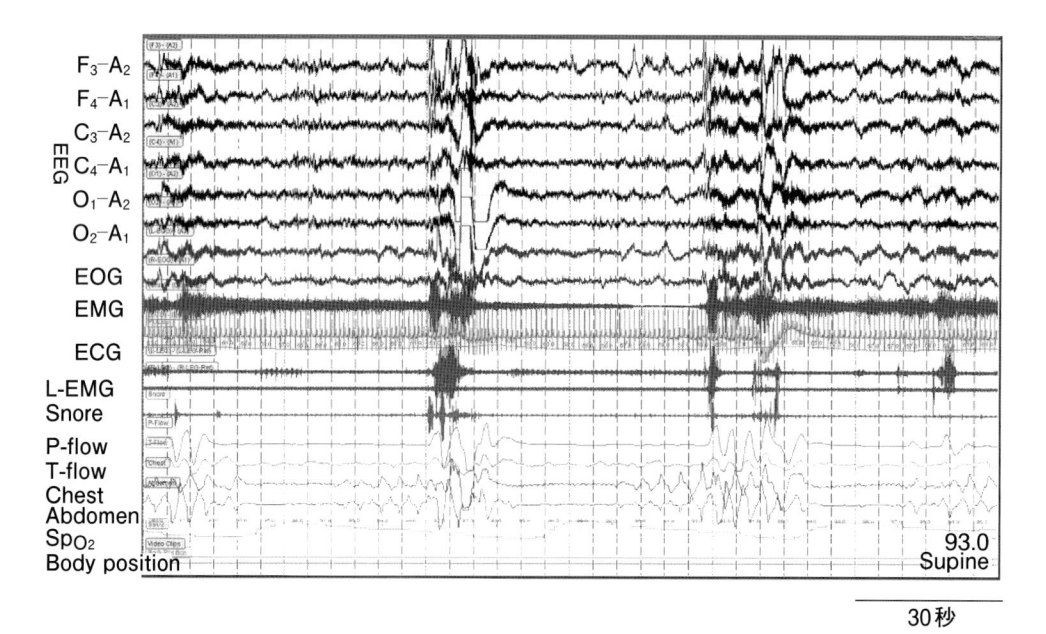

図4　MSA
無呼吸の前半は胸腹部運動（呼吸努力）も消失しているが，後半に出現し無呼吸の終了まで徐々に増加している。

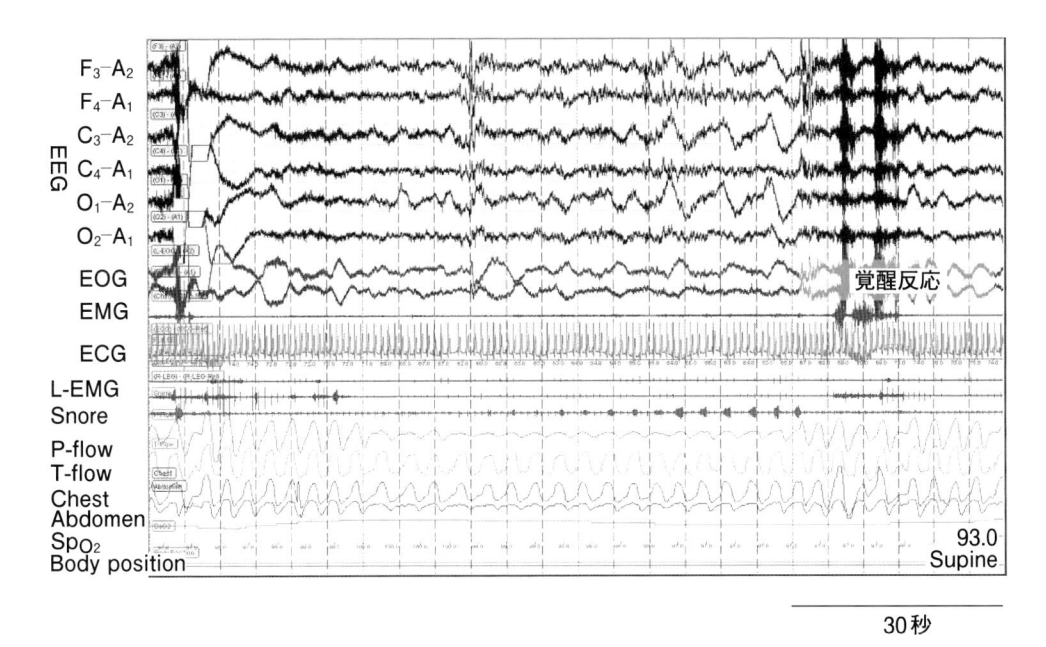

図5 低呼吸
鼻圧気流は減弱しており，温度センサーの気流にほとんど変化はない。いびき音は漸増しており覚醒反応も伴っている。閉塞型の低呼吸と判定されるが，新基準ではSpO_2の4％以上の低下がないため低呼吸とは判定されない。

　無呼吸の判定に関しては従来の基準とは大きく変わっていないが，低呼吸の判定に関しては本法の施設のほとんどでは代替Bに近い基準が用いられてきた。しかし推奨と代替では3％の酸素飽和度の低下あるいはarousalを伴う場合の低呼吸数（代替）の方が4％の酸素飽和度低下を必ず伴うもの（推奨）よりもかなり多くなる。したがって従来の無呼吸低呼吸指数（apnea-hypopnea index：AHI）と比べると，新しい基準では少なくなる。われわれの施設の試験的な検討では重症であればAHIは2つの方法でほぼ同じ値をとるが，軽症になると推奨基準では大きく減少する。またCPAPの保険適応となる基準であるAHI≧20が推奨判定では20以下となるものは，約30％程度みられた。したがって，新基準を用いると無呼吸の診断ならびに重症度の判定，治療の選択に大きな変化が生じると考えられる。

3）呼吸努力関連覚醒反応（RERA）の判定

> 1）無呼吸や低呼吸の基準を満たさないが，呼吸努力の増加あるいは鼻圧波形の平定化を伴った，最低10秒以上持続する何回かの呼吸が覚醒反応を伴った場合。

　呼吸努力は食道内圧の測定が必要であるが，新たに鼻圧波形での気流制限があればRERAと判定できるとされた。

4）低換気ルール

> 覚醒時仰臥位でのPa_{CO_2}の値よりも睡眠中に10Torr以上上昇した場合，睡眠中の低換気と判定する。

これにより無呼吸や低呼吸と判定されなくても，低換気と判断できる。連続測定には経皮CO_2モニターも呼気CO_2モニターも使用可能ではあるが，睡眠中にPa_{CO_2}を正確に測定するのは難しいことが多い。

5）チェーン・ストークス呼吸（CSR）ルール

> チェーン・ストークス呼吸（Cheyne-Stokes respiration：CSR）は最低3周期連続する呼吸振幅の周期性の漸増漸減（crescendo-decrescendo）変化であり最低以下のうち1つを満たす。
> 1）睡眠1時間あたり5回以上の中枢型無呼吸か低呼吸。
> 2）呼吸振幅の周期性の漸増漸減変化は最低10分連続。

6）呼吸異常判定の問題点

気流センサーを2個使用する必要性があり，鼻に2本のセンサーを挿入することになり，コストが増す。被検者の不快感を増し，また鼻腔自体を塞いでしまう可能性もある。また，開口時には正確な測定ができないこともある。さらに気流の低下を判定する「基準の気流」の定義が不明瞭であり，「呼吸努力の基準」も不明瞭であることが問題点として挙げられる。

3 SASの検査方法

SDBの標準的検査法はPSGである。簡易診断装置はあくまで補助的な検査としての位置づけがなされている。SDBは呼吸の障害でもあると同時に睡眠障害でもある。閉塞型睡眠時無呼吸低呼吸症候群（obstructive sleep apnoea-hypopnoea syndrome：OSAHS）は頻度は高くさまざまな疾患が並存していることが多い。ほかの睡眠障害も並存している可能性があり，呼吸障害の治療をしても症状が改善しないこともありうる。そのためには呼吸異常のみでなく睡眠障害も適切に評価する必要がある。

1）簡易診断装置

簡易診断装置はAASMでは4つに分類され，type 1はPSG，type 2は最低7チャンネルの在宅PSG，type 3は最低4チャンネルの呼吸モニターであり，最低，呼吸努力，気流，酸素飽和度，心電図あるいは心拍数が含まれる必要がある。Type 4は，1あるいは2チャンネルの呼吸モニターを表す。Type 4にはパルスオキシメトリーが含まれる。パルスオキシメトリーは感度，特異度ともに正確性を欠いており，診断のためあるいは一般に対してのスクリーニングとして用いることは推奨されていない[6]。本邦ではスクリーニングとしてtype 3，type 4が使用されることが多いが，診断装置として用いられている場合もある。AASMではtype 3は監視下であれば診断の確率を高めるため，あるい

は上気道手術前後の評価，口腔内装置の効果判定に使用してもよいが，非監視下でのtype 3，type 4の使用はどのような条件であれ使用することを推奨していない．本邦ではPSGの可能な施設は増加しているが，いまだ十分といえる数には達していない．そのため簡易診断装置に頼らざるをえない状況にあるが，重症のため早期の治療が必要な場合，検査室での検査が不可能な場合などでは簡易診断装置を用いることが可能と思われる．ただし，簡易診断装置は脳波など睡眠を判定するための記録をしていないため，睡眠障害の評価はできないことを理解しておく必要がある．またアーチファクトや記録不良も多く，自動判定は不正確であり，よく訓練された技師や医師が記録を視察で判定する必要がある．

2）ポリソムノグラフィー（PSG）

PSGは睡眠，呼吸，心電図などを終夜にわたり連続記録するものであり，睡眠，呼吸異常，他の生理的指標を総合的に判定する検査である．昔は脳波記録計を用いて紙で記録していたが，最近はコンピュータを用いたPSG専用のデジタル記録計が用いられることが多い．

a. 睡眠の記録

表面電極を脳波（頭頂部C_3，C_4，後頭部O_1，O_2，2007年のマニュアルでは前頭部F_3，F_4も装着）として，また基準電極を両耳朶あるいは乳様突起に，眼電図として（眼窩外側縁1cm外側の上下），筋電図としてオトガイ筋に左右装着することで覚醒と睡眠を判定する．睡眠段階はレム睡眠とノンレム睡眠に分かれ，ノンレム睡眠はstage 1～4までであり，1と2は浅睡眠であり3と4は深睡眠である．レム睡眠は急速眼球運動とオトガイ筋筋電図の減弱を伴う睡眠であり，ほとんどで夢を見ている．覚醒反応（arousal）は脳波上の短時間覚醒であり，呼吸異常によっても引き起こされ，頻回であれば分断睡眠となる．深睡眠やレム睡眠は減少し，浅睡眠は増加する．また呼吸異常に関してはレム睡眠中では骨格筋緊張の低下ならびに化学調節の低下により，OSAや睡眠時低換気は増悪し，低酸素血症も最も悪化するが，逆にCSRはレム睡眠では減少することが知られている．

①呼吸（気流）：鼻と口の温度センサーあるいは鼻圧センサーを装着する．

②呼吸努力（胸腹部運動）：一般的にはストレーンゲージやピエゾセンサーも用いられているが，RIPは校正すれば換気量を定量的に評価できるため推奨されている．食道内圧は食道にカテーテルを挿入し胸腔内圧の変化を測定することができる．胸腔内圧の測定が最も呼吸努力を反映しており，閉塞型と中枢型呼吸イベントの鑑別やRERAを判定しうるが，食道にカテーテルを挿入する必要があり全例に使用するのは難しい．

③心電図：ホルター心電図のCM5誘導を基本として装着する．1チャンネルの誘導であるが，SAS患者では睡眠中に重篤な不整脈（洞停止，房室ブロック，多発心室性期外収縮，頻拍など）を呈することもあるため注意深い監視が必要である．

④前脛骨筋筋電図：両側の前脛骨筋にそれぞれ装着する．周期性四肢運動（periodic limb movement：PLM）はSDBに合併することも多く，多発すると分断睡眠となり眠気を生じる．SDBの治療をしても眠気が残る場合には薬物治療が必要となる．

⑤いびき音：ベッド上あるいは頸部に装着するマイクロフォン，ピエゾセンサーなどで記録される．いびきの定量的評価は難しいが，いびきは閉塞型呼吸イベントと関連が強く，呼吸異常の型判定や，治療効果やCPAP適正圧の決定には有用である．

⑥体位：体位センサーを用いて判定する。呼吸イベントは仰臥位で悪化することが多く，体位別の呼吸イベント計測も有用である。センサーの装着場所によっては反応性が鈍化することがある。

⑦監視ビデオ：終夜連続するビデオモニターによる監視は異常行動やてんかん発作，また寝言，いびき，呼吸努力，開口，体位などの詳細な観察により睡眠障害，SDBの診断，治療に有用である。また予期せぬ緊急事態にも対応可能である。

⑧監視下での施行：終夜にわたるPSGでは記録へのアーチファクトの混入，電極の不良，装着不良などがかなりの頻度で発生する。監視下であればすぐ対処可能であり，また緊急事態にも対応が可能である。AASMにおいても適正な技術をもち，適切に患者の行動をモニターできる訓練された者による持続的な監視下の検査が必要であると勧告されている[7]。

⑨判定：判定は視察判定を行う。30秒を1エポックとして睡眠時間，睡眠段階，呼吸イベント，覚醒反応などを判定し，睡眠，呼吸のパラメータを算出し，報告書を作成する。最近のデジタルPSG計では判定の補助や計算，報告書の作成機能がついているものが多い。PSG機器による自動判定の機能もあるが，精度は高くなく，視察での確認，訂正が必須である。

3) PSGの適応

AASMによるSDBにおけるPSGの適応として次のような推奨がなされている[7]。

1) PSGは，SDBの診断にはルーチンとして必要である。
2) SDBに対するPAPのタイトレーション検査にはPSGが必要である。
   (1) EEGなしの簡易診断装置(type 3)による睡眠検査はCPAPタイトレーションには勧められない。CPAPタイトレーションでは睡眠段階判定(レム睡眠も含む)，覚醒反応の判定と治療が行えるものでなければならない。
3) 以下の状況下では治療効果を評価するためにfollow-up PSG，あるいは監視下の簡易診断(type 3)睡眠検査が必要である。
   (1) 中等～重症のOSAS患者で，口腔内装置治療の臨床的反応が良い時に，効果の確認のため。
   (2) 中等～重症のOSAS患者で，外科的治療後に効果を確認するため。
   (3) SDB患者で外科的，歯科的治療後に症状が再発した場合。
4) 以下の状況下では治療効果の評価にfollow-upのPSGが必要である。
   (1) CPAP治療後，一定の体重減少(たとえば体重の10％)が認められた場合。
   (2) CPAPによって治療が成功した患者に一定の体重増加(たとえば体重の10％)が認められ，CPAP治療によっても症状が再出現し，圧の再調整が必要になった場合。
   (3) CPAP治療で臨床効果が不十分であるか，症状が再出現した場合。
5) CPAP治療で症状が改善しているCPAP治療中の患者でfollow-upのPSGあるいは簡易診断装置(type 3)での睡眠検査の必要はない。
6) SDB患者に睡眠潜時反復検査(multiple sleep latency test：MSLT)をルーチンに施行する必要はない。日中傾眠の主観的評価は常に得ておく必要がある。
7) 心不全患者でSDBを疑わせる症状(分断睡眠，夜間呼吸困難，いびき)がある場合や心不全の適切な治療によっても症状が残存している場合にPSGが適応となる。

8) 脳卒中の既往あるいは一過性脳虚血発作があった患者では，PSGでのOSAHSの症状と徴候を評価し，疑いがあればPSGの適応となる。

9) 頻脈性不整脈あるいは徐脈性不整脈の評価のために紹介された患者に対しては，SASの症状を十分に問診し，OSAHSや中枢型無呼吸低呼吸症候群(central sleep apnoea-hypopnoea syndrome：CSAHS)が強く疑われる場合PSGの適応となる。

10) 神経筋疾患と睡眠関連症状をもつ患者では，睡眠病歴，睡眠衛生の評価，睡眠日誌を確認しても適切に診断できない場合PSGの適応となる。

11) 慢性肺疾患診断にPSGの適応はない。
慢性肺疾患患者では夜間の低酸素血症は通常オキシメトリーによって適切に評価されるのでPSGの必要性はない。しかし患者の症状がOSASやPLMを示唆するならば，PSGの適応となる。

12) 夜間のオキシメトリーは原則的な臨床的問題が低酸素血症の程度のみであり，睡眠段階やSASの存在の評価が必要ない場合に適応となる。

PSGでの新しい判定基準はまだ一般化しておらず，今後変更される余地はあり，PSG機器の対応もまだ十分ではないようである。しかしAASMでは認定施設にこの基準を用いるように指導しており，米国での基準になる可能性は高い。したがって，新しい基準に対応できるように最低限準備しておく必要はあると思われる。

4 眠気の検査方法

眠気の定義は眠りに落ちる傾向であるが，眠気は日中のだるさ，疲れが取れない，集中力の低下，頭がすっきりしないなど，その訴えは一様ではない。居眠りがあっても眠気を自覚していないこともある。眠気の病態も一様ではなく，検査方法は種々あるが，単一の検査で眠気をすべて判断できるわけではない。

1) 客観的検査

a. 睡眠潜時反復検査(MSLT)

外界からの覚醒因子を取り除き，眠るように試みた場合に入眠までの時間(睡眠潜時)を朝から夕方にかけて2時間おきに4〜5回，最大20分間の検査を行う。前夜にはPSGを施行し，普段の睡眠が取れていることを確認することが望ましい。どれだけ早く眠りに落ちるかの検査であり，平均睡眠潜時が8分以下であれば眠気があると判定する[4]。SDBではルーチンに検査をすることはないが，他の過眠症(ナルコレプシー)などの並存や鑑別が必要な場合には必要となる。

b. 覚醒維持検査(MWT)

覚醒維持検査(maintenance of wakefulness test：MWT)は，眠気を誘う状況下において覚醒を維持していられる時間を2時間に20分と40分間のどちらかの方法で計4回施行し，入眠までの平均時間を算出する。現在40分法が推奨されている。これもルーチンで施行することはないが，治療後に車の運転などの危険な仕事が可能であるかなどを判定することもある。

2）主観的検査

a. エプワース眠気尺度（ESS, JESS）

　病的な眠気が存在するかどうか判断するエプワース眠気尺度（the Epworth sleepiness scale：ESS）はオーストラリアのEpworth病院でJohns[8]によって作成された質問表であり，8つの日常的な状況下において完全に眠ってしまう（fall asleep），あるいはうとうとする（doze off）する確率を点数化し，その合計で0〜24点の点数が付けられる。病的眠気のカットオフ値は10か11とされている。OSAHSに特異的に使用されるものではなく，ナルコレプシーや特発性過眠症でも高値を示す。また，健常人でもばらつきが大きいことが知られている。ESSは簡便であり，日常臨床に使用しやすいが，過眠が存在しても点数が低いことがありうるため十分な問診により判定しなければならない。近年福原ら[9]は，Johnsと共同で日本向けに改変を行った〔ESS日本語版（Japanese version of the Epworth sleepiness scale：JESS）〕。8つの状況下で「車の運転中2，3分停車した」という状況は車の運転を日常的にしない者が多いことから「座って手紙や書類を書いている時」に変更された。

5 おわりに

　SDBは頻度が高くよくみられる疾患であり，また呼吸障害のみでなく睡眠障害でもある。PSGはSDBの診断と治療に対して唯一の主要な検査である。PSGに関しては技術とトレーニングを積んだ医師あるいは技師が必要なこと，設備に費用がかかること，終夜にわたる監視が必要なことなどから，本邦ではPSG施行施設は少なく，簡易診断に頼っている施設も多いのが現状である。しかし，的確な診断と治療を行ううえではPSGを行う方向で努力すべきと思われる。

引用文献

1) Rechtschaffen A, Kales A, editors. A manual of standardized terminology, techniques and scoring system for sleep stages of human subjects. Washington DC: Public Health Service, US Government Printing Office, 1958.
2) AASM task force. Sleep-related breathing disorders in adults: Recommendation for syndrome definition and measurement techniques in clinical research. Sleep 1999; 22: 667-89.
3) Iber C, Steering Committee. The AASM manual for the scoring of sleep and associated events. Rules, terminology, and technical specifications. Westchester: American Academy of Sleep Medicine, 2007.
4) Diagnostic Classification Steering Committee of the American Academy of Sleep Medicine. The International Classification of Sleep Disorders, 2nd ed. Westchester: American Academy of Sleep Medicine, 2005.
5) Positive Airway Pressure Titration Task Force of the American Academy of Sleep Medicine Clinical Guidelines for the Manual Titration of Positive Airway Pressure in Patients with Obstructive Sleep Apnea. J Clin Sleep Med 2008; 4: 157-71.
6) Chesson AL, Berry RB, Pack A. Practice parameters for the use of portable monitoring devices in the investigation of suspected obstructive sleep apnea in adults. Sleep 2003; 26: 907-13.
7) Kushida CA, Litner MR, Mogenthaler T, et al. Practice parameters for the indications for polysomnography and related procedures: An update for 2005. Sleep 2005; 28: 499-521.
8) Johns MR. A new method of measuring daytime sleepiness: The Epworth Sleepness Scale. Sleep 1991; 14: 540-5.
9) 福原俊一，竹上未紗，鈴鴨よしみ，ほか．日本語版the Epworth Sleepiness Scale（JESS）：これまで使用されていた多くの「日本語版」との主な差異と改訂．日呼吸会誌 2006; 44: 897-8.

（太田総合病院睡眠科学センター　山城義広）

第4章

中枢型睡眠時無呼吸症候群

1 特発性中枢型睡眠時無呼吸症候群

1 はじめに

睡眠中に何らかの原因で呼吸中枢よりの呼吸命令が消失・減少し，間欠的あるいは周期的に無呼吸や低呼吸が生じる呼吸障害を中枢型睡眠時無呼吸症候群 (central sleep apnea syndrome：CSAS) と呼ばれる。

American Academy of Sleep Medicine (AASM) より出版されている International Classification of Sleep Disorders, 2nd ed (ICSD-2)[1]では，CSASは，6つに分けられている。
①原発性中枢型睡眠時無呼吸 (primary central sleep apnea)
②チェーン・ストークス呼吸パターンによる中枢型睡眠時無呼吸 (central sleep apnea due to Cheyne-Stokes breathing pattern)
③高地性周期呼吸による中枢型睡眠時無呼吸 (central sleep apnea due to high altitude periodic breathing)
④疾病に伴うチェーン・ストークス呼吸以外の中枢型睡眠時無呼吸 (central sleep apnea due to medical condition not Cheyne-Stokes breathing)
⑤薬剤・薬物性中枢型睡眠時無呼吸 (central sleep apnea due to drug or substances)
⑥幼児性原発性中枢型睡眠時無呼吸 (central sleep apnea of infancy)

ここで述べる特発性CSASとは，上記の①原発性CSASに該当する。近年，注目されている複合型睡眠時無呼吸症候群 (complex sleep apnea syndrome：comp SAS) (いわゆる治療誘発性中枢型無呼吸) なども呼吸の不安定さを背景にした広義のCSASの一種ととらえることもできるが，2005年時点では，ICSDの睡眠呼吸障害 (sleep-disordered breathing：SDB) 全体の項目にも見当たらない。この項では，特に原因の特定できない特発性CSASについて概説するので，チェーン・ストークス呼吸やcomp SASについては次項を参照していただきたい。

2 定　義

中枢型無呼吸とは一般に呼吸努力の完全な停止による，自発呼吸リズムを分断する呼気延長で，臨床的には呼吸努力のない口鼻腔の気流の欠損が10秒以上続くものをいう。中枢型無呼吸自体は，正常者の入眠時や閉塞型睡眠時無呼吸症候群患者でもみられることがある。特発性CSASとは，原因不

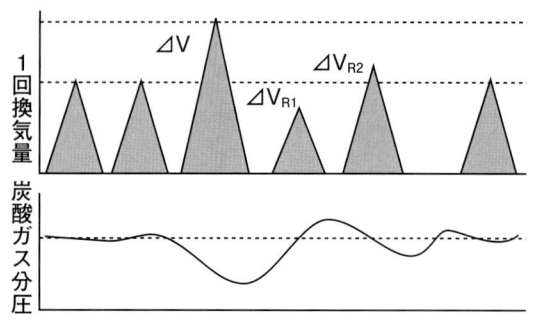

(a) 安定している呼吸

一過性過換気が生じ，低炭酸ガス血症を生じると，それを補正しようとする呼吸が生じ，炭酸ガス分圧も1回換気量も，大きな呼吸が生じる前の一定のレベルに収束していく。

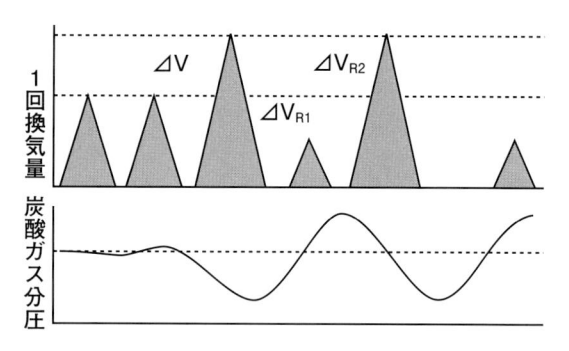

(b) 不安定な呼吸

多くは化学感受性の亢進が背景にあるため，大きく反応するため，その次の呼吸においても大きく反応し，収束しない(周期性呼吸)。この際，炭酸ガス分圧が無呼吸閾値を下回ると，中枢型無呼吸が生じることになる。

図1 安定した呼吸と不安定な呼吸

明で，この中枢型無呼吸が睡眠中に繰り返される一群をいう。

3 疫　学

正確な頻度は不明で，0.4～4%程度との報告もあるが，われわれの臨床データでも中枢型優位のSDBは1%程度であり，多くても数%と推定され，まれな疾患である。中年から高齢者に多くみられ，女性より男性に多いという報告もあるが，はっきりしていない。

4 病　因

定義上からも，原因は不明で，中枢型無呼吸の生じる仮説や理論モデル・動物実験や臨床研究による解明の試みが行われているが[2)～5)]，分かっていない。しかし，いくつかの素因の存在が考えられている。

一つには炭酸ガスに対する換気反応(換気応答)の亢進(図1)である。ノンレム睡眠では，動脈血炭酸ガス分圧を一定に保つように呼吸が調節(代謝性呼吸調節)されている。正常でも血中炭酸ガス分圧が4～5Torr程度低下すると無呼吸になることが知られている(炭酸ガス血症性無呼吸閾値)。炭酸ガス換気応答(つまり化学感受性)の亢進があると，わずかな血中炭酸ガス分圧の変化がより大きな換気の変化を生じ，血中炭酸ガス分圧の低下を生じやすくし，無呼吸を生じることになる。

もう一つは覚醒のしやすさが影響している。睡眠中に覚醒が出現すると，引き続く次の呼吸が大きくなることが多くみられる。その結果，血中炭酸ガス分圧が大きく低下し，その後，眠りはじめると，中枢型無呼吸を生じやすくなるわけである。浅い眠りで覚醒しやすい場合(不眠など)は，このような状況が繰り返し，起こりやすくなる。つまり，中枢型無呼吸は睡眠が分断し，覚醒を生じるが，また，一方で，覚醒自体が中枢型無呼吸を発生させる重要な要因になる。

このような呼吸と睡眠の不安定さの相互作用により，CSASを生じることが考えられる(図2)。

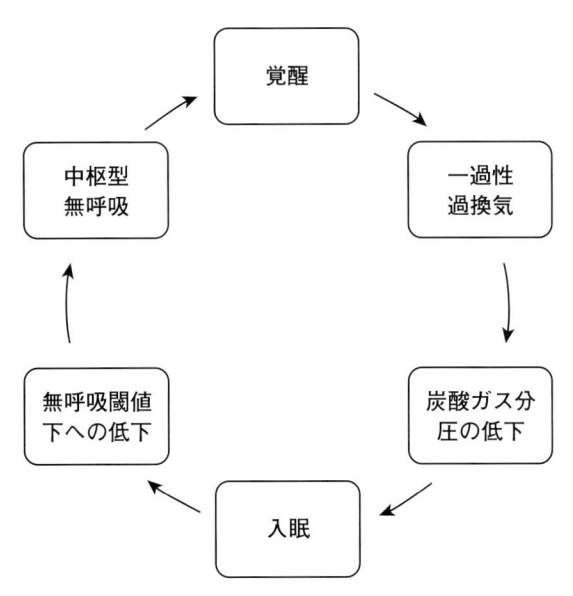

図2 中枢型無呼吸の反復の機序

覚醒に伴って一過性過換気が生じると，炭酸ガス分圧の低下が生じる。そして再び入眠した際，無呼吸閾値を下回っていると，中枢型無呼吸が生じる。無呼吸の終了時には，多くが覚醒を伴うため，再び過換気の状態が生じる可能性が高い。健常人では，入眠初期にはこのような状態が起こり，呼吸が不安定であるが，睡眠の進行とともに覚醒が生じにくくなるため，継続しない。

さらに分かりにくくしている点として，睡眠中の呼吸は，上気道の影響も受けている[6]。つまり，単に呼吸の不安定さだけの問題ではなく，上気道を開存の状況，つまり制御機序からの影響も受け，互いに影響しあい，見かけ上，中枢型あるいは閉塞型というように表れている場合もある。

5 自覚症状と他覚所見

一般に睡眠の分断，日中過眠（excessive daytime sleepiness：EDS），不眠を示す。時に，家人よりいびきや無呼吸を指摘されたり，呼吸困難感による目覚めを自覚することもあるが，自覚症状がないこともある。発症，経過，合併症についてはほとんど知られていないが，中枢型無呼吸や，その結果による一過性の低酸素血症や高炭酸ガス血症によって肺高血圧，肺性心や心血管合併症を生じるという報告はない。

ポリソムノグラフィー（polysomnography：PSG）の所見としては，ノンレム睡眠中に反復性の呼吸停止と再開を示し，ノンレム睡眠開始時により多くみられる。無呼吸に伴う動脈酸素飽和度の低下がみられるが，軽度であることが一般的である。無呼吸時間と再開呼吸時間の和である周期時間は，心不全に伴うCSAS患者では70秒程度であるのに対して，特発性CSAS患者では35秒程度である。中枢型無呼吸は，睡眠からの覚醒の原因となり，睡眠が分断し，深睡眠が減少し，ステージ1，2の浅睡眠を増加させる。また行動性呼吸調節の要素が強くなるレム睡眠では，中枢型無呼吸は少なくなる。

6 診　断

　一般にはPSGで胸腹部運動の消失した換気の停止で中枢型無呼吸を診断する。詳細は前章に譲るが，臨床上，胸腹部運動の評価に使われるストレイン・ゲージや呼吸インダクタンスプレスチモグラフィー（respiratory inductance plethysmography：RIP）は，中枢型無呼吸を過大評価する可能性が指摘されている。つまり，時に閉塞型のものを，中枢型のものと間違える可能性があり，その評価には十分注意が必要である。したがって，厳密には，標準測定法である食道内圧測定を併用した呼吸努力の評価が有用であるが，高コスト・煩雑および患者に対する侵襲性のため，臨床上行われることは少ない。それ以外にも中枢型無呼吸を評価する方法はあるが，臨床上，十分に実用的なものは今のところ存在しない。

　下記にICSDでの診断基準[1]を記載する。
　A．以下のうち最低1つの症状を有する
　　①高度な日中の眠気
　　②睡眠中の頻回の覚醒や不眠の訴え
　　③呼吸困難感による覚醒
　B．PSG上，睡眠中，5回/時以上の中枢型無呼吸を認める。
　C．他の睡眠障害，神経疾患を含む疾病，薬剤等によるものを除外できる。

　しかし，この診断基準には，いくつか問題がある。

　一つは，臨床上は，閉塞型無呼吸が混在することもあり，その場合どうするかが明らかではない。以前は，主たる無呼吸の大部分（少なくとも75％）が中枢型であることを条件にしていることが多かった。しかし，これも根拠があるわけではなく，今後の研究の結果を待つ必要があるが，中枢型のものが50％以上ある場合には，それだけ呼吸不安定性を有していることが多いので，治療上，注意をする必要がある。したがって，現時点では，臨床上は，50％以上が，CSASがある場合と考えておくのが妥当であろう。

　二つ目は，低呼吸の取り扱いについての記述がないことである。前述したように閉塞型と中枢型イベントの区別は，厳密な意味で食道内圧測定が必要であり，それは，低呼吸の場合にも同様である。しかし，臨床上ルーチンに食道内圧を測定していない以上，やむをえないことであるが，低呼吸のすべてを閉塞型と分類してよいか，あるいは中枢型と閉塞型低呼吸の鑑別をどのようにするか等は今後の課題である。

　三つ目は，1999年のAASMの推奨[7]では，覚醒時の炭酸ガス分圧の上限（$Pa_{CO_2} < 45Torr$）が規定されていたが，新しい診断基準ではなく，肺胞低換気に伴う中枢型無呼吸でも，原因不明の場合は該当することになり，別項の睡眠時関連低換気/低酸素血症 症候群と重なりうる病態が存在しうるので，鑑別に難渋する可能性もある。

　四つ目として混合型無呼吸をどのようにするかがある。混合型無呼吸は，無呼吸の前半が中枢型成分で，後半が閉塞型成分である無呼吸を示すが，現在は，定義上，閉塞型イベントに分類されているが，呼吸調節からみた場合，中枢型の関与を考えるべきである。したがって，この取り扱いを中枢型イベントとしてとらえると，CSAS全体の頻度の増加につながる。ただ，これが症状や合併症，予後

などにどのような影響を与えるかがはっきりしていない以上，むやみにその分類を変更するのは問題があるが，病態理解のうえでは考えなければならない点である．

五つ目としてこの診断基準には，時間的因子の考慮が含まれていない点が問題である．一晩のうちでも前半あるいは後半に閉塞型と中枢型の頻度が変わるものや，また，日により変わってくる症例が存在することが知られている．まれではあるが，特発性CSASだけではなく，すべてのSDBでも時間的因子も考えなければならないだろう．

なお，重症度分類は，現在のところない．

7 治療と予後

自然経過については分かっておらず，治療の必要性や予後の改善効果については不明である．しかし，EDS・不眠・呼吸困難感による覚醒の原因になり，生活の質 (quality of life：QOL) を損なうことになるので，治療の必要を考慮すべき場合もある．ただし，CSASは，確立した治療法がなく，個々の患者にあわせた治療法を試みる必要があろう．

現在のところ，有効性が報告されている治療法[2]について，薬物療法と非薬物療法に分け，記述する．

1) 薬物療法

以前はアセタゾラミド，テオフィリンやプロゲステロンが試されたが，有効であったという報告もあるが，明らかな有効性があるものは認められていない．最近，睡眠薬のゾルピデムが有効であったとする症例報告もある．これは睡眠の安定をもたらし，覚醒現象を低下させることで，中枢型無呼吸が生じにくくなっている可能性があるが，すべての特発性CSAS症候群に本当に有効か，また，他の睡眠薬でも同様の効果があるかは分かっていない．

2) 非薬物療法

酸素や炭酸ガス吸入，持続陽圧気道圧 (continuous positive airway pressure：CPAP)，二相性陽圧換気 (bilevel positive airway pressure：bilevel-PAP)，adaptive servo-ventilation (ASV) を含む広義の非侵襲的陽圧換気 (non-invasive positive pressure ventilation：NPPV) などがある．

a. 酸素吸入

中枢型無呼吸の数を減らした効果の報告がある一方，個々の中枢型無呼吸時間が延長する場合もあり，その効果は確立していない．しかし，高齢者や，下記の方法で効果が認められない場合には，睡眠中の低酸素血症予防の点で試みる価値があろう．

b. 炭酸ガス吸入

酸素吸入と同様に中枢型無呼吸を減らすという報告があるが，睡眠の質の改善が得られない，頭痛などの副作用があり，臨床では使われていない．

c. CPAP

80年代より中枢型無呼吸症例に対して，CPAPが有効という報告がある．しかし，すべての症例に有効というわけではない．

d. Bilevel-PAP

呼吸に合わせ，吸気と呼気の圧の変わる様式で，いわゆるプレッシャー・サポートの働きをもつ。有効な症例もあるが，バックアップ設定をしても，むしろ中枢型無呼吸が増加する症例の報告もある。

e. ASV

最近のコンピュータ技術の発達に伴い，1呼吸ごとに1回換気量を予測し，呼吸の安定を図るような自動調節型の呼吸補助の様式で，無呼吸や低呼吸の場合には呼吸補助がかかり，過呼吸の場合には補助を減らし，呼吸の安定を図るものである。Bannoら[8]は，3名の特発性中枢型無呼吸患者に対して，ASVと酸素またはCPAPの効果を比較して，無呼吸低呼吸指数（apnea-hypopnea index：AHI）が35.2回/時から3.5回/時に減少し，ASVが最も優れていたと報告している。

f. 体位

心不全に伴うCSASやチェーン・ストークス呼吸の患者において，仰臥位に比べ，側臥位で無呼吸が減少する[9)10)]ことが報告されており，本疾患でも睡眠体位(側臥位)が有効かもしれない。

引用文献

1) Anonymous. Primary central sleep apnea. American Academy of Sleep Medicine. The International Classification of Sleep Disorders, 2nd ed. Westchester：American Academy of Sleep Medicine, 2005: 35-7.
2) Eckert DJ, Jordan AS, Merchia P, et al. Central sleep apnea：Pathophysiology and treatment. Chest 2007; 131: 595-607.
3) White DP. Pathogenesis of obstructive and central sleep apnea. Am J Respir Crit Care Med 2005; 172: 1363-70.
4) Cherniack NS, Longobardo GS. Mathematical models of periodic breathing and their usefulness in understanding cardiovascular and respiratory disorders. Exp Physiol 2006; 91: 295-305.
5) 中山秀章. II CSAHSの病態. 低炭酸ガス血症性無呼吸閾値, 炭酸ガスリザーブと呼吸の安定性. 井上雄一, 山城義広, 編. 睡眠呼吸障害Update2006. 東京：日本評論社, 2006：p 36-42.
6) 中山秀章, 佐藤 誠. 呼吸調節のメカニズム. 安静および睡眠時の呼吸調節. Heart View 2006; 10: 92-7.
7) AASM (American Academy of Sleep Medicine) Task Force. Sleep-related breathing disorders in Adults：Recommendations for Syndrome Definition and Measurement Techniques in Clinical Research. Sleep 1999; 22：667-89.
8) Banno K, Okamura K, Kryger MH. Adaptive servo-ventilation in patients with idiopathic Cheyne-Stokes breathing. J Clin Sleep Med 2006; 2: 181-6.
9) Sahlin C, Svanborg E, Stenlund H, et al. Cheyne-Stokes respiration and supine dependency. Eur Respir J 2005; 25: 829-33.
10) Szollosi I, Roebuck T, Thompson B, et al. Lateral sleeping position reduces severity of central sleep apnea/Cheyne-Stokes respiration. Sleep 2006; 29: 1045-51.

（新潟大学大学院医歯学総合研究科呼吸器内科学分野　中山秀章）

2 チェーン・ストークス呼吸

1 チェーン・ストークス呼吸とは

　チェーン・ストークス呼吸(Cheyne-Stokes respiration：CSR)は，睡眠中(特に浅睡眠で)また症例によっては覚醒時にも，換気量の漸増漸減するパターンを示す過呼吸と中枢型の無呼吸ないしは低呼吸を交互に繰り返す周期性異常呼吸のことである(図1)[1]。

　睡眠中にみられる場合は，たいていは過呼吸のピーク時に覚醒反応を認め，この点で無呼吸の終了時に覚醒反応がみられる閉塞型睡眠時無呼吸低呼吸症候群(obstructive sleep apnoea hypopnoea syndrome：OSAHS)と異なる。また，この漸増漸減するパターンの過呼吸が少なくとも3回以上繰り返し，典型例ではこの一つのサイクルが60秒程度である。

　特発性中枢型睡眠時無呼吸症候群(central sleep apnea syndrome：CSAS)の症例や複合型睡眠時無呼吸症候群(complex sleep apnea syndrome：comp SAS)症例においても中枢型無呼吸と過呼吸を繰り返しCSRパターンとなるものもあるが，これらについては他項に譲る。一般的に，脳血管障害を有する患者や中枢神経系の障害を伴う患者，腎不全患者や心不全の患者に出現し，心不全で最もよく認められる。しかしながら，心不全症例ではもともと易疲労感やだるさといった症状があり，こ

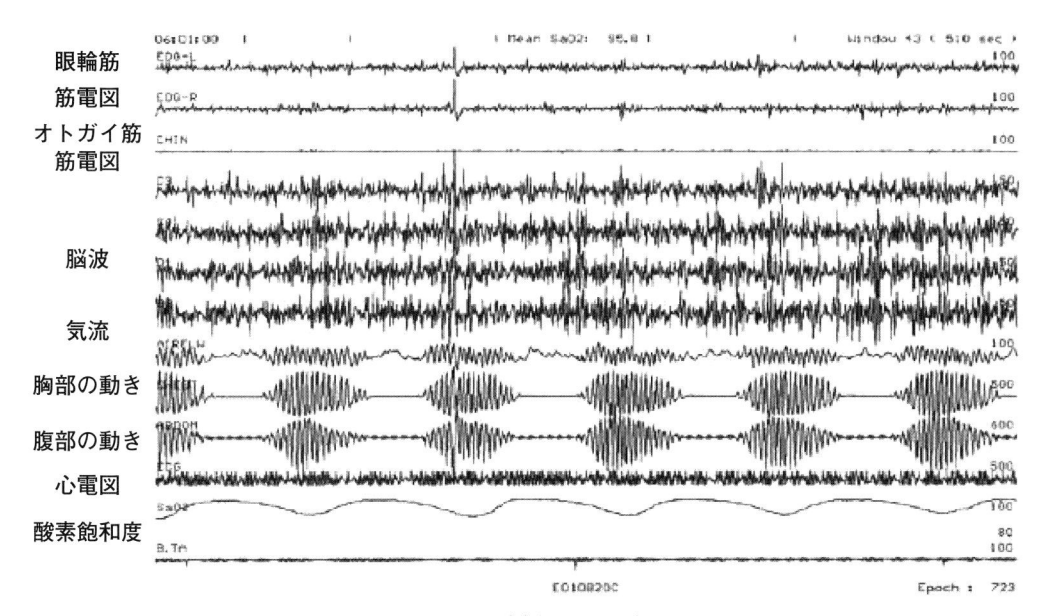

図1　CSR症例のPSG所見
　酸素飽和度低下と関連する5回の中枢型無呼吸が認められ，それと交互に換気量の漸増漸減するパターンを示す過呼吸が出現し繰り返されている。

〔文献1) Kasai T. Cheyne-Stokes respiration. In: Florian Lang, editors. Encyclopedia of molecular mechanisms of disease. Heidelberg: Springer-Verlag Gmbh, 2008: p. 320-2より引用，改変〕

れらがCSRに伴う症状と類似するため検査をしないと気づかれないということが多い。心不全症例においてCSRを合併する頻度については、対象の患者集団の違いにより30〜80%とばらつきがあるもののかなり多いとされている。しかしながら、それ以外の脳血管障害、中枢神経系疾患、腎不全における合併頻度はあまり報告がなく詳細は不明だが、脳卒中患者においては19%にCSRを認めたとの報告がなされている[2]。

CSRの発生機序としては、換気ドライブの亢進とそれによる過呼吸と無呼吸閾値に近接する低炭酸ガス血症、化学受容体反応性亢進(特に炭酸ガスに対する換気応答の亢進)、心機能障害に伴う循環時間の延長とそれによる動脈血ガスの情報の中枢および頸動脈小体の化学受容体への遅延、睡眠からの覚醒、脳血管の炭酸ガスレベルに対する反応性の低下などのさまざまな要因が挙げられているが、実際には単一の原因ではなくこれらの要因が複雑に絡み合って起こると考えられている(図2)[1]。このように何らかの基礎疾患がきっかけで発生したCSRは、それ自体が一過性低酸素血症、交感神経活性亢進、血行動態の変化などを引き起こし、もともとある基礎疾患(心不全、脳血管障害)を進行さ

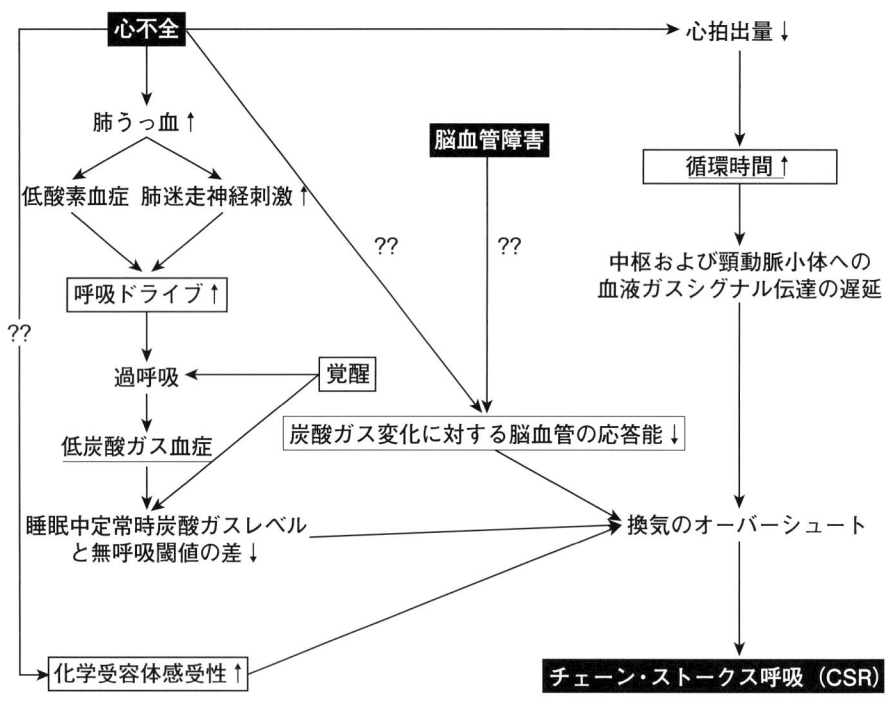

図2 CSRの病態生理

いくつかの要因が複雑に絡み合ってCSRが発生するが、そのなかで心不全と関連した換気ドライブの低下と循環時間の延長がCSRを発生させ持続させる鍵になる。睡眠からの覚醒は過換気を誘発し、無呼吸閾値の変動を惹起する。これにより、無呼吸閾値と睡眠中の炭酸ガス定常レベルとの間の格差が小さくなる。心不全に伴う化学受容体の反応性亢進は換気のオーバーシュートをしやすくする。心不全や脳血管障害は炭酸ガスレベルに対する脳血管の反応性を減少させ、同様に換気のオーバーシュートを惹起する。

??：疑われてはいるがまだ明確でない関係性。

〔文献1) Kasai T. Cheyne-Stokes respiration. In: Florian Lang, editors. Encyclopedia of molecular mechanisms of disease. Heidelberg: Springer-Verlag Gmbh, 2008: p. 320-2より引用、改変〕

表1　CSRの診断基準

1. AASM Task Force によるガイドラインの基準
   以下のAとBを満たすもの
   A. 基礎疾患(心不全や脳血管障害，中枢神経系疾患など)が存在する。
   B. PSG所見で
      ①最低3回以上の連続した漸増漸減し変化する呼吸振幅のパターン。
      ②これに加え以下のうちのいずれかを満たす。
         - 中枢型AHI*≧5回/時
         - 周期性に漸増漸減する呼吸振幅のパターンは連続した10分以上継続
2. ICSD-2で示されている基準
   A. PSG所見で，中枢型AHI≧10回/時で，低呼吸時には1回換気量が漸増漸減するパターンがあり，頻回の睡眠からの覚醒と睡眠構築の乱れを認める。
   B. 心不全，脳卒中，腎不全のような重篤な基礎疾患を有する。
   C. 他の付随する睡眠障害，内服薬などの影響では説明がつかない状態。

*：中枢型無呼吸低呼吸イベントは，10秒以上続く呼吸努力の消失もしくは低下を伴う気流の消失もしくは低下と定義される。
〔文献3) Sleep-related breathing disorders in adults：recommendation for syndrome definition and measurement techniques in clinical research. the Report of an American Academy of Sleep Medicine task Force. Sleep 1999；22：667-89, 文献4) American Academy of Sleep Medicine. the International Classification of Sleep Disorders, 2nd ed. Wectchester：American Academy of Sleep Medicine, 2005より引用，改変〕

せるだけでなく，その予後も悪化させる。

2 診断方法と基準

　基本的にポリソムノグラフィー(polysomnography：PSG)と基礎疾患の有無などから診断される1999年のAmerican Academy of Sleep Medicine (AASM) Task Force[3]によるガイドラインでは，表1(1)の基準を満たすものとされている。

　また，2005年のAASM[4]によるInternational Classification of Sleep Disorder, 2nd ed (ICSD-2)によると，表1(2)のような診断基準が記載されているが，一般的には1999年のガイドラインにある基準を用いていることが多い。

3 治療と予後

　CSRが認められた場合のすべてを治療する必要があるか否かは明らかでない。過去の報告ではCSRを呈する心不全症例の場合，無呼吸低呼吸指数(apnea-hypopnea index：AHI)≧20回/時もしくは30回/時であれば治療を考慮すべきであるとされている[5,6]。最近の心不全症例のCSRに対する治療などを論じた報告ではAHI≧15回/時を対象としているものが多く，治療した場合の効果がいくつも報告されている。一方で脳血管障害や中枢神経疾患に認められた場合の治療適応レベルというのは明確にされておらず，治療による効果があるのかないのかも明らかでなく報告も少ない。そもそもCSR自体を治療ターゲットにするのではなく，基礎疾患を治療し安定させることが，より重要と考えられる。心不全症例においては，CSR自体を治療ターゲットにして効果があるという報告があるので，下記に心不全症例のCSRの治療をまとめる(表2)。

表2　心不全に伴うCSRの治療法

1. 基礎疾患（心不全）の治療およびその強化
　　薬物治療
　　　・ACE阻害薬
　　　・ベータ遮断薬
　　非薬物治療
　　　・ペースメーカー（両室ペーシング）
　　　・外科手術（弁膜症手術，心臓移植）
2. 呼吸賦活化（CSRの無呼吸部分が治療ターゲット）
　　・テオフィリン
　　・炭酸ガス吸入
　　・アセタゾラミド
3. 呼吸抑制（CSRの過呼吸部分が治療ターゲット）
　　・ベンゾジアゼピン
4. 酸素吸入療法
5. 気道陽圧（positive airway pressure：PAP）治療
　　・Continuous positive airway pressure (CPAP)
　　・Bilevel positive airway pressure (bilevel-PAP)
　　・Adaptive servo-ventilation (ASV)

1）心不全の治療およびその強化

　ACE阻害薬やベータ遮断薬といった心不全治療薬やペースメーカー（特に両室ペーシング），心臓弁膜症手術，心移植などの心不全に対する治療とその強化はCSRの軽減にもつながり，当然であるが心不全自体の治療にもなりうる。これは鶏と卵のような関係で，心機能が良くなったからCSRが良くなったのか，CSRが良くなったから心機能が良くなったのかを明確に区別することができない。しかしながら，これは最も根本的な治療介入であり，CSRを呈した心不全症例をみた場合，現状の心不全治療の見直しを第一に考えるべきである。

2）呼吸賦活化

　これは中枢型の無呼吸の部分をターゲットにした治療法である。テオフィリンや炭酸ガス，アセタゾラミドなど呼吸賦活作用のある薬剤については，CSRの周期的異常呼吸の改善には効果的であるということが示されている。しかしながら，並存する心不全に対しての効果があるという報告はなく，テオフィリンに関してはその催不整脈作用から心不全症例おいては予後がむしろ悪化する可能性が危惧され実際に使用されることはない。また，炭酸ガス吸入も実際の臨床で用いるには現実的でない。そのようななかでアセタゾラミドは無作為化試験でその効果の検証がなされており，CSRの周期性異常呼吸を減少させ主観的眠気を軽減したことから注目されるが，心不全自体への効果や，長期使用における有益性などはいまだ明らかでない。

3）呼吸抑制

　反対に，過呼吸の部分への介入ということでベンゾジアゼピンなどの呼吸抑制作用のある薬剤については，覚醒反応を減らす作用はあるが，周期性異常呼吸の軽減は認められなかった。

4）酸素吸入療法

末梢化学受容体の反応性亢進を軽減させ，CSRを抑制するうえでは効果があるとされ，最近のわが国のデータでもCSRを呈する心不全患者の運動耐容能を改善させるなどの効果も示されている。しかしながら，酸素吸入療法においてはそれ以外の心機能の改善効果については明確な報告がなく，長期的な効果も明らかでない。

5）気道陽圧療法

CSRの治療としてだけでなく心不全の治療としての効果を示す報告が多い。特に持続陽圧気道圧（continuous positive airway pressure：CPAP）治療に関しては，古くから，CSRの改善，心不全の治療としての効果が報告されており，これまでは第一選択にすべきと考えられてきた。しかしながら，Canadian Continuous Positive Airway Pressure for Patients with Central Sleep Apnea and Heart Failure (CANPAP)[7]という無作為化大規模試験の結果，CPAP治療はCSRを呈した心不全症例の予後改善効果はないとされ，必ずしも積極的にCPAPを導入することが適切ではない可能性が示された。その一方で，この結果に関しては，CPAPではCSRが抑制しきれていない症例も多く，そのことが結果に影響した可能性が議論され，実際に，CANPAP試験のサブ解析では適切に抑制された症例では予後は良好であった[8]。そのような背景のもとでCPAP同様に気道陽圧療法に含まれる二相性陽圧換気（bilevel positive airway pressure：bilevel-PAP）治療の効果が期待され，実際にbilevel-PAPはCPAPよりもCSRの抑制効果が高く，数カ月間で心機能の改善も認められることが報告されている[9]。さらに最近では，このbilevel-PAPよりもさらにCSRの抑制効果の高いadaptive servo-ventilation (ASV)といわれる気道陽圧療法の装置が開発され，その効果も検証されてきている。これは，bilevel-PAPと同様に吸気時，呼気時に加わる気道陽圧が変わる装置なのだが，bilevel-PAPではCSRの無呼吸時と過呼吸時の吸気時，呼気時の気道陽圧は一定であるのに対し，ASVは無呼吸時に設定された範囲内の最大の（吸気時）陽圧を加え，過呼吸時には最小の（吸気時）陽圧を加えるという装置であり，よりCSRの周期性異常呼吸に適した自動調節機構をもつ気道陽圧療法の装置である。このASVについては，同一症例において酸素吸入，CPAP，bilevel-PAPのどれよりもCSRを抑制し，CPAPやbilevel-PAPでは無呼吸が残存している症例においても有効なCSR抑制効果があり[10]，心不全患者の予後を反映するマーカーであるカテコラミンや血漿脳性利尿ペプチド（brain natriuretic peptide：BNP）といった神経体液性因子を軽減させ，心機能の改善に関しても報告されている[11]。

4 おわりに

現在，ASVを用いてCSRを適切に抑制した心不全患者と従来の治療のみで継続した心不全患者の長期予後を比較する大規模研究が2つ進行中でありこの結果によっては心不全症例のCSRでは第一選択となる可能性もあり，結果が待たれるところである。

引用文献

1) Kasai T. Cheyne-Stokes respiration. In: Florian Lang, editors. Encyclopedia of molecular mechanisms of disease. Heidelberg: Springer-Verlag GmbH, 2008: p. 320-2.

2) Nopmaneejumruslers C, Kaneko Y, Hajek V, et al. Cheyne-Stokes respiration in stroke : relationship to hypocapnia and occult cardiac dysfunction. Am J Respir Crit Care Med 2005; 171: 1048-52.
3) Sleep-related breathing disorders in adults : recommendation for syndrome definition and measurement techniques in clinical research. The Report of an American Academy of Sleep Medicine Task Force. Sleep 1999; 22: 667-89.
4) American Academy of Sleep Medicine. The International Classification of Sleep Disorders, 2nd ed. Wectchester: American Academy of Sleep Medicine, 2005.
5) Lanfanchi P, Braghiroli A, Bosimini E, et al. Prognostic value of nocturnal Cheyne-Stokes respiration in chronic heart failure. Circulation 1999; 99: 1435-40.
6) Naughton MT, Liu PP, Bernard DC, et al. Treatment of congestive heart failure and Cheyne-Stokes respiration during sleep by continuous positive airway pressure. Am J Respir Crit Care Med 2005; 151: 92-7.
7) Bradley TD, Logan AG, Kimoff RJ, et al; CANPAP Investigators. Continuous positive airway pressure for central sleep apnea and heart failure. N Engl J Med 2005; 353: 2025-33.
8) Arzt M, Floras JS, Logan AG, et al; CANPAP Investigators. Suppression of central sleep apnea by continuous positive airway pressure and transplant-free survival in heart failure : a ppst hoc analysis of the Canadian Continuous Positive Airway Pressure for Patients with Central Sleep Apnea and Heart Failure (CANPAP). Circulation 2007; 115: 3173-80.
9) Kasai T, Narui K, Dohi T, et al. Efficacy of nasal bi-level positive airway pressure in congestive heart failure patients with Cheyne-Stokes respiration and central sleep apnea. Circ J 2005; 69: 913-21.
10) Kasai T, Narui k, Dohi T, et al. First experience of using new adaptive servo-ventilation device for Cheyne-Stokes respiration with central sleep apnea among Japanese patients with congestive heart failure : report of 4 clinical cases. Circ J 2006; 70: 1148-54.
11) Philippe C, Stoica-Herman M, Drouot X, et al. Compliance with and effectiveness of adaptive servoventilation versus continuous positive airway pressure in the treatment of Cheyne-Stokes respiration in heart failure over a six month period. 2006; 92: 337-42.

(国家公務員共済組合連合会虎の門病院睡眠センター　葛西隆敏)

3 複合型睡眠時無呼吸症候群

1 定 義

　複合型睡眠時無呼吸症候群(complex sleep apnea syndrome：comp SAS)は米国Mayo clinicのMorgenthalerら[1]によって提唱された，新しい睡眠呼吸障害(sleep-disordered breathing：SDB)の疾患概念である。無呼吸低呼吸指数(apnea-hypopnea index：AHI) 5回/時以上の閉塞型睡眠時無呼吸症候群(obstructive sleep apnea syndrome：OSAS)が，持続陽圧気道圧(continuous positive airway pressure：CPAP)により消失したものの，中枢型睡眠時無呼吸症候群(central sleep apnea syndrome：CSAS)が出現し，中枢型無呼吸指数(central apnea index：CAI)が5回/時以上となるものと定義されている。当初彼らの報告では，心収縮力不全のないことが診断基準の一つとされていたが，現在ではこの定義も流動的となっている。つまりcomp SASは，OSASに対しCPAP圧設定(CPAPタイトレーション)，あるいは治療を行うことで初めて診断することができ，CPAPへの反応性により決定される病態ということができる。

2 発生頻度

　Comp SASの発生頻度は前出のMorgenthalerら[1]の報告では，OSASに対しCPAPタイトレーションを行ったOSAS症例の15％，豪州のLehmanら[2]の報告では13％程度とされている。一方，本邦では安藤ら[3]が8施設，4,924例を対象として行った調査で3.9％，また遠藤ら[4]の1,312例での報告では5.0％程度と，米豪との発生頻度に差が認められている。Comp SASの発生予測因子として，男性，心疾患の既往，診断のためのポリソムノグラフィー(polysomnography：PSG)時にCSASがみられた症例などが挙げられているが[3]，明確にはなっていない。さらにこの病態が長期間持続する病態なのか(CPAP persistent CSAS)，一過性のもの(CPAP emergent CSAS)なのかも不明である。

3 発生機序

　Comp SASの発生機序はさまざまな病態や原因が絡み合っている可能性がある。

1) CPAPによる呼吸の不安定性の惹起

　CSAS，あるいはチェーン・ストークス呼吸を伴う中枢型睡眠時無呼吸症候群(Cheyne-Stokes respiration with CSAS：CSR-CSAS)を惹起する要因として，覚醒反応[5]，末梢化学感受性亢進による炭酸ガス換気応答の亢進[6]などが挙げられる。OSASに対するCPAPタイトレーションの過程でこれらの要因により呼吸の不安定性が惹起されCSASが出現しうる可能性がある。Dernaikaら[7]は一晩のうち前半で診断のためのPSGを行い，後半でCPAPタイトレーションを行う，いわゆるsplit night testにおいてcomp SASに相当すると考えられる，CPAPタイトレーション時にCSASとなる症例では，

平均CPAP圧が有意に高値であったと報告している。これはsplit night testが3時間程度の短時間でタイトレーションを行うため、適正圧に至るまでの過度な圧上昇が、換気応答の急激な変化をもたらしたり、頻回の覚醒反応によってCSASを誘発している可能性を示唆している。

また、タイトレーション時の過大なマスクリークなど技術的な原因でも呼吸の不安定性が引き起こされうる。

本邦ではslpit night testを通常検査として施行している施設はなく、米豪に対しcomp SASの発生頻度が少ないことの一因であると考えられる。

症例1

●症例：69歳、男性。身長174.0cm、体重76.0kg、肥満指数（body mass index：BMI）25.1kg/m^{2}であった。

現病歴：高脂血症で内服中であった。10年前からいびき、無呼吸を指摘され、最近になり労作時、就寝時の胸部圧迫感を自覚するようなった。狭心症の疑いで冠動脈造影を施行したが、有意な狭窄はなくアセチルコリン負荷試験も陰性、左室駆出率は65％であった。OSASの疑いがあり、PSGを施行したところ、無呼吸低呼吸指数（apnea-hypopnea index：AHI）40.6回/時、うち閉塞型無呼吸指数（obstructive apnea index：OAI）4.3回/時、覚醒指数（arousal index：ArI）41.3回/時という結果であった。重症OSASとしてCPAPタイトレーションを行い、AHI 8.6回/時、OAI 0.5回/時、CAI 4.2回/時、ArI 33.6回/時という結果でCPAP導入となった。

この症例のCPAPタイトレーション時のPSGを図1に示す。タイトレーション開始時の睡眠前半部にわずかな圧上昇（①）に伴って、頻回の覚醒反応（②）とCSAS（③）がみられている。図2は終夜の睡眠経過図（hypnogram）であるが、睡眠前半にはCPAP圧上昇に伴ってみられたCSASが睡眠後半にはほとんどみられなくなっている。終夜PSGでのCAIは4.2回/時であるから、comp SASと診断はできない。しかし、図2の前半部分3時間を仮想split night testとしてCAIを計算すると39.9回/時となり、comp SASの診断基準を満たすことになる。このようなCPAP圧の上昇に伴う過剰な換気応答や、頻回の覚醒反応によってCSASが惹起されている可能性があり、comp SASの一病態を形成していると考えられる。

2）潜在的な不全心の影響

上述のように、comp SASの発生に心不全を中心とした循環器疾患、あるいは高血圧、心肥大など循環器リスクが関与していることが注目されている。しかし、年齢、性別、BMIなどをマッチさせたcomp SAS 34例とOSAS 144例の比較を行い、comp SASの発生予測因子を検討したPusalavidyasagarら[8]の報告では、高血圧、心不全歴、心房細動といった循環器疾患は予測因子となっておらず、CPAP圧、CPAPコンプライアンスとも両群間で有意差を認めなかった。また前出のDernaikaら[6]は、CPAP related CSAS群は通常のOSAS例に比較して、潜在的な循環器リスクが高いのではという仮説のもとに検討を行っているが、心エコー上の左室収縮能、拡張能、左室肥大などに有意差を認めなかった。以上から、潜在的な不全心との関連についても議論のあるところである。

3）CSASが潜在あるいは混在したOSAS

慢性心不全など循環器疾患を伴うSDBは、OSAS、CSASなどと単純に分類できないような呼吸障

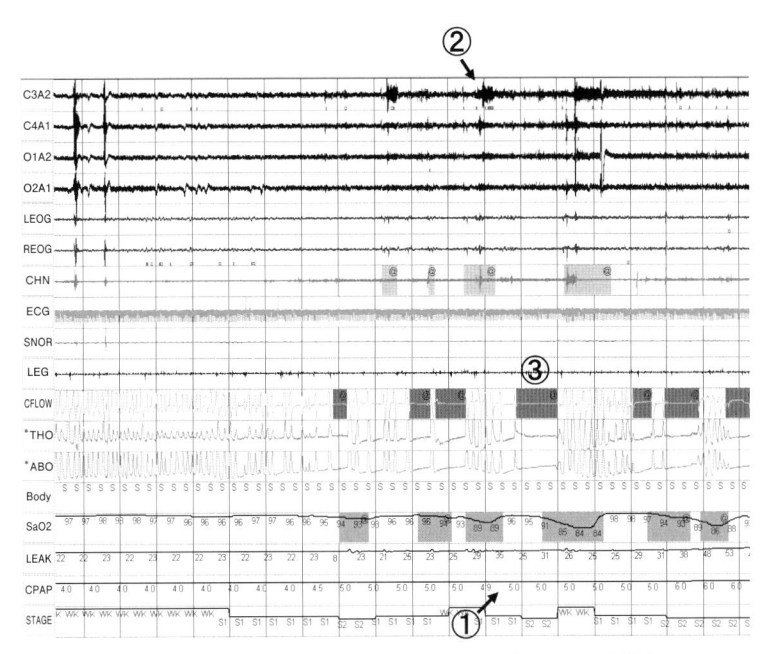

図1 症例1：CPAPタイトレーション時のPSG所見
　入眠時，わずかな圧上昇（①）に伴って覚醒反応（②）とCSAS（③）が誘発されている。

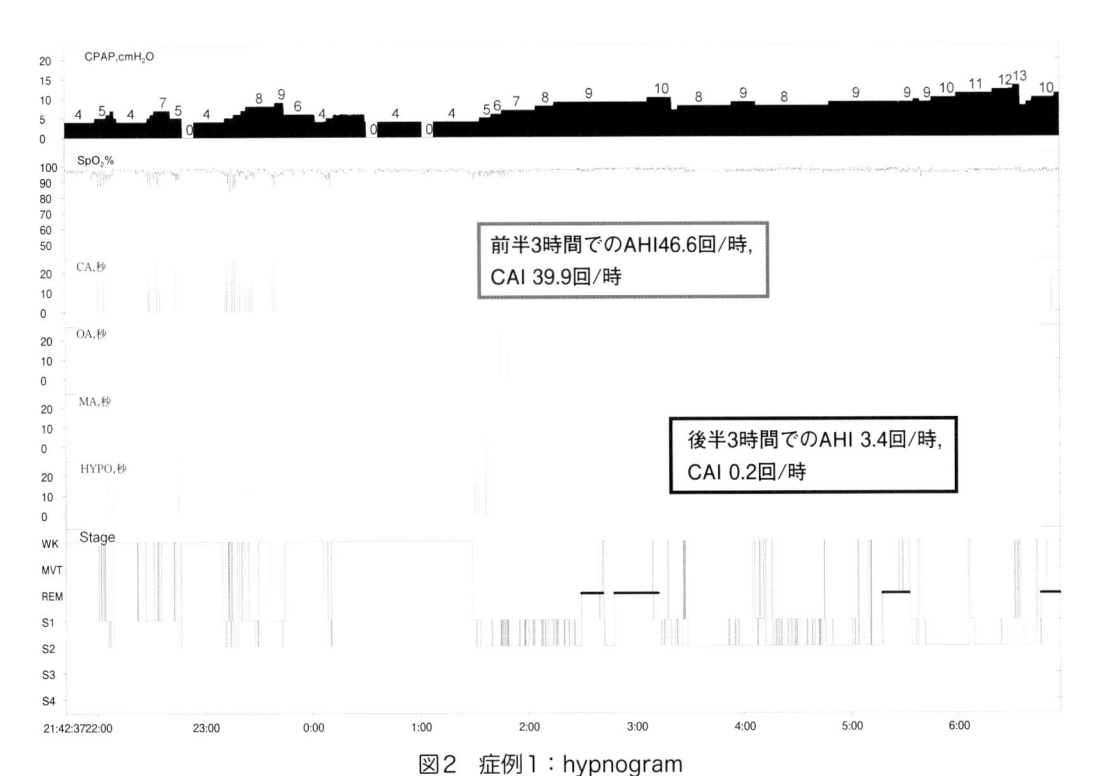

図2 症例1：hypnogram
　睡眠前半にはCPAP圧上昇に伴ってみられたCSASが睡眠後半にはほとんどみられなくなっている。終夜PSGでのCAIは4.2回/時であるから，comp SASと診断はできないが，前半部分3時間を仮想split night testとしてCAIを計算すると39.9回/時となり，comp SASと診断されることになる。

害パターンを呈することが非常に多く，一晩の診断PSG中の前半にOSAS，後半にCSAS，CSR-CSASを来したり，多彩な呼吸パターンが混在することがある。さらに原疾患に対する治療などにより，その優位性は経時的にゆらぎを来す。CPAPへの反応性により診断されるcomp SASとの関連を考えると，このような呼吸障害パターンを有する症例は，その優位性の違いによりCPAPへの反応性が異なるため，一見OSAS優位でもCSASが残存し，「CPAP non responder≒comp SAS」と診断される可能性がある。現在，このような複雑なSDBに対する用語の定義は統一されておらず，comp SASと同義と扱うべきか，別病態としてGilmartinら[9]のようにcomplex sleep-disordered breathingなどと表現すべきかはっきりしていない。

● 症例2

症例：66歳，男性。身長170.0cm，体重81.0kg，BMI 28.0kg/m^{2}であった。

現病歴：これまでに大きな既往はなかった。検診なども受けていなかった。以前からいびき，無呼吸を指摘されていた。最近になり労作時息切れを自覚するようになったため，近医でPSGを施行した。

この症例のCPAPタイトレーション時のPSGを図3，4に示す。CSR-CSAS，OSASなど多彩な呼吸障害パターンを来している。図5はhypnogramであるが，睡眠前半はOSAS優位，後半はCSAS優位となっていることが分かる。AHI 89.0回/時，OAI 41.6回/時，CAI 13.4回/時，ArI 99.0回/時，最低Sp$_{O_2}$ 74%であった。その後心疾患について精査を行った。

心電図：心房細動を認めた。

胸部単純X線写真：CTR 57%で，肺動脈拡張を認めた。

心エコー：LVEF 43%で，びまん性の壁運動低下と心肥大，および中等度の三尖弁閉鎖不全，推定右室圧54Torr，右室の拡大所見を認めた。

負荷心筋シンチグラム：明らかな可逆性，固定性血流欠損は認めなかった。

血漿脳性利尿ペプチド（brain natriuretic peptide：BNP）：177pg/mlであった。

血液ガス（大気下）：pH 7.40，Pa$_{CO_2}$ 39.9Torr，Pa$_{O_2}$ 76.7Torr，HCO_3^- 24.9mEq/lであった。

臨床経過1：上記結果より肺高血圧を合併した慢性心不全と診断し，ACE阻害薬，抗アルドステロン薬，ジギタリス，ワルファリンの投与を開始したのち，CPAPおよびadaptive servo-ventilation（ASV）であるHEART PAP®タイトレーションを行った。CPAPタイトレーションではAHI 22.3回/時，OAI 0.0回/時，CAI 5.0回/時，ArI 30.7回/時，最低Sp$_{O_2}$ 87%という結果であった。CPAPでは低呼吸中心の呼吸障害が残存するためHERAT PAP®タイトレーションを施行した。AHI 6.3回/時，OAI 0.0回/時，CAI 0.2回/時，ArI 21.3回/時，最低Sp$_{O_2}$ 91%という結果であった。吸気気道陽圧（inspiratory positive airway pressure：IPAP）最大8cmH$_2$O，呼気気道陽圧（expiratory positive airway pressure：EPAP）6cmH$_2$O，呼吸数autoですべてのタイプの呼吸イベントの抑制が可能であった。しかし，IPAPのプレッシャー・サポートによる覚醒のため，本人の使用感が悪く，CPAP 6cmH$_2$Oで導入した。

臨床経過2：その後外来でのCPAPデータで，呼吸イベントの残存を認めたため9cmH$_2$OまでCPAP圧を上昇させたところ，イベントが消失し，極めて良好なコンプライアンスが得られている。労作時息切れなどの自覚症状の著しい改善を認め，CPAP導入3カ月後のBNPは78.5pg/ml，心エコーではLVEF 58%と左心機能は正常化し，推定右室圧33Torrと肺高血圧の改善がみられた。

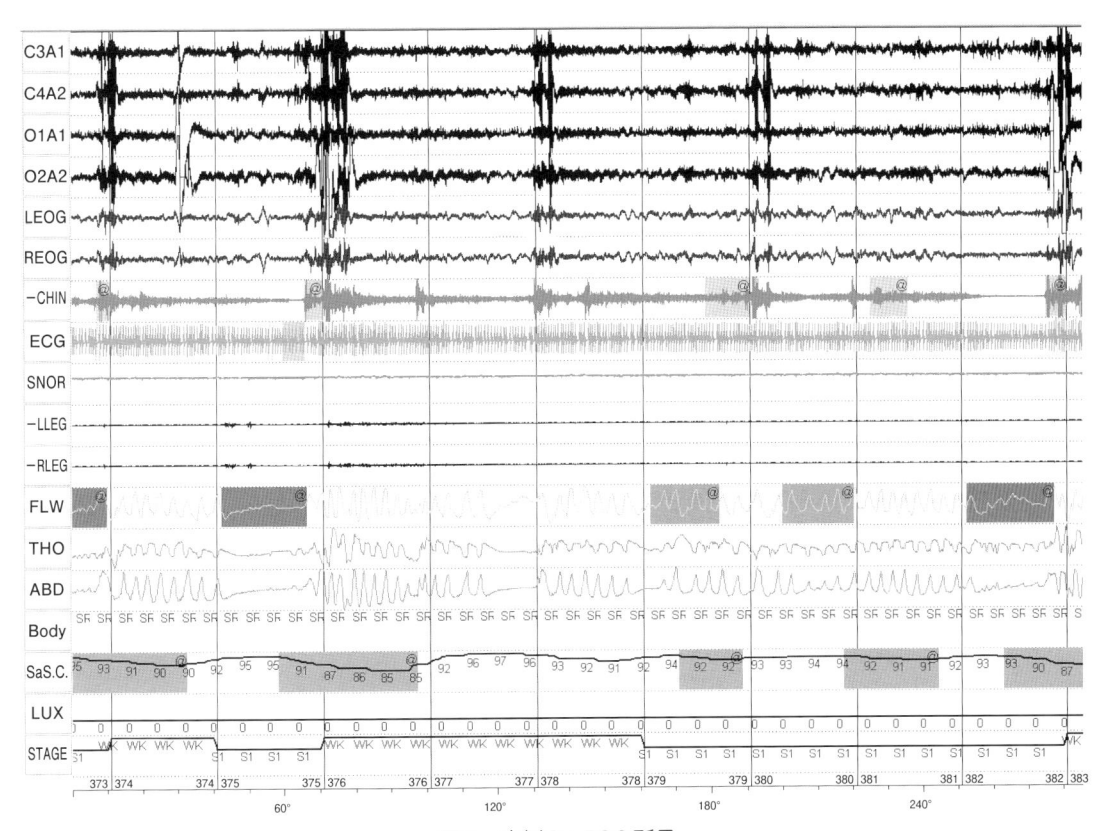

図3 症例2：PSG所見
上気道閉塞によるOSASがみられる。

　この症例の心不全の治療開始当初は，CPAPへの反応性としては「non responder」であり，comp SASの診断基準を満たすことになる。しかし心不全の治療過程で，当初CPAPでは残存していたCSASが治療経過に伴い消失し，「responder」となっている。つまり，心不全の状態によりCSAS優位にゆらいだSDBをCPAPによって治療した際の，「non responder」の状態を偶然みていた可能性がある。

4 治　療

　現時点で，comp SASに対する確立された治療はない。Morgenthalerら[10]はcomp SASに対する陽圧治療として，ASVの有効性を報告している。一方，前出のDernaikaら[6]は，CPAPタイトレーションでCSASを呈した14例にCPAPを導入し3カ月後の睡眠呼吸指標を検討しているが，うち13例でCSASの有意な減少あるいは消失を認めたと報告しており，CPAP治療の継続によりcomp SAS自体が減少または消失していく可能性を示唆している。

5 予　後

　睡眠呼吸障害指標の改善，および心血管疾患を中心とした長期予後について，comp SASを呈した

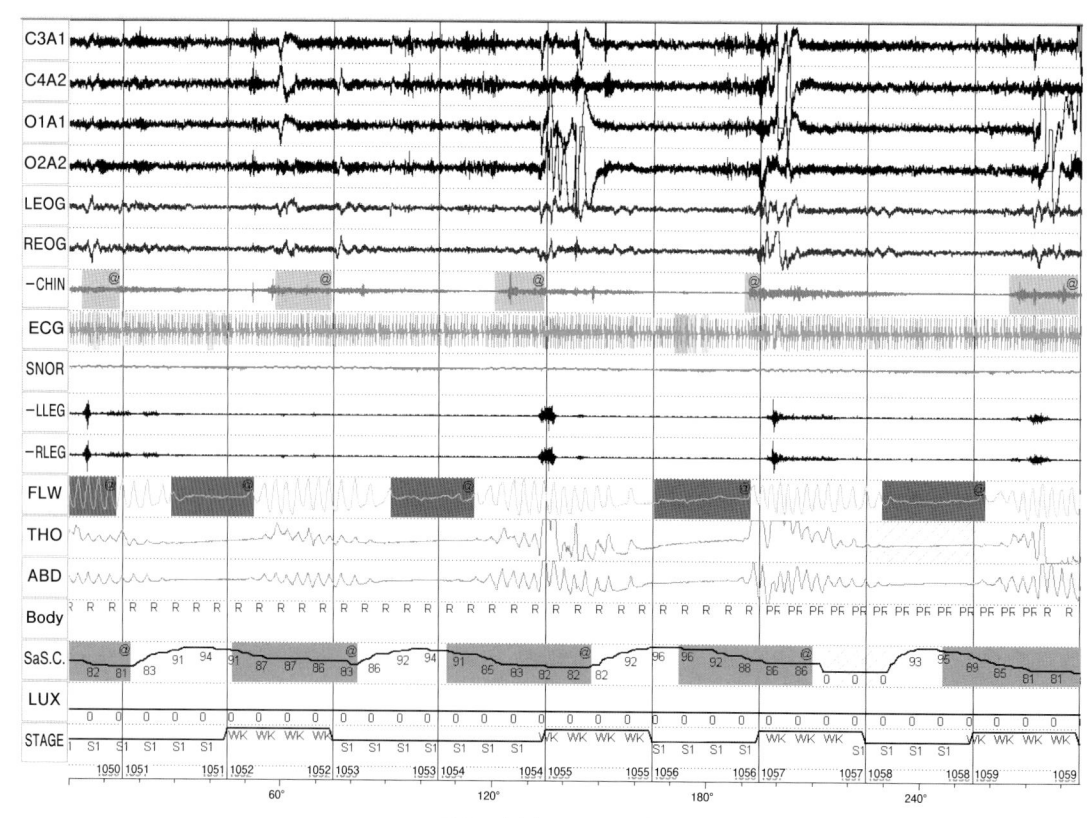

図4 症例2：PSG所見
CSR-CSAS様の所見が認められる。

例をレトロスペクティブに解析したKuzniarら[11]の報告において，comp SAS例の予後はCPAPを導入した通常のOSAS群と有意な差がなかったとしている．現時点ではプロスペクティブに検討した報告はなく，今後検討すべき課題である．

6 おわりに

Comp SASはその原因，発生頻度，病態などについて不明の点が多く，定義そのものも流動的で，治療，予後，心血管疾患との関連などについても今後検討の余地が残されている．臨床現場において，comp SASを呈する症例は少数存在するとは思うが，本邦での発生頻度を勘案すると，現時点で日常臨床の場での早急な対応の必要性は高くないと考えられる．さらに心不全症例を中心にみられる複雑な睡眠呼吸障害との関係なども検討の余地が残されている．最近のcomp SASに対する賛否の議論のタイトルが示すように[12)13)]，そもそもこの疾患自体が存在するのかどうかも議論になる状況であり，治療の対象とすべきであるのか，心不全を中心とした循環器疾患との関連，病態生理，臨床的意義など今後，十分な議論が必要と考える．

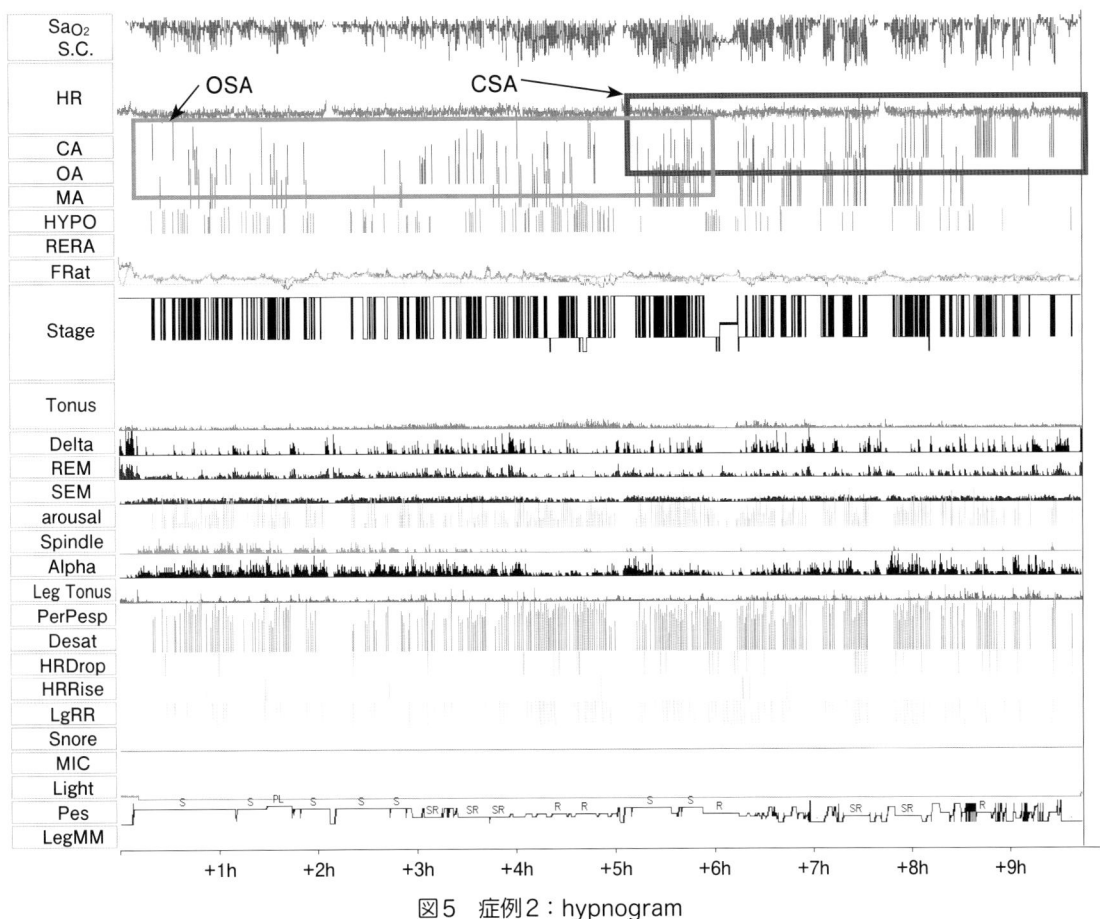

図5 症例2：hypnogram
睡眠前半はOSAS優位，後半はCSAS優位となっていることが分かる。

引用文献

1) Morganthaler TI, Kagramanov V, Hanak V, et al. Complex sleep apnea syndrome：is it a unique clinical syndrome? Sleep 2006; 29: 1203-9.

2) Leman S, Antic NA, Thompson C, et al. Central sleep apnea on commencement of continuous positive airway pressure in patients with a primary diagnosis of obstructive sleep apnea-hypopnea. J Clin Sleep Med 2007; 3: 462-6.

3) Ando S, Ishitobi Y, Yagi T, et al. Prevalence of complex sleep apnea syndrome in Japan. Sleep Biol Rhythms 2008; 6: 190-2.

4) Endo Y, Suzuki M, Inoue Y, et al. Prevalence of complex sleep apnea among Japanese patients with sleep apnea. Tohoku J Exp Med 2008; 215: 349-54.

5) Noughton M, Bernard, Tam A, et al. Role of hypoventilation in the pathogenesis of central apneas in patients with congestive heart failure. Am Rev Respir Dis 1993; 148: 330-8.

6) Xie A, Rutherford R, Rankin F, et al. Hypoapnea and increased ventilatory responsiveness in patients with idiopathic central sleep apnea. Am J Respir Crit Care Med 1995; 152: 1950-5.

7) Dernaika T, Tawk M, Nazir S,et al. The significance and outcome of continuous positive airway pressure-related central sleep apnea during split-night sleep studies. Chest 2007; 132: 81-7.

8) Pusalavidyasagar SS, Olson EJ, Gay PC, et al. Treatment of complex sleep apnea syndrome : a retrospective comparative review. Sleep Med 2006; 7: 474-9.
9) Gilmartin GS, Daly RW, Thomas RJ, et al. Recognition and management of complex sleep-disordered breathing. Curr Opin Pulm Med 2005; 11: 485-93.
10) Morgenthaler TI, Gay PC, Gordon N, et al. Adaptive servoventilation versus noninvasive positive airway pressure ventilation for central, mixed, and complex sleep apnea syndromes. Sleep 2007; 30: 468-75.
11) Kuzniar TJ, Pusalavidyasagar S, Gay PC, et al. Natural course of complex sleep apnea : a retrospective study. Sleep Breath 2008; 12: 135-9.
12) Gay PC. Complex sleep apnea : it really is a disease. J Clin Sleep Med 2008; 4: 406-8.
13) Malhotra A, Bertisch S, Wellman A. Complex sleep apnea : it isn't really a disease. J Clin Sleep Med 2008; 4: 406-8.

（東京医科大学病院循環器内科　臼井靖博）

第5章

病態生理

1 SASの性差・人種差

1 閉塞型睡眠時無呼吸症候群(OSAS)の危険因子

　本項では，多様な病態である睡眠時無呼吸症候群(sleep apnea syndrome：SAS，第1章参照)の中で，そのほとんどを占める閉塞型睡眠時無呼吸症候群(obstructive sleep apnea syndrome：OSAS)の性差・人種差について解説する。

　OSASは，上気道の大きさを規定する解剖学的な因子と，気道を開存させる上気道筋群の生理学的な因子が複雑に関与して出現する。解剖学的には，硬組織である顔面頭蓋を構成する上顎骨と下顎骨の形態と，舌や軟口蓋，脂肪などの軟部組織の量のバランスが上気道の大きさを規定してOSASの出

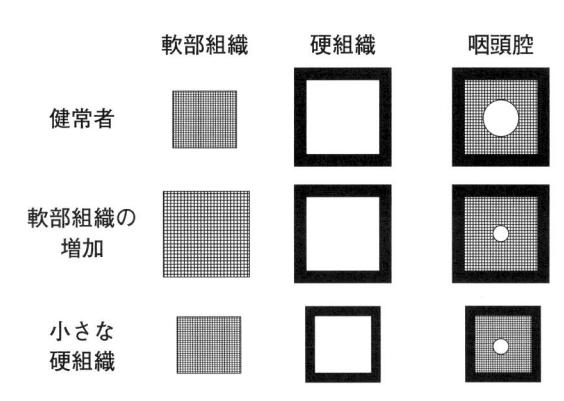

図1　咽頭腔(白丸)を構成する軟部組織(網)と硬組織(太四角)の関係
　上段(健常者)：舌，扁桃，脂肪などの軟部組織の量と顔面頭蓋からなる硬組織の大きさが正常であれば，正常な大きさの咽頭腔が確保される。
　中段(軟部組織の増加)：肥満や巨舌など軟部組織の量が増加すると，硬組織は正常でも咽頭腔は狭くなる。
　下段(小さな硬組織)：軟部組織の増加がなくても顔面頭蓋(上顎骨，下顎骨)が小さいと，咽頭腔は狭くなる。
〔文献1) Watanabe T, Isono S, Tanaka A, et al. Contribution of body habitus and craniofacial characteristics to segmental closing pressures of the passive pharynx in patients with sleep-disordered breathing. Am J Respir Crit Care Med 2002; 165: 260-5 より引用，改変〕

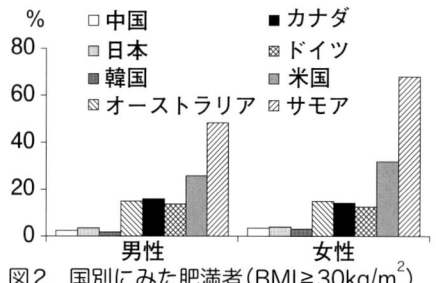

図2 国別にみた肥満者(BMI≧30kg/m²)の割合

全世界的に肥満者の割合は増えている。サモアでは女性の約7割，男性の5割がBMI≧30kg/m²であるが，東アジアでは男女ともまだ5%前後である。
〔WHO, World Health Statics 2005より引用〕

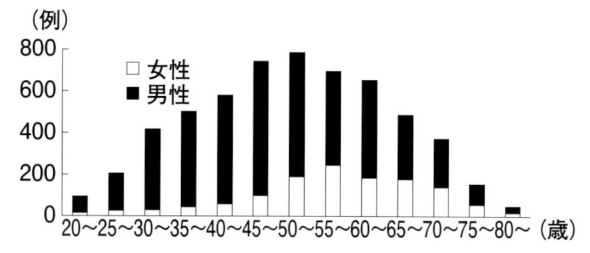

図3 新潟県内の医療施設でPSG検査を受け，OSAS（AHI≧5）と診断された成人患者（7,069例）の男女別年齢分布

男女比は約4：1である。女性では45歳以降に急増するが，60歳以上の高齢者であっても男性患者の方が多い（約3：1）。

現に深く関与する（図1）[1]。性差には，解剖学的差異と性ホルモンの影響による生理学的差異の両者が関与する。一方，人種間では生理学的差異はほとんどなく，上気道の解剖学的な人種差がOSASの出現に関与すると考えられている。

OSASの危険因子は一般的に，男性，肥満，高齢，習慣性いびきであることが知られている[2,3]。OSASの発症に肥満が強く影響するとすれば，有病率はサモアの女性で最も高く，次いでサモアの男性，米国，欧州，豪州の順になり，韓国や中国，日本では少ないことになる（図2）が，事実は異なる。本稿では，これらの背景をふまえて，性差・人種差について概説する。

2 性　差

ポリソムノグラフィー（polysomnography：PSG）で無呼吸低呼吸指数（apnea-hypopnea index：AHI）が5以上のものを睡眠呼吸障害（sleep-disordered breathing：SDB），日中傾眠を伴うSDBをOSASと定義したYoungら[2]の疫学研究報告によると，SDBは男性の24%，女性の9%に，日中傾眠を伴うOSASは男性の4%，女性の2%に認められ，SDB・OSASともに男性の方が多い。その他の疫学研究でもOSASの有病率は男性に多く，男女比は2〜3：1である。女性の方が少ない理由としては，女性ホルモンが生理学的に上気道の閉塞を防ぐ働きを有することと，男性より解剖学的に上気道が閉塞しにくい構造をしていることが考えられている[4,5]。また，医療機関を受診するOSAS患者の男女比（臨床研究）は，疫学研究の男女比よりも大きい[6〜10]。新潟県の成人OSAS患者の性と年齢の分布を図3に示す。全例7,064例のうち女性は1,336例19%を占め，男女比は約4：1である。同じ日本の臨床研究のであるYukawaら[11,12]の報告（東京）では男女比は約7：1で，新潟より大きい。

女性ホルモンの補充療法がOSASを改善させることや，図3にみられるように閉経を迎える45歳以上になる女性患者数が急増することなどが，女性ホルモンが上気道の閉塞を防ぐ働きを有するとする理由である。一方，閉経後の高齢者を対象とした検討でも，有病率は女性の方が低いこと，肥満度が同じでもAHIは女性の方が低いこと（表1）から，女性の上気道は男性より解剖学的に閉塞しにくい構造をしていると推測されている。疫学研究と臨床研究で男女差が異なる理由としては，AHIで評価

表1 年齢，性別にみたBMIとAHI

		若年	中年	高年
BMI	男	28.1±5.6 (1,181)	26.9±4.2 (2,421)	25.0±3.8 (1,435)
	女	28.6±8.7 (113)	26.5±5.4 (538)	25.8±4.8 (528)
AHI	男	40.4±30.0	36.3±23.8	35.0±20.4
	女	30.0±32.3	25.6±21.7	29.8±21.4

(新潟県のデータより)

する重症度は同じでも，女性のOSASの方が日中傾眠や疲労感など自覚症状に乏しいこと[6)〜9)]，女性より男性の方がベッドパートナーのいびきや無呼吸に注意をはらうことが少ないこと[9)]，一般的な認識として女性のOSASに注意が向けられていないこと[10)]などが考えられている。新潟のOSAS患者男女比（約4：1）が東京（約7：1）より低く，疫学研究の男女比に近い理由は明らかではないが，新潟で行われている啓発活動が，女性OSAS患者の受診率を引き上げているのかもしれない。

3 人種差

「性」は遺伝子の違いによって明確に区別できるが，皮膚・髪の色や体つき，顔つきなどの形態的特徴などで分類される「人種」は，その定義が曖昧で明確に区別できないことも多い。人類学的には，コーカソイド（白人種）もモンゴロイド（黄色人種）も，約20万年前にアフリカで誕生した人類が，約6万年前に世界各地に移住したニグロイド（黒人種）の子孫である。居住地や食生活など生活環境の違いによって肌の色や形態学的特徴が変化したものを人種として表現しているのであるが，イラク・イランなどの中東の人々や，インド・パキスタンなどの南アジアの人々は褐色の肌をしているが，遺伝子学的にDNA分析をすると，コーカソイドに分類される。本項では，多民族国家である米国で行われた人種差に関する報告と，生活環境が異なる国家間で行われたOSAS研究について概説する。

多民族国家である米国で行われた疫学研究では，コーカソイド系米国人と比較するとニグロイド系米国人の有病率は中年者では同等であるが，若年者や高齢者では高いという報告が多い。また，ヒスパニック系米国人はいびきをかく割合が多いことからOSASの有病率も高いと推測されている[3) 13)]。人種の分類は自己申告制で米国人の多くは混血であることを考慮すると，これらの研究結果が純粋な人種差とするには問題がある。健康や病気に関する認識の低い少数民族としての社会学的な人種差が，結果に影響しているとも考えられている[3)]。アジア系米国人に関する疫学研究はないが，臨床研究では東アジア系米国人患者はコーカソイド系米国人患者より顎顔面形態の構造がOSASを発症しやすい構造であるため，コーカソイド系米国人患者より肥満度が低いにもかかわらず，AHIには差がないという報告がある[14)]。

生活環境が異なる国家間で行われた（居住地別に）OSASの有病率を検討した報告は数多い（第2章参照）が，OSASの検査方法や診断基準などの条件が異なることがしばしばで単純に比較することは難しい。ほぼ同一の診断基準でOSASの有病率を検討した米国とアジアの報告を表2に示す[15)〜18)]。肥満指数（body mass index：BMI）≧30kg/m^{2}の肥満者人口の割合が30％にも達する米国と，5％前

表2 OSASの有病率

	男	女	平均BMI
米国（ウィスコンシン）	4.0	2.0	29
インド	7.5	4.5	24.5
韓国	4.5	2.3	24〜26
香港	4.1	2.1	男：24 女：23

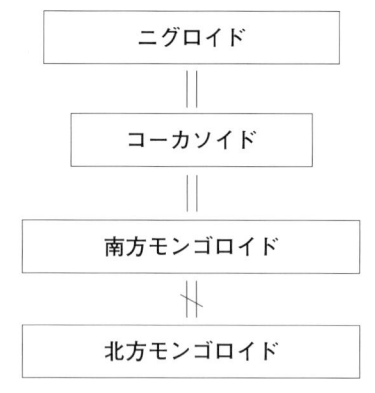

図4 身体形態学的にみた人種の類縁性
身体形態学的には，ニグロイドとコーカソイドと南方モンゴロイドは類似しているが，北方モンゴロイドだけが特異な身体形態をもつ

後のインドおよび東アジアでのOSAS有病率はほぼ同等である．このことは，米国における臨床研究と同様に，インドおよび東アジア（モンゴロイド）の人々は肥満度が低くてもOSASを発症しやすいことを示唆している．人類学的分類によると，モンゴロイドはニグロイドやコーカソイドと類似の身体的特徴を有する南方モンゴロイドと，約2万年前に北方に移住して氷点下30〜40℃の寒冷地の生活に適応して身体的特徴が変化した北方モンゴロイドに大別される（図4）[19]．この寒冷乾燥地にいた北方モンゴロイドが，数千年前から南下して南方モンゴロイドと混血したのが現在の東アジア人であるといわれる．北方モンゴロイド系の顎顔面形態（long face）であると肥満の程度が軽くてもOSASになりやすいことを報告したわれわれの結果と矛盾しない[20]．

新潟県内でPSG検査を受けてAHI＜5であった非SAS患者と，AHI≧5のOSAS患者の肥満度分布を図5に示す．非SAS患者のBMIは平均22.8±1.4であるのに対してOSAS患者のBMIは平均26.2±2.5と高く，肥っていることは明らかである．しかし，BMI≧30の著しい肥満があってもOSASでない者が66名（6％）存在し，OSAS患者であっても2,498名（43％）は非肥満（BMI＜25）である．現代の日本人は，縄文文化を築いた南方モンゴロイドと2〜3千年前に日本に移住した北方モンゴロイドが混血して，形態学的には北方モンゴロイド対南方モンゴロイドの比は7：3であるとされる．同じ日本人でも形態学的（人種的）な差があることが示唆される（次項「SASと顎顔面形態」参照）．

4 おわりに

地球上の生物がメス（単生殖）からオスが分かれた（有性生殖）のは，数十億年前のことであるが，アフリカで誕生した人類が世界各地に移住してさまざまな人種に分かれたのはわずか6万年前である．性差は染色体レベルの明確な違いであり，人種差を凌駕する．「男性は火星から，女性は金星からやってきた」のである．OSASの有病率の高い火星人（男性）と，ひとたび発症すると予後不良とされる金星人（女性）との差に関する研究はますます重要になっている[21]．

National Institutes of Health（NIH）の研究費を得て，全国民の遺伝子研究が進行中であるといわ

(a) 非SAS患者（n＝1,113）　　　(b) OSAS患者（AHI≧5）（n＝6,982）

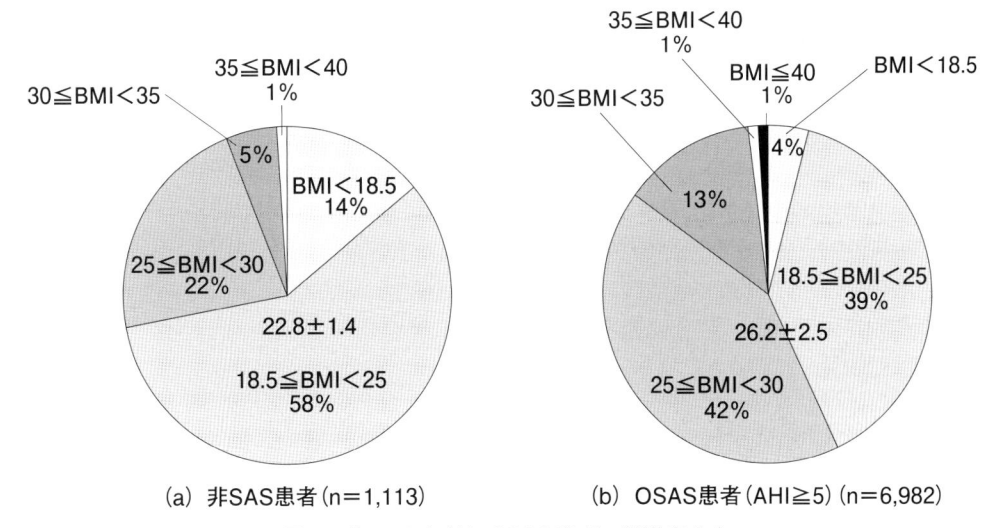

図5　非SAS患者とOSAS患者の肥満度分布

平均BMIはOSAS患者の方が高いが，BMI≧30であってもOSASでない者が6％存在し，OSAS患者であっても43％は非肥満（BMI＜25）である。

れているアイスランド（全人口約30万人）では，約5千人（男性の6％，女性の2％）がOSASと診断され，このうち51％が高血圧，13％が糖尿病を合併し，21％が心筋梗塞や心不全の，6％が脳血管障害の既往歴を有すると，Gillasonら[22]は報告している。遺伝子レベルでのOSAS発症に関する人種差が明らかになる日も近いかもしれない。

引用文献

1) Watanabe T, Isono S, Tanaka A, et al. Contribution of body habitus and craniofacial characteristics to segmental closing pressures of the passive pharynx in patients with sleep-disordered breathing. Am J Respir Crit Care Med 2002; 165: 260-5.

2) Young T, Palta M, Dempsey J, et al. The occurrence of sleep-disordered breathing among middle-aged adults. N Engl J Med 1993; 328: 1230-5.

3) Punjabi NM. The Epidemiology of adult obstructive sleep apnea. Proc Am Thorac Soc 2008; 5: 136-43.

4) Ware JC, McBrayer RH, Scott JA. Influence of sex and age on duration and frequency of sleep apnea events. Sleep 2000; 23: 165-70.

5) Jordan AS, McEvoy RD, Edwards JK, et al. The influence of gender and upper airway resistance on the ventilatory response to arousal in obstructive sleep apnoea in humans. J Physiol 2004; 558: 993-1004.

6) Young T, Hutton R, Finn L, et al. The gender bias in sleep apnea diagnosis. Are women missed because they have different symptoms? Arch Intern Med 1996; 156: 2445-51.

7) Shepertycky MR, Banno K, Kryger MH. Differences between men and women in the clinical presentation of patients diagnosed with obstructive sleep apnea syndrome. Sleep 2005; 28: 309-14.

8) Jordan A, McEvoy RD. Gender differences in sleep apnea：epidemiology, clinical presentation and pathogenic mechanisms. Sleep Med Rev 2003; 7: 377-89.

9) Breugelmans JG, Ford DE, Smith PL, et al. Differences in patient and bed partner-assessed quality of life in sleep-disordered breathing. Am J Respir Crit Care Med 2004; 170: 547-52.

10) Banno K, Manfreda J, Walld R, et al. Healthcare utilization in women with obstructive sleep apnea syndrome

2 years after diagnosis and treatment. Sleep 2006; 29: 1307-11.
11) Ohdaira F, Nakamura K, Nakayama H, et al. Demographic characteristics of 3659 Japanese patients with obstructive sleep apnea-hypopnea syndrome diagnosed by full polysomnography : associations with apnea-hypopnea index. Sleep Breath 2007; 11: 93-101.
12) Yukawa K, Inoue Y, Yagyu H, et al. Gender differences in the clinical characteristics among Japanese patients with obstructive sleep apnea syndrome. Chest 2009; 135 337-43.
13) Redline S, Tishler PV, HansMG, et al. Racial differences in sleep-disordered breathing in African-Americans and Caucasians. Am J Respir Crit Care Med 1997; 155: 186-92.
14) Li KK, Neison B, Kushida C, et al. A comparison of Asian and white patients with obstructive sleep apnea syndrome. Laryngoscope 1999; 109: 1937-40.
15) Udwadia ZF, Doshi AV, Lonkar SG, et al. Prevalence of sleep disordered breathing and sleep apnea in middle-aged urban Indian men. Am J Respir Crit Care Med 2004; 169: 168-73.
16) Ip MS, Lam B, Lauder IJ. A community study of sleep-disordered breathing in middle-aged Chinese men in Hong Kong. Chest 2001; 119: 62-9.
17) Ip MS, Lam B, Tang LCH, et al. A community study of sleep-disordered breathing in middle-aged Chinese women in Hong Kong : prevalence and gender differences. Chest 2004; 125: 127-34.
18) Kim J, In K, Kim J, et al. Prevalence of sleep-disordered breathing in middle-aged Korean men and women. Am J Respir Crit Care Med 2004; 170: 1108-13.
19) 馬場悠男．未来の日本人の顔はこうなる！100年後の日本人をシミュレーションする．Newton 1994; 14: 32-7.
20) Kubota Y, Nakayama H, Takada T, et al. Facial axis angle as a risk factor for obstructive sleep apnea. Intern Med 2005; 44: 805-10.
21) Collop NA. Men are from mars, women are from venus. Lessons to be learned from the differences between the sexes. Chest 2001; 120: 1442-3.
22) Gislason T, Bendeiktsdottir B, Pack Al. National wide Iceland. WCSA 2009 A146.

〔筑波大学大学院人間総合科学研究科(臨床医学系)睡眠医学寄附講座　佐藤　誠〕

2 SASと顎顔面形態

1 はじめに

閉塞型睡眠時無呼吸低呼吸症候群(obstructive sleep apnea hypopnea syndrome:OSAHS)を診療するうえで顎顔面形態の評価は，OSAHSの発症リスクの評価や治療方針決定にとって重要である．本章では顎顔面形態とOSAHSの関連性について，その病態生理と評価法を今までの報告などをふまえながら概説する．

2 病態生理

人類はそれぞれ固有の顔面形態をもっており，この顎顔面形態とOSAHSとのかかわりについては，1983年にセファロ分析により軟口蓋や舌骨の位置などの関係が報告されて以来さまざまな報告がある．近年の考え方としては，OSAHSにとっての顎顔面形態とは，顎や頸椎などで構成される「器」と舌や軟口蓋，扁桃腺，気道周囲軟部組織などからなる「内容物」のバランス，そしてその結果として残った咽頭腔をみるものである[1]．たとえば肥満では舌や咽頭周囲の軟部組織量が増加するが器部分は変化しないため，咽頭腔は狭窄せざるをえない．また遺伝的あるいは成長期に顎の使用が十分でなく小顎症や下顎後退が生じた場合，器部分そのものが小さいため，たとえ肥満がなくとも咽頭腔は狭窄しやすくる(図1)．また，咽頭の長さも長いほどより小さな力で咽頭狭窄を起こしやすくなってしまう(図2)．

この特徴は人種差によるものとしてよく説明される．顎顔面形態のリスクからみて，白人は顎などの器部分は大きく，咽頭も前後に長い形態をもち，上気道閉塞のリスクは小さいが，アジア人は白人と比較して小顎でありかつ咽頭の奥行きも短く咽頭長が長くなる構成を有しており，そのリスクが高いといえる．日本人の持続陽圧気道圧(continuous positive airway pressure:CPAP)療法適応があるOSAHS患者の約3割は非肥満患者であり[2]，同じ肥満度であれば，アジア人は白人より重症度が高い[3]．

3 顎顔面形態測定の臨床的意義

顎顔面形態リスクの測定は，OSAHS診断時には，発症や重症度を予測する因子として，診断後は口腔内装具の治療効果の予測(低位舌や軟口蓋過長があると効果が低下する)やCPAP圧の予測などに有用であり，また最終的なOSAHS治療のゴール(減量により治癒する可能性の有無)を推測しうる重要な因子となる．

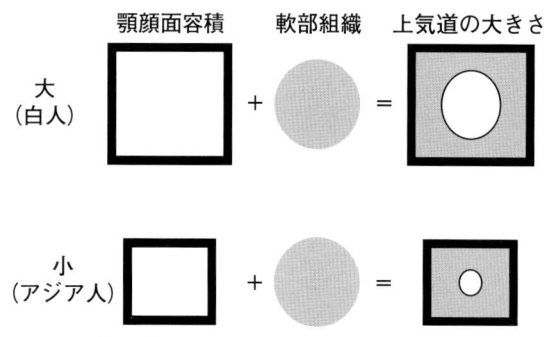

図1 顎顔面容積，軟部組織と上気道の大きさの関係
〔文献1）Watanabe T, Isono S, Tanaka A, et al. Contribution of body habitus and craniofacial characteristics to segmental closing pressures of the passive pharynx in patients with sleep-disordered breathing. Am J Respir Crit Care Med 2002; 165: 260–5より引用，改変〕

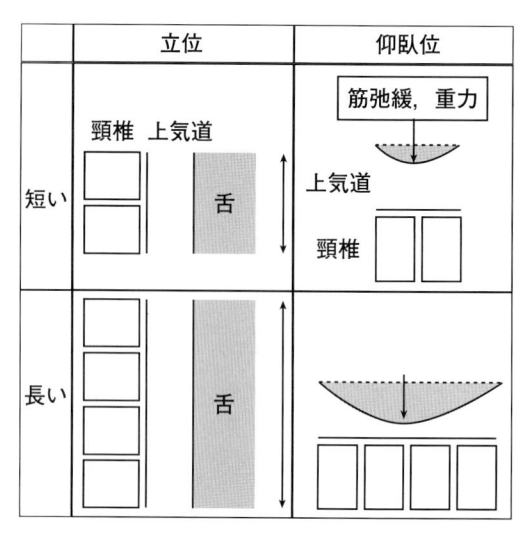

図2 上気道長と気道閉塞のしやすさ

4 顎顔面形態の検査方法

顎顔面形態リスクを理解するには顎顔面形態の構造として顎や顔面の骨格形態と軟口蓋，舌や扁桃腺などの軟部組織ボリュームを区別して考えると整理しやすい。

1）視診

初診時に外見の特徴を把握することは，どの科の医師にも可能であり，特別な検査装置も必要としないため，顎顔面形態リスク評価の基本となる。視診で評価できる顎顔面形態リスクとしては，下顎の大まかな大きさ，噛み合わせ（下顎後退），顔面の奥行きの短さなどがある[2]。また顔の幅が狭く，下顎下に皮下脂肪が逸脱しているような形態（二重顎など）はリスクが高い（図3）[4]。

2）セファロメトリー

セファロメトリー（側方顔規格X線装置）は，最も頻繁に顎顔面形態リスクを測定するために用いられている方法である。本邦では現時点でOSAHSの検査として保険適用は得られていない。しかしこれまでの報告では，代表的なOSAHSのリスクとして，①小顎（顎面積など），②下顎後退（over jet），③舌骨低位，④軟口蓋過長，⑤咽頭（上気道）狭窄，⑥長い咽頭長，⑦巨舌などが挙げられている（表1，図4，5）[5〜7]。この検査は単純X線撮影であり，イヤーロッドで頭部を固定し距離を一定にするなどの規格に制限があるが，それらに厳密にこだわらなければ多くの施設で行うことが可能であり，顎顔面形態のスクリーニング検査として最も適している。欠点としては，立位か坐位の覚醒時の撮影であり，仰臥位の睡眠時とは異なること，測定にはある程度の訓練が必要であり，フィルムの場合は計測にトレーシングペーパーを使用するなど手間がかかることなどが挙げられる。しかしながら近年はフィルム画像のデジタル化が徐々に進んできており，これらの評価をより簡便に行う環境が整いつつある。

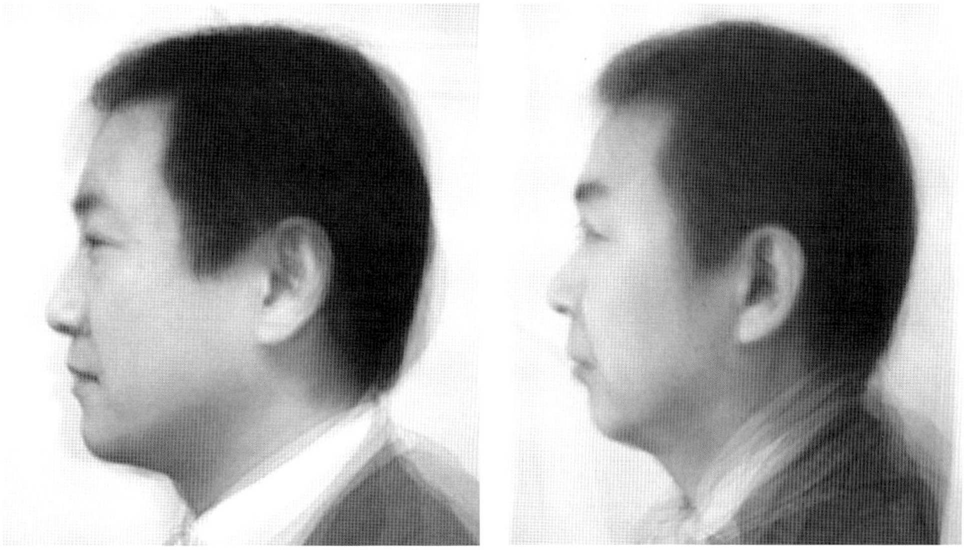

(a) 正常　　　　　　　　　　　　　(b) 重症SAS患者(非肥満)

図3　日本人の顎顔面形態リスク(平均顔)

表1　代表的な測定部位の基準値と危険値(参考値)

測定項目	基準値	危険値
MP-H (mm)	14	20
PNS-P (mm)	40	46
PNS-V (mm)	74	82
PAS (mm)	12	9
FX (度)	85	82
SNA (度)	83	80
SNB (度)	80	77
舌面積 (cm^2)	34	38

3) CT/MRI

　CT/MRI検査は2次元的あるいは3次元的にも可能で，睡眠中や無呼吸時の閉塞部位の状態なども測定可能である。OSAHS患者における舌の体積や軟口蓋体積の増加，咽頭狭窄や咽頭側壁の肥厚などが報告されている[8)9)]。欠点としてはある程度の有用性は認められるものの，まだ研究段階であるため，規格化された撮影方法はなく，対費用効果がセファロメトリーと比較して劣り，被曝の問題や設置されている施設の制限があることなどが挙げられ，現時点では，まだ一般的に行える検査ではない。

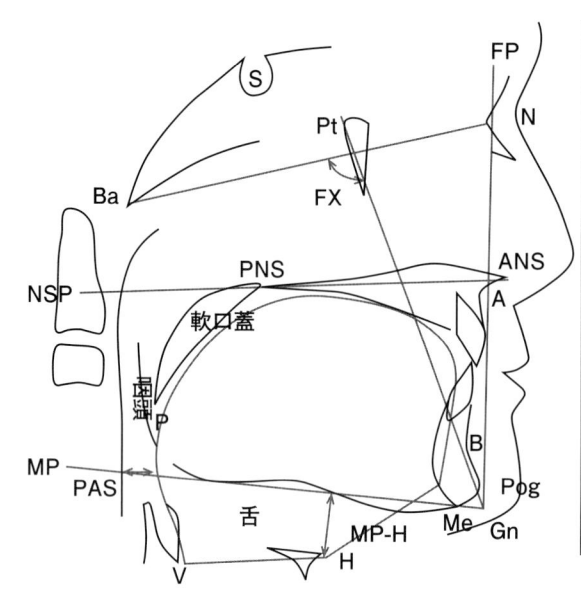

図4 セファロメトリーの代表的な測定部位

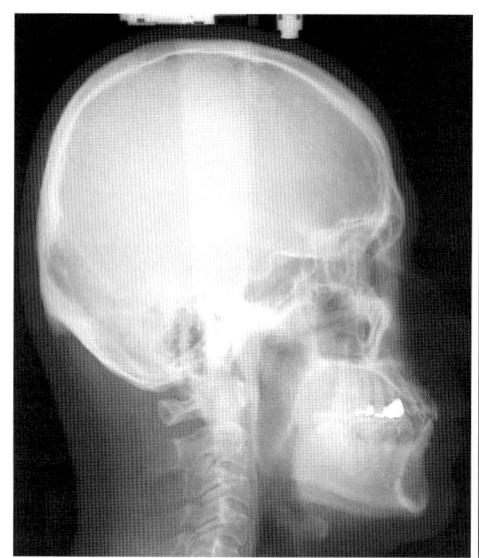

N：nasion
Ba：basion
S：sella
Pt：pterygoid point
A：subspinale
B：supramentale
Pog：pogonion
Me：menton
Go：gonion
Gn：gnathion
FP：facial plane
NSP：nasal spine plane
MP：mandibular plane
FX：facial axis
ANS：anterior nasal spine
PNS：posterior nasal spine
PAS：posterior airway space

(a) 肥満正常（リスクなし）
BMI 30.5kg/m^2。

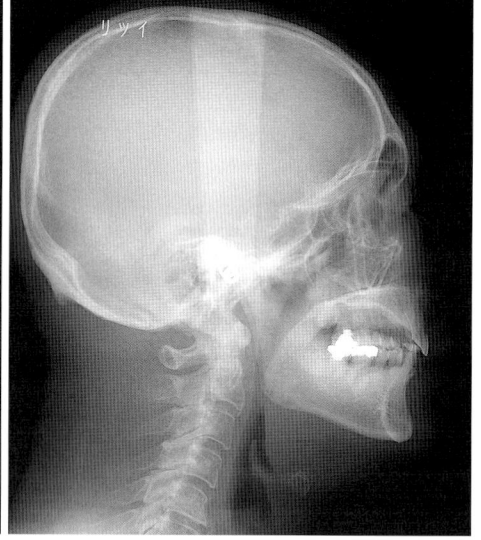

(b) 非肥満重症（リスク強い）
BMI 22.6kg/m^2, AHI 103回/時。所見：低位舌，舌骨低位，軟口蓋過長，咽頭（上気道）狭窄，下顎後退。

図5 セファロメトリーでの顎顔形態リスクの例

5 おわりに

　OSAHSにおける顎顔面形態リスクの測定は，スクリーニング検査としての位置づけがまだ十分されていないのが現状である。

　しかし，OSAHSにおいて顎顔面形態のリスクを適切に評価することは臨床的に重要であり，施設の設備に応じてその評価方法を構築していくことが重要である。

引用文献

1) Watanabe T, Isono S, Tanaka A, et al. Contribution of body habitus and craniofacial characteristics to segmental closing pressures of the passive pharynx in patients with sleep-disordered breathing. Am J Respir Crit Care Med 2002; 165: 260-5.
2) 髙井雄二郎. 日本人ではOSAHSの発症に顎顔面形態の違いが影響する？ 日呼吸管理会誌 2006; 15: 557-62.
3) Li KK, Kushida C, Powell NB, et al. Obstructive sleep apnea syndrome：A comparison between Far-East Asian and white men. Laryngoscope 2000; 110: 1689-93.
4) Lee RW, Chan AS, Grunstein RR, et al. Craniofacial phenotyping in obstructive sleep apnea：A novel quantitative photographic approach. Sleep 2009; 32: 37-45.
5) Sakakibara H, Tong M, Matushita K, et al. Cephalometric abnormalities in non-obese and obese patients with obstructive sleep apnea. Eur Respir J 1999; 13: 403-10.
6) Tangugsorn V, Krogstad O, Espeland L, et al. Obstructive sleep apnoea：multiple comparisons of cephalometric variables of obese and non-obese patients. J Cranio Maxilofac Surg 2000; 28: 204-12.
7) Kubota Y, Nakayama H, Takada T, et al. Facial axis angle as a risk factor for obstructive sleep apnea. Intern Med 2005; 44: 805-10.
8) Barkdull GC, Kohl CA, Patel M, et al. Computed tomography imaging of patients with obstructive sleep apnea. Laryngoscope 2008; 118: 1486-92.
9) Schwab RJ, Pasirstein M, Pierson R, et al. Identification of upper airway anatomic risk factors for obstructive sleep apnea with volumetric magnetic resonance imaging. Am J Repir Crit Care Med 2003; 168: 522-30.

（東邦大学医療センター大森病院呼吸器内科　髙井雄二郎，本間　栄）

3 いびき・SASと鼻呼吸障害

1 はじめに

　哺乳類は元来，鼻で呼吸をすることを原則としている。ヒトも生まれた時は鼻呼吸しかできない。特に未熟児はその傾向が強く，生下時の気道疾患には注意を要する。口呼吸が可能となるのは，顎顔面の発達とともに，咽頭および喉頭蓋が下降してからと考えられている。鼻呼吸は，生体防御機能，整流，加温・加湿機能など生理的に多くの役割を担っている。したがって，鼻呼吸障害は全身に多くの影響を与える。

　一方，近年，睡眠時無呼吸症候群（sleep apnea syndrome：SAS）に対する関心が高まっている。本疾患は中枢型と閉塞型に大きく分類できるが，閉塞型睡眠時無呼吸症候群（obstructive sleep apnea syndrome：OSAS）は主に軟口蓋あるいは舌根部の気道狭窄が原因と考えられている。この気道狭窄の原因には，自然呼吸における鼻呼吸，口呼吸と下気道のアンバランスによりもたらされるものと考える。そのアンバランスの引き金の一つとして慢性的な鼻呼吸障害が考えられる[1]。そこで，鼻呼吸の意義について客観的評価法により検討してみることとする。

2 鼻腔生理学の理解

1) 鼻粘膜の生理的変動

　鼻腔の病態の理解には，鼻粘膜の生理学的評価が重要である。客観的評価法としては，鼻腔通気度計と音響鼻腔計測法（acoustic rhinometry）があり[2]，睡眠呼吸障害研究会によるガイドライン[3]でも，SASの診断にその有用性を提唱している（図1，2）。鼻腔の通気性は常に一定の状態ではなく絶えず変動している。主に調整しているのは鼻腔粘膜の血管構造である。特に下鼻甲介には容積血管と抵抗血管が存在し粘膜を腫脹・収縮させる。腫脹・収縮をコントロールしているのは自律神経，特に交感神経である。Kayser[4]は，安静状態で左右の鼻粘膜が交互に腫脹・収縮を繰り返すことを見出し，nasal cycleと名づけた（図3）。この現象は中枢で制御されていることが明らかになり，Eccles[5]は交感神経の情報を脳幹部の2つの中枢で制御されている可能性を指摘した（図4）。Nasal cycleの呼吸生理学的意味づけについては，鼻粘膜の修復・免疫機能の強化などが考えられているが，いまだ不明の点が多い。しかしながら鼻呼吸の役割を検討するうえでは，この現象を常に念頭においておく必要がある。

　鼻粘膜が変動する以上，鼻呼吸の機能を理解するには，鼻粘膜に対する負荷試験が有益である。その一つとして，局所血管収縮薬を点鼻あるいは噴霧をすると粘膜が収縮する。約10分後にはほぼ最大の収縮率となる。その結果，鼻腔構造のみに反映された鼻腔形態と理解することができ，左右差の著しいものは鼻中隔彎曲症と診断される。

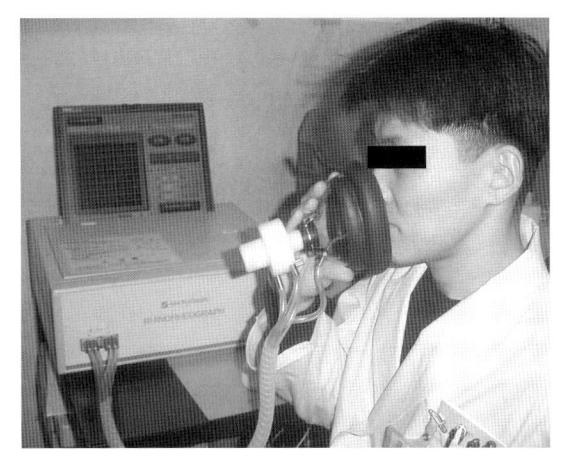

図1 マスクアンテリオール法による鼻腔通気度の測定

2) 体位と鼻腔通気性の関係

　現在の鼻腔通気度測定法では，睡眠中の鼻腔通気度の観察は容易でない。したがって，いまのところ覚醒時の測定に留まる。これまでにも多くのいびき・SAS患者の測定の報告があるが，SAS患者の鼻腔抵抗は正常者と有意差を認めないという意見がある[6]。

　この原因として鼻腔の通気性と体位の関係が考えられる。仰臥位では鼻腔通気性は坐位に比べて高くなる。その理由は仰臥位の方が心臓との静脈圧差が減ることにより鼻粘膜容積血管のうっ滞を生ずることと，体幹部圧センサーによる自律神経の働きと考えられている。したがって，睡眠中に仰臥位の姿勢をとると，覚醒時に比べ鼻呼吸に障害が認められると考えるべきである。鼻腔通気度標準化委員会[7]では，鼻腔抵抗と体位変化の特徴をみた。その結果は仰臥位への変化がSAS患者では高いことが分かった。また，SAS患者に対して，無呼吸低呼吸指数(apnea-hypopnea index：AHI)と両側鼻腔抵抗(全鼻腔抵抗)の間には相関を認め，鼻閉が無呼吸に影響を与えることが確認された[8](図5)。すなわち耳鼻咽喉科一般診療の鼻腔所見だけでは睡眠障害の有無は判定しづらいという認識が必要である。

3) 鼻腔通気性の左右差

　鼻腔通気度は両側鼻腔抵抗ばかりではなく片側ずつの鼻腔通気性にも注目しておく必要がある。事実，SAS患者は正常成人より鼻腔通気性の左右差が有意に高い(図6)。その際まず注意しなければならないのは前述のようにnasal cycleの存在である[9]。睡眠中の左右鼻呼吸の変化を覚醒時と比較すると，左右の呼吸量の変化はダイナミックな変化をする(図7)。したがって，安静覚醒時においても，極端な鼻中隔彎曲がないにもかかわらず，左右の鼻腔抵抗に差がある症例では，睡眠中に仰臥位をとった時に片側鼻腔抵抗の上昇が強くなることが容易に想像できる。事実，SAS患者においては重症症例ほど，体位の変換の回数が多い。このことは両側鼻腔の通気性が頻回に変化していることが示唆される(図8)。

　本来，安定した睡眠を得るには仰臥位をとるのが良いと考えるが，側臥位と鼻腔通気性の関係はどうなっているのか？　左右の鼻腔抵抗を観察すると一般に血液のうっ滞により側臥位では下側の粘膜は腫脹する。一方，Haightら[10]は体幹部に圧力センサーが存在しており，皮膚に圧力をかけると圧

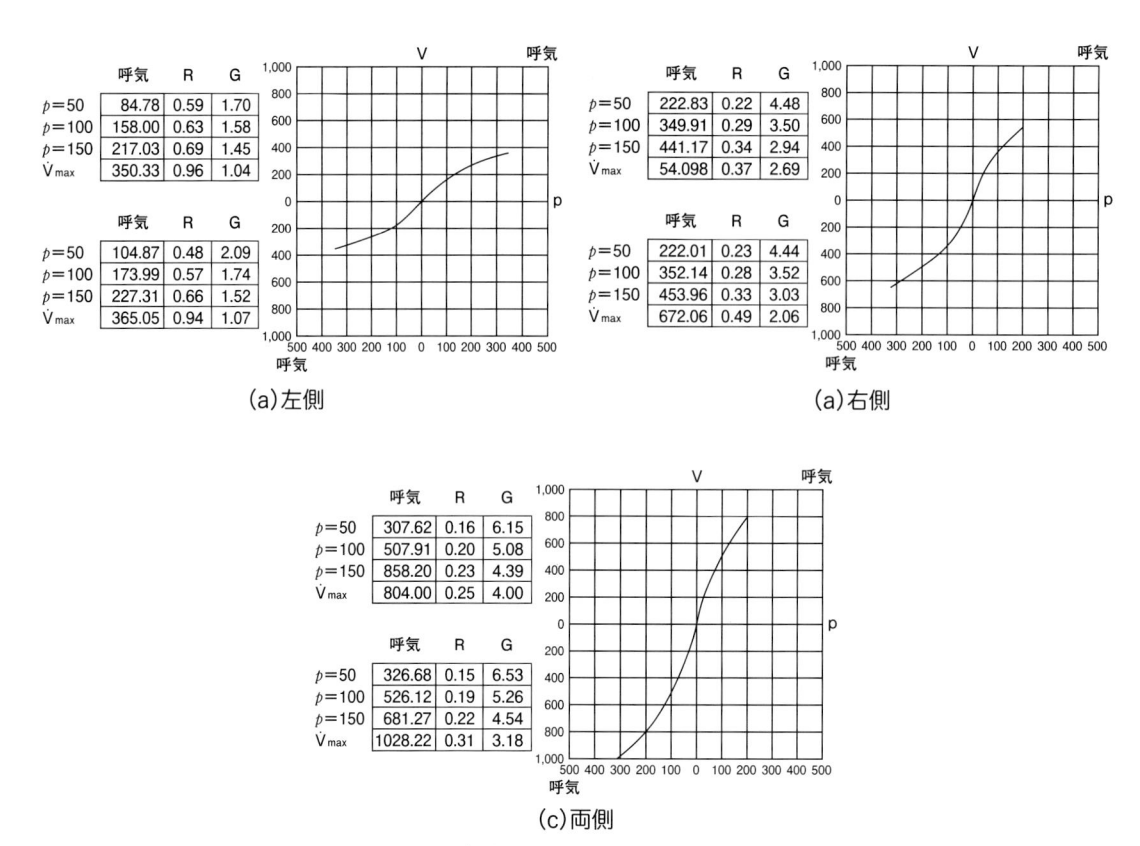

図2 鼻腔通気度測定曲線と記録表示法

力をかけた側の鼻腔抵抗の上昇を観察し，側臥位における鼻腔抵抗の左右差は血液のうっ滞だけではないことを証明した。そこで，正常成人15名に睡眠中の体位変換とnasal cycleの関係を調べてみた[11]。その結果，片側の体位の持続時間と同側の気流が体側より低い時間には有意な相関は認められなかった。また，睡眠中の左右の鼻腔抵抗の変化が，側臥位などの姿勢の影響によるものと，nasal cycleによるものとが存在することが明らかになった。しかしながら，左右の鼻腔通気性の差は睡眠呼吸障害の一因となることは否定しえない。

このように，鼻閉・鼻呼吸障害の診断としては両側鼻腔抵抗（全鼻腔抵抗）が有益であるが，一方，片側鼻腔抵抗についての検討もその病態の理解に重要である。特に，厳しい基準として片側鼻腔抵抗値が1.2pa/cm^3/秒以上の場合，鼻呼吸障害と定義してよいと思われる。鼻腔通気性の左右比較はEcclesら[12]のグループが提唱する両側鼻腔通気度に対する左右差の割合とするのが望ましいと考えられ，今後の統一化が待たれる。

4）鼻閉感との関係

日常臨床においては，鼻閉の診断を患者の鼻閉感に委ねることが多い。しかしながら，患者の訴えは個人差があるため，客観的に評価をするのは難しい[13]。そのため，鼻腔通気度の測定は鼻閉感と一致しないという意見もある。だが，慢性的な鼻閉の訴えに対しては鼻腔抵抗と鼻閉感とは相関関係にある。さらに，鼻閉感覚と鼻腔抵抗の関係を明確にするには個々の症例ごとにメサコリンなどで負荷

図3 Nasal cycle

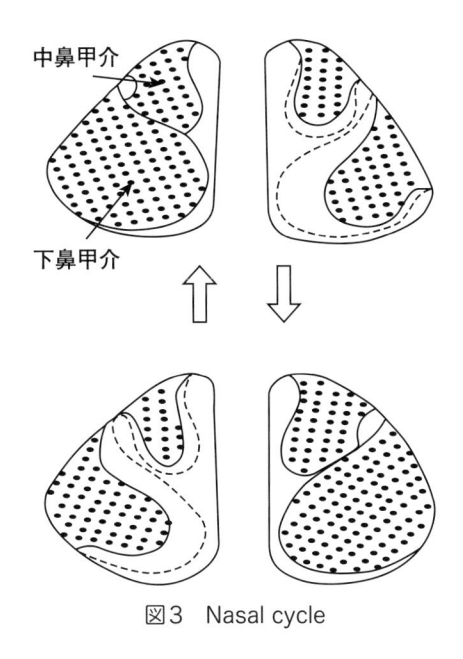

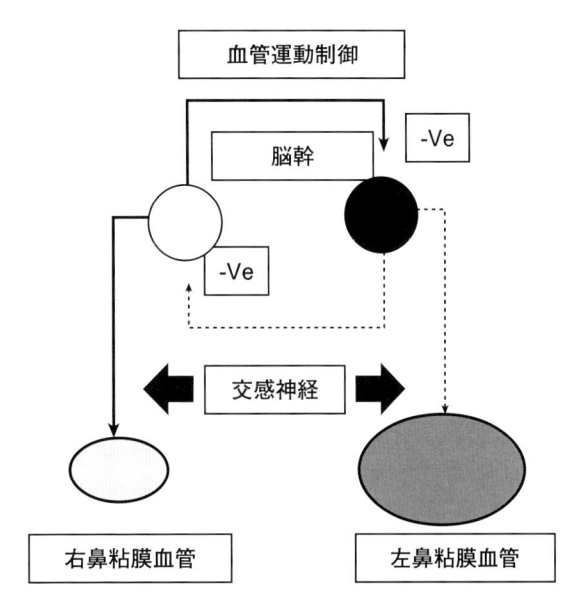

図4 Nasal cycleの中枢制御
〔文献5) Eccles RB. The nasal cycle in respiratory defense. Acta Otolaryngol Berg 2000; 54: 281-6より引用, 改変〕

試験を加えることで粘膜変動の幅を検討すると，鼻閉感に対する評価が適切に行われると考えられる[14]。

5) 鼻呼吸から口呼吸への変換

次に，鼻腔抵抗が高いのに鼻閉感のない症例も現れる。この矛盾をどう理解するか。これは慢性鼻呼吸障害と口呼吸との関係について考える必要がある。Coleらのグループ[15]は一般に鼻呼吸から口呼吸を余儀なくされるポイントは0.5pa/cm^3/秒であると報告した。人間は鼻呼吸から口呼吸へただちに移行するのではなく，鼻・口呼吸の状態を経て口呼吸へ移行する。鼻閉を主訴として来院した患者に呼吸インダクタンスプレチスモグラフィー (respiratory inductance plethysmography：RIP) を用いて鼻/口呼吸比を測定していくと鼻閉を訴えながら完全鼻呼吸の患者 (nose breather) とすでに鼻と口で呼吸する患者 (oro-nasal breather) とに分かれることが分かった[16] (図9)。安静時完全鼻呼吸患者と鼻・口呼吸患者とに綿球を少しずつ鼻孔に挿入し鼻呼吸をしづらくしていき，その鼻呼吸率 (鼻呼吸/全呼吸) をシミュレート曲線にしてみるとその過程に差があることが分かった。このシミュレート曲線から安静時鼻・口呼吸患者が完全鼻呼吸になる鼻腔抵抗値を推測していくと0.29pa/cm^3/秒まで改善しなければならないことが分かった (表1，2)。このことは，鼻腔抵抗と口呼吸との関係は安静時のみならず，鼻・口呼吸の動態を観察しておく必要性を意味する。特にSAS患者では，鼻腔所見から通気性は保たれていると思っても，何らかの理由で口呼吸を余儀なくされている可能性が高い。このような症例では必ずしも鼻閉を訴えないこともあり，より診断が複雑になる。したがって，さまざまな観点から患者の呼吸動態をみていく必要がある。

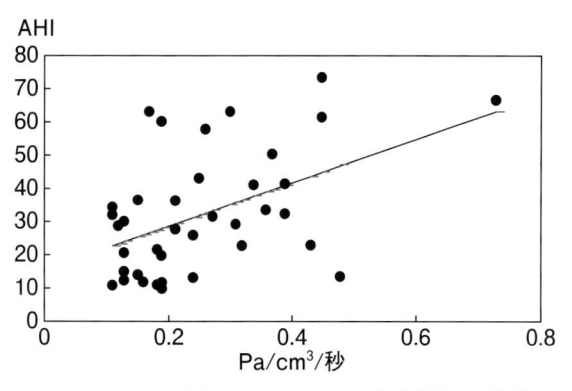

図5　SAS患者におけるAHIと全鼻腔抵抗の相関
R＝0.482, p＝0.002。
〔文献8）樋口祐子，大木幹文，山口宗太，ほか．OSAS患者における睡眠と体位の関係．東邦医会誌2008; 55: 285-90より引用〕

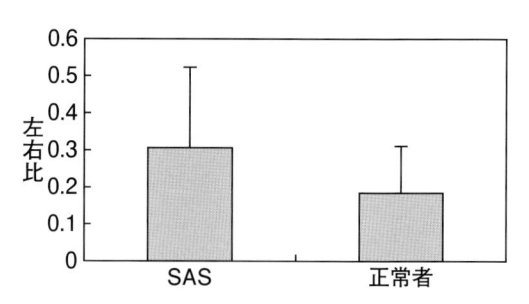

図6　安静時の鼻呼吸左右比
左呼気量−右呼気量（絶対値）／左呼気量＋右呼気量。
$p＜0.05$，t-testによる。

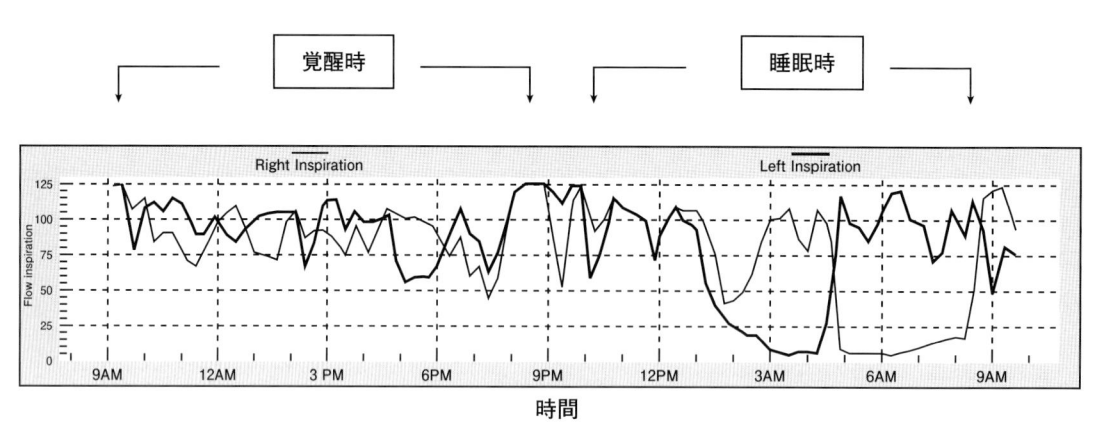

図7　覚醒時と睡眠時のnasal cycle

3 鼻呼吸障害に対する治療

　鼻呼吸障害を来す，鼻疾患には慢性副鼻腔炎・鼻アレルギー・鼻中隔彎曲症などを挙げることができる。SAS患者には発症の有無にかかわらずアレルギー抗原陽性の症例が多く，これらの症例では鼻腔抵抗が高い傾向が認められた。鼻腔通気性の比較では通年性アレルギー，季節性アレルギー陽性症例は陰性群に比べて有意に全鼻腔抵抗が高く，鼻呼吸障害の程度はアレルギー陽性群により強い傾向が認められる（図10）。また，鼻腔抵抗が高いほどAHIが高く，慢性的な鼻呼吸障害の無呼吸への関与が示唆される。したがって，鼻アレルギーの早期診断と治療がSASの軽減化に寄与する可能性が認められた。

　いびき・SAS患者の鼻腔通気度改善手術の必要性について，中田[17]は詳細な考察を進めた。まず，SAS患者は慢性鼻呼吸障害により安易な口呼吸となっている事実が挙げられる。そのため，たとえ安静時の鼻腔抵抗が参考値より低くても，鼻疾患があると認められた患者には0.3pa/cm^3/秒を一つの

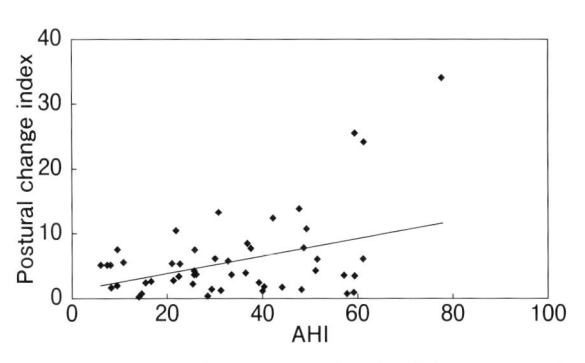

図8 体位変換指数(時間あたりの体位変換数)とAHIの関係

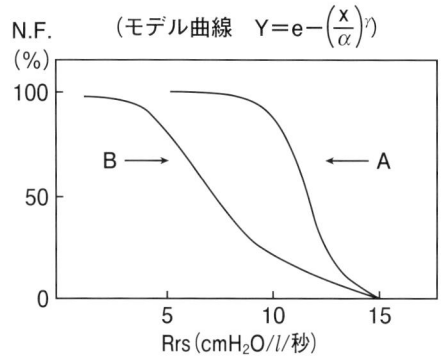

図9 鼻呼吸から口呼吸への移行
(A)安静時完全鼻呼吸患者(n=21)
$\alpha=12.2\pm2.4$, $\gamma=10.5\pm6.4$。
(B)安静時鼻・口呼吸患者(n=22)
$\alpha=8.9\pm1.5$, $\gamma=3.6\pm1.7$。
〔文献16)大木幹文.鼻呼吸から口呼吸への転換とその評価法.JOHNS 1996; 12: 659-62 より引用〕

表1 正常成人と鼻閉患者の鼻→口呼吸への移行点($Pa/cm^3/秒$)の比較

	正常成人 (n=30)	安静時 鼻呼吸患者(n=21)	安静時 鼻・口呼吸患者(n=22)	3群間
鼻呼吸率95% (鼻→鼻・口)	0.47±0.16	0.65±0.22	(0.29±0.18)	$p<0.05$
鼻呼吸率5% (鼻・口→口)	0.98±0.28	1.05±0.23	1.02±0.21	N.S.

多群間分散分析,（ ）：理論上の数値。

表2 正常成人と鼻閉患者の安静時鼻腔抵抗

正常成人 (n=30)	$0.22\pm0.08\,pa/cm^3/秒$
安静時完全鼻呼吸患者 (n=21)	0.28±0.11
安静時鼻・口呼吸患者 (n=22)	0.39±0.08

$p<0.05$。

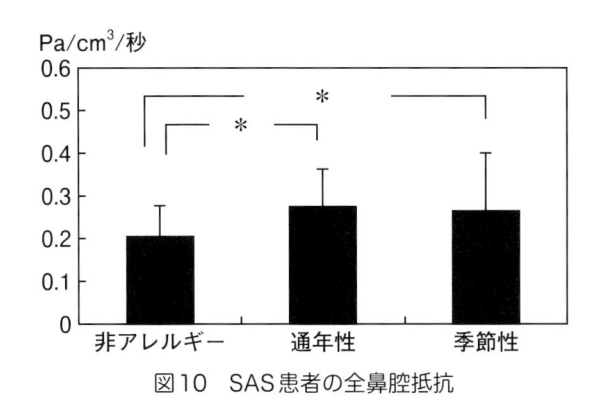

図10 SAS患者の全鼻腔抵抗

基準として積極的な外科手術が推奨される。この基準は奇しくも安静時鼻・口呼吸患者の完全鼻呼吸に必要な鼻腔抵抗値と一致する。中田はさらに鼻手術後に昼間の活動性の亢進や昼間の傾眠傾向の改善など生活の質(quality of life：QOL)の改善に有益であるとしている。一方，両側鼻腔抵抗正常例でも鼻腔抵抗の左右差の大きい症例について，千葉[18]は鼻腔左右比が3以上の場合は積極的な鼻腔形態改善手術の必要性を提唱している。このように，鼻呼吸障害は覚醒時・睡眠時に生理学的にさまざまな影響を及ぼす。詳細な生理学的評価が適切な治療法の選択につながると思われる。

4 おわりに

　いびき・SASにおいて鼻腔通気性の客観的評価は重要である。日常診療においては，鼻呼吸障害の診断は患者の鼻閉の訴えと，前鼻鏡所見で診断は十分であるという意見もあるかもしれない。しかしながら，患者の鼻閉感は本人の呼吸習慣によって生まれることが多い。本人の感覚のみに頼り鼻呼吸障害を見過ごしておくと，SASをはじめとした全気道系の病態を生み出すことにもなる。鼻腔抵抗の測定は受診時の一時的な呼吸動態を評価しているにすぎないかもしれない。しかしながら，鼻粘膜所見と繰り返す測定，両側鼻腔抵抗，左右別の片側鼻腔抵抗を記録していくことにより，患者の病態が見えてくることが多い。さらに，生理的な鼻粘膜反応を観察することにより正しい病態の理解と治療法の選択に寄与すると思われる。

　鼻呼吸と口呼吸の関係への理解がいびき・SASの診断・治療には欠かせないと考える。

引用文献

1) 宮崎総一郎, 田中俊彦, 三好　彰. 耳鼻科疾患にみられる睡眠障害. Progress in Medicine 2004; 24: 982-6.
2) 内藤健晴, 野中　聡, 宮崎総一郎. 鼻腔通気度測定法ガイドライン. 日鼻科会誌 2001; 40: 327-31.
3) 睡眠呼吸障害研究会. 成人の睡眠時無呼吸症候群診断と治療のためのガイドライン. 東京：メディカルレビュー社, 2005.
4) Kayser R. Die exacte Messung der Inftdruchgangigkeit der Nase. Arch Laryngo Rhinol 1895; 3: 101-20.
5) Eccles RB. The nasal cycle in respiratory defense. Acta Otolaryngol Berg 2000; 54: 281-6.
6) Atkins M, Taskar V, Clayton N, et al. Nasal resistance in obstructive sleep apnea. Chest 1994; 105: 1133-5.
7) 中田誠一, 川野和弘, 大木幹文, ほか. 睡眠時無呼吸症候群における鼻腔抵抗値の体位変化. 日鼻誌 2004; 43: 391-5.
8) 樋口祐子, 大木幹文, 山口宗太, ほか. OSAS患者における睡眠と体位の関係. 東邦医会誌 2008; 55: 285-90.
9) 長谷川誠. Nasal cycleの研究. 耳鼻と臨床 1980; 26: 535-43.
10) Haight SJ, Cole P. Is the nasal cycle an artifact? The role of asymmetrical postures. Laryngoscope 1997; 99: 538-41.
11) 大木幹文, 大越俊夫. 覚醒時と睡眠時におけるnasal cycleの観察. 日耳鼻会報 2006; 109: 336.
12) Boyce JM, Eccles R. Assessment of subjective scales for selection of patients for nasal septal surgery. Clinical Otolaryngol 2006; 26: 297-302.
13) Naito K, Cole P, Humphrey D. Comparison of subjective and objective nasal patency before and after decongestion of the nasal mucosa. Am J Rhinol 1991; 5: 113-5.
14) Malm L, Wijk RG, Bachert C. Guidelines for nasal provocation with aspects on nasal patency, airflow, and airflow resistance. Rhinology 2000; 38: 1-6.

15) Niinimaa V, Cole P, Mintz S, et al. The switching point from nasal to oronasal breathing. Respir Physiol 1980; 42: 61-71.
16) 大木幹文. 鼻呼吸から口呼吸への転換とその評価法. JOHNS 1996; 12: 659-62.
17) 中田誠一. 鼻閉と睡眠障害. ENTONI 2008; 88: 43-9.
18) 千葉伸太郎. 睡眠障害における鼻腔通気度検査の有用性について. 日本鼻科学会誌 2008; 47: 198.

(東邦大学医学部耳鼻咽喉科学第2講座　大木幹文)

4 SASと上気道

1 はじめに

　近年では，多くの研究結果が蓄積され，閉塞型睡眠時無呼吸低呼吸症候群(obstructive sleep apnoea hypopnoea syndrome：OSAHS)における咽頭気道閉塞の発症機序が徐々に明らかにされつつある。本項では，咽頭気道の開存性に影響を与える①閉塞因子，②拡張因子，③換気調節の安定性について述べ，OSAHSにおける咽頭気道閉塞の発症機序に関与するこれまでの研究報告の結果を含め詳述する。

2 上気道の開存性

　後鼻孔から喉頭蓋までの上気道は，発声，嚥下や呼吸などの生理機能に深く関係するため，骨や硬性の支持組織に囲まれていない。このような上気道の開存性は，気道を閉塞させる，あるいは拡張させる因子により影響を受け，覚醒と睡眠という異なる生理的な変化にも影響を受ける。上気道を閉塞させる主な因子とは，吸気時に横隔膜により発生する咽頭気道内の陰圧であり，上気道周囲からの外圧(周囲組織や骨性構造による)，すなわち組織圧である。一方，上気道を拡張させる主な因子とは，上気道拡張筋群による筋活動であり[1]，吸気時に伴う肺容量の増大による気管の長軸方向への牽引である[2)3)]（図1）。

3 咽頭気道の閉塞因子

1) 咽頭気道内の陰圧

　上述のように，咽頭気道は解剖学的な特徴からいわゆる"collapsible tube"と考えられる。気道内の陰圧は本質的に気道断面積を狭小化させる。吸気では横隔膜により気道内に陰圧が生じるが，気道壁のコンプライアンスに依存する気道径は狭小化し，気道の拡張因子による作用を相殺する。Schwartzら[4]は，咽頭気道を閉塞させる圧をcritical closing pressure (P_{crit})と称し，この概念を発展させた。咽頭気道内圧を示すこのP_{crit}は，下咽頭部の内圧ではなく閉塞部位の上方(口側)での内圧を示す。たしかに，吸気筋により生じた咽頭気道内の陰圧は気道径を狭小化させるが，これだけでは咽頭気道は一般に閉塞しない。閉塞圧P_{crit}はさまざまな因子により影響を受けるが，これらの代表的な因子を次に述べる。

2) 咽頭気道の解剖学的因子

　咽頭気道の解剖学的因子は，気道の開存性に大きな影響を与える。Isonoら[5]は，筋活動を完全に排除した"passive condition"で咽頭気道を観察したところ，非肥満健常人では咽頭気道が開存し，これを閉塞させるために約-5cmH_2Oの気道内圧を要すると報告した。この結果から，咽頭気道周囲

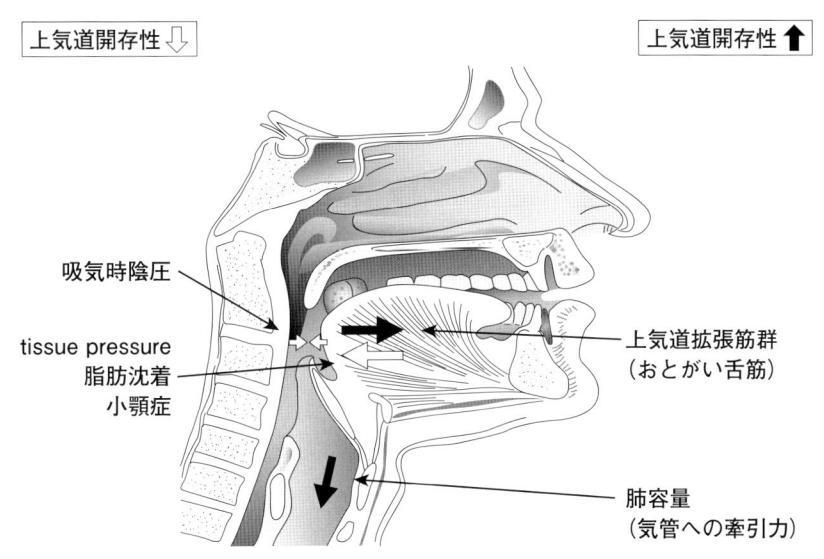

図1 上気道の開存性に影響を与える主な因子

の組織圧（P_{tissue}）は0cmH$_2$Oあるいは陰圧であるか，または気道壁の弾性を超えるほどの陽圧ではないと推測される。非肥満健常人の咽頭気道は，骨性構造による大きさに対して咽頭気道閉塞に関与する軟部組織の量が相対的に少ない（図2）[6]。しかし，OSAHS患者の咽頭気道では，この両者の関係は異なる。筋弛緩薬を用いて筋活動を完全に排除した"passive condition"では，咽頭気道は容易に閉塞し，再開通させるためには咽頭気道内への陽圧が必要となる[5]。この結果から，咽頭気道周囲のP_{tissue}は，気道壁の弾性を超えた十分な陽圧であると推測される。このように，OSAHS患者の咽頭気道は，骨性構造による大きさに対して軟部組織の量が相対的に多いため，"passive condition"において咽頭気道は閉塞してしまう（図2）。P_{tissue}の増加は，肥満や顎顔面形態の異常でも認められる[6]。肥満や咽頭・扁桃肥大では，骨性構造による大きさが正常でも軟部組織の量が過剰となりP_{tissue}は増加する。一方，小顎症では骨性構造による大きさが小さく，軟部組織の量が正常でもP_{tissue}は増加する。P_{tissue}は，下顎や頸椎による骨性構造の大きさと軟部組織の量により影響を受け，ここで示した解剖学的な異常は，OSAHSの病態生理において重要である。

　そのほかにも，咽頭気道の解剖学的構造や気道断面積に影響を与える因子がある。たとえば，体位（仰臥位や側臥位），血液灌流，気道分泌物や気道組織の微細構造などである。このなかで最も重要な因子は体位であり，気道組織は重力の影響を強く受けて，咽頭気道周囲のP_{tissue}が変化する。仰臥位では，舌や口蓋周囲の組織は重力の影響で後方に移動し，P_{tissue}は増加する。

　ほかの因子については，詳細を別の成書に譲る[7]。

4 咽頭気道の拡張因子

1）咽頭気道拡張筋群の筋活動

　咽頭気道拡張筋群の筋活動は，上述した咽頭気道の閉塞因子に対して拮抗する作用を示す。咽頭気道には，約20対以上の筋群が存在し，高次的に互いに協調しながら収縮や弛緩を繰り返して，咽頭

図2 咽頭気道径に及ぼす解剖学的因子

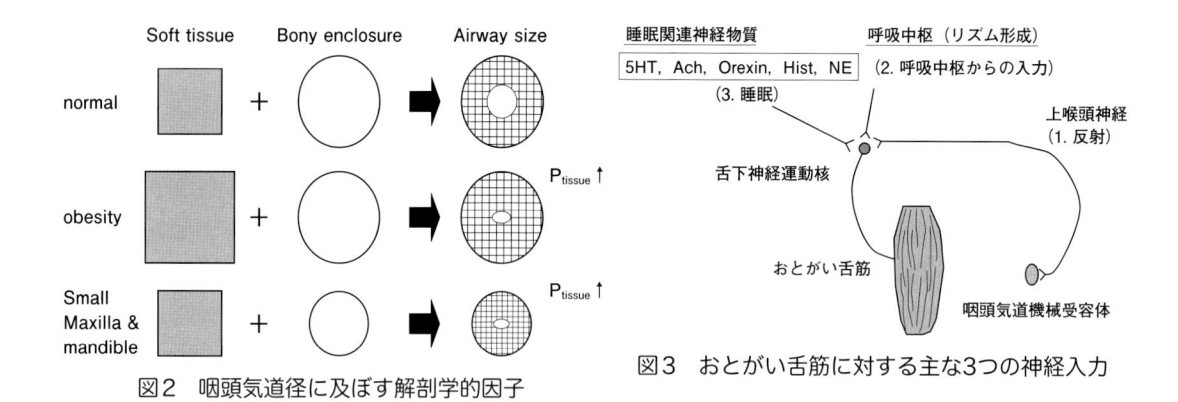

図3 おとがい舌筋に対する主な3つの神経入力

内腔の大きさを調節する。これら筋群には，吸気相にその筋活動が高まり呼気相で筋活動が低下する"inspiratory phasic pattern"を示す筋群と，吸気・呼気相ともに筋活動が近似する"tonic pattern"を示す筋群とがある。このような筋活動は，生理的に複雑な高次調節を受けながらその協調性が保たれている。ここでは，最もよく研究されている"inspiratory phasic pattern"を示す咽頭気道拡張筋群の代表である，おとがい舌筋の筋活動について述べる。

　おとがい舌筋の筋活動の調節には，以下の主に3つの神経入力が示されている（図3）。第1に神経筋反射のメカニズムである。気道内に生じた陰圧は，主に喉頭周囲の気道表面に存在する機械受容体を刺激し，反射弓の求心路にあたる上喉頭神経を介して舌下神経運動核にその情報が伝達され，おとがい舌筋の筋活動が生じる（陰圧反射：negative-pressure reflex）[8]。上気道の閉塞機転により気道内の陰圧が高まると，瞬時に神経筋反射を介しておとがい舌筋の筋活動が増大し，これにより気道開存性が保持される[9]。第2に延髄に存在し呼吸リズムを形成する呼吸中枢からの遠心性出力もおとがい舌筋の筋活動に関係する。吸気開始時に横隔膜や吸気筋が収縮する直前，あるいは咽頭気道内に陰圧が生じる直前の50〜100ms先んじて，おとがい舌筋の筋活動が観察される。この筋活動は，気道内の機械受容体刺激を介して（negative-pressure reflex）ではなく，呼吸中枢からの出力により生じる[10]。このような呼吸筋とおとがい舌筋との筋活動におけるタイミングの相違は，吸気初期に咽頭気道が閉塞しないように働く生理的な防御を示し，気道開存性の保持に寄与する。このように，吸気時に生じるおとがい舌筋の筋活動には，呼吸中枢とnegative-pressure reflexの両者が明確に関与する。最後に，覚醒の程度に関係したニューロン群（セロトニンあるいはノルアドレナリン作動性ニューロンなど）は，舌下神経運動核などの上気道の運動ニューロンに対してtonicな興奮刺激を与えている[11]。これを"wakefulness stimulus"と総称し，一般に筋活動を増大させる[12]。これら3つの神経入力により，咽頭気道拡張筋群の筋活動は調整されている。

　ひとたび入眠すると，上述した咽頭気道拡張筋群の筋活動に変化が生じる。Negative-pressure reflexは，ノンレム睡眠で低下し，さらにレム睡眠で低下する[13]。反射は完全に失われないため，咽頭気道内の陰圧に対して筋活動は生じるが，覚醒時に比べてその筋活動は十分に効果的ではなく，潜時も延長する。入眠に伴い"wakefulness stimulus"も低下し，覚醒時に比べtonicレベルでの筋活動が低下する。くわえて，呼吸中枢からの入力は覚醒時に比べて同等に維持されているか，わずかに減弱していることが推測される。結果として，睡眠に伴う生理的な変化により，咽頭気道は覚醒時に比

べて易閉塞性となる。

2)肺容量の変化

　肺容量の変化も咽頭気道の開存性に影響を与える。肺容量の増加は気管や喉頭を尾側方向に牽引し，咽頭気道に長軸方向の張力が生じる[1)2)]。肺容量が大きいと咽頭気道周囲のP_{tissue}が変化し，咽頭気道に生じる縦軸方向の張力が気道の虚脱性を軽減する。肺容量の変化が及ぼす影響は，動物モデルや近年ではヒトにおいても矛盾しない同様の結果が示されている[1)3)]。座位から仰臥位への体位変換や覚醒から睡眠へ移行すると肺容量が変化し，咽頭気道周囲での長軸方向の張力が減弱する。結果として，睡眠中の相対的な肺容量の低下は，咽頭気道周囲のP_{tissue}に影響を与えて，気道が易閉塞性になると推測される。

5 咽頭気道と換気調節の安定性

　ヒトでの換気は，非常に狭い範囲での酸素や炭酸ガスレベルを維持するように調節され，これにより生体の恒常性が保たれている。この緻密ともいえる換気調節は，化学調節(O_2，CO_2)，迷走神経を介した肺・気道系調節や呼吸筋運動調節などの多くのfeedback loopsが存在する。このfeedback loopsにより調節される換気は，個人差もあるが潜在的に不安定にもなる。"Loop gain"とは換気調節のシステムにおける安定性を含め評価したものである[14)～16)]。一般的に，入力された情報に対して"high gain"では迅速かつ大きな反応がみられ，"low gain"では緩徐で小さな反応となる。"Loop gain"は，"controller gain"(化学調節の感受性を示し，主に低酸素や炭酸ガス換気応答)と"plant gain"(血液ガスの調節と換気メカニクスの効率)により影響を受ける。例として，高-炭酸ガス換気応答を有する場合は"controller gain"が高く，一方で"plant gain"が高くなる場合は，機能的残気量の低下，死腔量の低下，代謝率の低下，心拍出量の低下や炭酸ガスの増加などである。このように"controller gain"や"plant gain"が高い場合は，"loop gain"が高い換気調節となり，結果として換気調節の不安定さが顕在化する(図4)。

　"Loop gain"が高いと，覚醒時に比べ睡眠中でより換気調節の不安定さが顕在化する。覚醒時には行動調節系や"wakefulness drive"により，この換気調節の不安定さが顕在化しにくい。換気調節が不安定になれば，呼吸中枢からの遠心性出力の変化により，咽頭気道拡張筋群の筋活動にも変化が生じる。事実，中枢型睡眠時無呼吸症候群(central sleep apnea syndrome：CSAS)では咽頭気道拡張筋群の筋活動の低下が観察され，実際に咽頭気道の狭小化や気道閉塞が認められる。また，混合型睡眠時無呼吸症候群(mixed sleep apnea syndrome：MSAS)では，前半の換気運動消失時(中枢型)には，咽頭気道拡張筋群への呼吸中枢からの遠心性出力が低下し，後半の咽頭気道閉塞(閉塞型)と関連するのであろう。くわえて，睡眠中には，換気に対する行動調節系や"wakefulness drive"が失われ，炭酸ガス無呼吸閾値(CO_2 apnea threshold)が顕在化しやすい[17)]。"Loop gain"が高ければ換気は過剰となり，炭酸ガス無呼吸閾値に近接あるいは到達するため，より換気が不安定となり，これは同時に咽頭気道の開存性にも影響を与える。このように，換気調節の安定性は咽頭気道の開存性において重要であり，この不安定さが咽頭気道閉塞にどの程度関与するのか，今後の研究成果が待たれる。

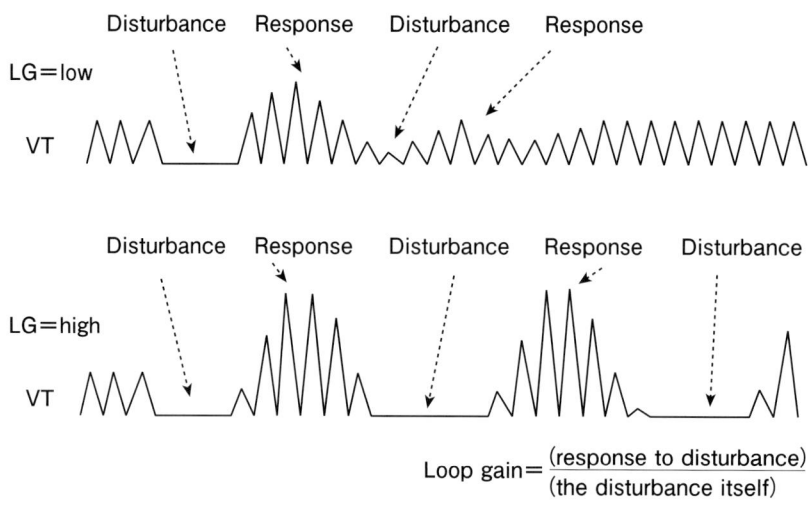

図4 無呼吸に対する換気の反応性
Disturbance：apnea。

$$\text{Loop gain} = \frac{\text{(response to disturbance)}}{\text{(the disturbance itself)}}$$

6 OSAHSにおける咽頭気道閉塞の発症機序

　咽頭気道の開存性に影響を与える主な因子は，上述した通りである．ここでは，OSAHSにおける咽頭気道閉塞の発症機序に関して，特に解剖学的因子と咽頭気道拡張筋群の筋活動に焦点をあてて述べる．

1) OSAHSと咽頭気道の解剖学的因子

　多くのimaging studyによる報告では，解剖学的にOSAHS患者の咽頭気道径は小さく，健常者と比較して気道断面積が狭小化している[18]．これは，咽頭気道周囲の軟部組織の量が相対的に増加（肥満など）したためか，骨性構造による大きさが小さい（顎顔面形態の異常）ためと説明できる（図2）．このような咽頭気道周囲の組織圧（P_{tissue}）の増加に拮抗するように，覚醒時には主にnegative-pressure reflexを介した咽頭気道拡張筋の筋活動が代償的に増大（神経筋代償機構）するため[19]，気道の開存性が保持される．しかし，入眠時やレム睡眠ではnegative-pressure reflexを介した咽頭気道拡張筋の筋活動が低下し，くわえて睡眠による"wakefulness stimulus"の低下がtonicレベルでの筋活動をも低下させる．このように，覚醒時のOSAHS患者で観察された神経筋代償機構は睡眠により失われ，肺容量の低下もあり，咽頭気道はさらに易閉塞性となる．こうして睡眠中に部分的あるいは完全に上気道は閉塞し，低呼吸や無呼吸が観察されるようになる．気道閉塞の解除に覚醒反応を要することが多いが，周期的な覚醒→入眠→呼吸イベント（無呼吸・低呼吸）→覚醒のサイクルが終夜にわたり繰り返し観察される．

2) OSAHSと咽頭気道拡張筋群の筋活動

　入眠により神経筋代償機構が失われると，咽頭気道拡張筋群の筋活動が低下し気道閉塞が生じ，上述したようなサイクルが観察される．しかし，必ずしも覚醒反応が伴わなくても，咽頭気道拡張筋群

は気道の開存に必要とされる筋活動レベルに戻ることが知られている[20]。咽頭気道拡張筋群は，気道内の陰圧負荷(negative-pressure)や炭酸ガス(CO_2)負荷に対して筋活動を増大させる[21]。同様に睡眠中の健常人やOSAHS患者においても，気道抵抗負荷やCO_2負荷を与えると咽頭気道拡張筋群の筋活動は増大する[22]。覚醒時ほど鋭敏ではないが，たしかにこのような筋活動の反応が睡眠中にも実際に存在する。

　このような反応を示す筋活動が，閉塞因子となる解剖学的異常や咽頭気道内の陰圧に拮抗して，果たして覚醒時のように睡眠中の気道開存性を保持できるのであろうか。詳細な検討はないが，注目される事象がある。それは，OSAHS患者といえども正常な換気が維持される睡眠が少なからず確認されるということである[20]。その多くは安定したノンレム睡眠(stage 2, 3＋4)である。体位の変換がなければ，この間は気道の開存に十分必要とされる筋活動レベルへと戻り，安定した睡眠と正常呼吸が得られるのである。このような十分な筋活動レベルへと戻るためには，入眠から安定したノンレム睡眠に移行するまで，覚醒を伴わないある程度の長さの睡眠が必要である。覚醒閾値(arousal threshold)が低いOSAHS患者の例では，安定したノンレム睡眠への移行が困難である[23]。入眠により上気道抵抗が上昇し覚醒反応が生じ，結果として気道の開存に必要な筋活動レベルに到達するまでの時間が不十分なのかもしれない[15]。このように，覚醒閾値(arousal threshold)の患者間での相違が，気道の開存に必要とされる筋活動のレベルに到達して，安定したノンレム睡眠期に移行できるOSAHS患者と，必要とされた筋活動レベルに到達する前に覚醒反応が生じてしまうOSAHS患者とに大別されるのかもしれない。

　結果として，OSAHS患者個々における睡眠中の覚醒閾値(arousal threshold)や上気道拡張筋群の筋活動は，OSAHSの進展と重症度に影響を与えている可能性が示唆されている。

7 おわりに

　上気道の解剖学的因子，睡眠中の上気道拡張筋群の筋活動，覚醒閾値(arousal threshold)，換気調節の安定性(loop gain)は，OSAHSにおける咽頭気道閉塞の発症機序や重症度に関係する。OSAHS患者ではその病因はさまざまであり，これらの各因子が個別にどの程度関与しているのかは明確でない。しかし，OSAHSにおける咽頭気道閉塞の発症機序が解明される時，より個別に選択された治療への応用がなされるであろう。それには，多くの研究結果の蓄積がさらに必要とされる。

引用文献

1) Van de Graaff WB. Thoracic influence on upper airway patency. J Appl Physiol 1988; 65: 2124-31.
2) Van de Graaff WB. Thoracic traction on the trachea: mechanisms and magnitude. J Appl Physiol 1991; 70: 1328-63.
3) Stanchina M, Malhotra A, Fogel R, et al. The influence of lung volume on pharyngeal mechanics, collapsibility, and genioglossus muscle activation during sleep. Sleep 2003; 26: 851-6.
4) Schwartz AR, Smith PL, Wise RA, et al. Induction of upper airway occlusion in sleeping individuals with subatmospheric nasal pressure. J Appl Physiol 1988; 64: 535-42.
5) Isono S, Remmers JE, Tanaka A, et al. Anatomy of pharynx in patients with obstructive sleep apnea and in normal subjects. J Appl Physiol 1997; 82: 1319-26.

6) Watanabe T, Isono S, Tanaka A, et al. Contribution of body habitus and craniofacial characteristics to segmental closing pressures of the passive pharynx in patients with sleep-disordered breathing. Am J Respir Crit Care Med 2002; 165: 260-5.
7) Olson L, Fouke J, Hokje P, et al. A biomechanical view of the upper airway. In: Mathew OP, St Ambroggio G. The respiratory function of the upper airway. New York: Marcel Dekker, 1988: pp. 359-90.
8) Horner RL, Innes JA, Holden HB, et al. Afferent pathway (s) for pharyngeal dilator reflex to negative pressure in man：a study using upper airway anaesthesia. J Physiol 1991; 436: 31-44.
9) Akahoshi T, White DP, Edwards JK, et al. Phasic mechanoreceptor stimuli can induce phasic activation of upper airway muscles in humans. J Physiol 2001; 531: 677-91.
10) Horner RL. Impact of brainstem sleep mechanisms on pharyngeal motor control. Respir Physiol 2000; 119: 113-21.
11) Jelev A, Sood S, Liu H, et al. Microdialysis perfusion of 5-HT into hypoglossal motor nucleus differentially modulates genioglossus activity across natural sleep-wake states in rats. J Physiol 2001; 532: 467-81.
12) Orem J, Trotter RH. Postinspiratory neuronal activities during behavioral control, sleep, and wakefulness. J Appl Physiol 1992; 72: 2369-77.
13) Wheatler JR, Mezzanotte WS, Tangel DJ, et al. Influence of sleep on genioglossal muscle activation by negative pressure in nomal men. Am Rev Respir Dis 1993; 148: 597-605.
14) Khoo MC, Kronauer RE, Strohl KP, et al. Factors inducing periodic breathing in humans：a general model. J Appl Physiol 1982; 53: 644-59.
15) Younes M, Ostrowski M, Thompson W, et al. Chemical control stability in patients with obstructive sleep apnea. Am J Respir Crit Care Med 2001; 163: 1181-90.
16) Meza S, Younes M. Ventilatory stability during sleep studied with proportional assist ventilation (PAV). Sleep 1996; 19: S164-6.
17) Dempsey J. Crossing the apnoeic threshold：causes and consequences. Exp Physiol 2004; 90: 13-24.
18) Schwab R, Gefter W, Hoffman F, et al. Dynamic upper airway imaging during awake respiration in normal subjects and patients with sleep disordered breathing. Am Rev Respir Dis 1993; 148: 1375-400.
19) Mezzanotte WS, Tangel DJ, White DP. Waking genioglossal EMG in sleep apnea patients versus normal controls (a neuromuscular compensatory mechanisms). J Clin Invest 1992; 89: 1571-9.
20) Younes M. Contributions of upper airway mechanics and control mechanisms to severity of obstructive apnea. Am J Respir Crit Care Med 2003; 148: 645-58.
21) Malhotra A, Trinder J, Fogel R, et al. Postural effects on pharyngeal protective reflex mechanisms. Sleep 2004; 27: 1105-12.
22) Berry RB, McNellis MI, Kouchi K, et al. Upper airway anesthesia reduces phasic genioglossus activity during sleep apnea. Am J Respir Crit Care Med 1997; 156: 127-32.
23) Younes M. Role of arousals in the pathogenesis of obstructive sleep apnea. Am J Respir Crit Care Med 2004; 169: 623-33.

（日本大学医学部内科学系呼吸器内科学分野　赤星俊樹，永岡賢一，清藤晃司，神津　悠，植松昭仁）

5 SASと眠気

1 はじめに

　眠気は,睡眠時無呼吸症候群(sleep apnea syndrome:SAS)の主要症状の一つであり,居眠りや作業効率の低下をもたらし,時に重大な交通・産業事故に発展しうる可能性もあるため,その対策は極めて重要である。一般にSAS患者では,呼吸障害の重症度が高いほど眠気を訴える頻度は上昇するが,持続陽圧気道圧(continuous positive airway pressure:CPAP)療法などの適切な治療を開始すると,短期間のうちに眠気は改善する。しかし実際の臨床場面では,重症で居眠りが頻発しているにもかかわらず,眠気を自覚していないケースや,CPAP治療導入後にも眠気が持続するケースにしばしば遭遇する。前者は特に職業ドライバーでは予期せぬ運転事故につながるし,後者はその原因の検索が必要となり,その改善を得るためには,睡眠障害全般にわたる知識が要求される。本項では,SAS患者の眠気の対応のあり方を中心に概説していきたい。

2 眠気の評価

　臨床場面での眠気の評価にあたっては,主観的な眠気,すなわちどれくらい患者が眠気を自覚しているのかと,客観的な眠気,すなわち実際にどれくらい容易に入眠してしまうのかについて,両者を総合して判断していく必要がある。主観的な眠気の評価には,Johnsによって作成されたエプワース眠気尺度(the Epworth sleepiness scale:ESS)の日本語改訂版(Japanese version of the Epworth sleepiness scale:JESS)[1]が頻用されている(図1)。ESSでは,過去1カ月程度の期間における状況別の眠気について自記させ,8項目の得点(各0～3点)を加算する。総合得点(0～24点)が11点以上の場合に眠気ありと判定する。

　客観的な眠気の評価には,睡眠潜時反復検査(multiple sleep latency test:MSLT)や覚醒維持検査(maintenance of wakefulness test:MWT)が用いられる。2005年のAmerican Academy of Sleep Medicine (AASM)[2]の勧告をもとに表1に概要を示す。いずれも外的な刺激を遮断した条件下で,日中2時間ごとにポリソムノグラフィー(polysomnography:PSG)を施行し(MSLTでは4～5回,MWTでは4回),入眠判定を行う。MSLTでは,患者に閉眼し眠るよう指示し,各入眠潜時の平均値(mean sleep latency:MSL)が8分以下であれば,過眠症の病的水準と評価する。またレム睡眠潜時の測定を行うことで,ナルコレプシー(narcolepsy:NA)と特発性過眠症の鑑別が可能となる。一方MWTでは,患者に開眼し起きているよう指示し,どれだけ覚醒維持していたかを評価する。MWTについては標準化や判定基準がまだ十分確立されておらず,患者のモチベーション(起きていようとする意識)も影響する。反面,覚醒維持が重要視される危険な労働ないし,職業ドライバーなどの眠気の評価や,過眠症に対する治療効果判定には,MSLTよりMWTの方が適している。過眠臨床では,用途に応じてこれらの両検査を使い分けるべきである。しかし,検査にはマンパワーや遮音された検査室が必要となり,保険適応の問題(NAか特発性過眠症の診断目的としてMSLTのみが適応となっ

ご記入日　　年　月　日

カルテ番号　　　お名前

もし，以下の状況になったとしたら，どのくらいうとうとする（数秒～数分眠ってしまう）と思いますか。最近の日常生活を思い浮かべてお答えください。

以下の状況になったことが実際になくても，その状況になればどうなるかを想像してお答え下さい。（1～8の各項目で，○は1つだけ）

すべての項目にお答えしていただくことが大切です。

できる限りすべての項目にお答えください。

	うとうとする可能性はほとんどない	うとうとする可能性は少しある	うとうとする可能性は半々くらい	うとうとする可能性が高い
1）すわって何かを読んでいるとき（新聞，雑誌，本，書類など）→	0	1	2	3
2）すわってテレビを見ているとき →	0	1	2	3
3）会議，映画館，劇場などで静かにすわっているとき →	0	1	2	3
4）乗客として1時間以上続けて自動車に乗っているとき →	0	1	2	3
5）午後に横になって，休息をとっているとき →	0	1	2	3
6）すわって人と話をしているとき →	0	1	2	3
7）昼食をとった後（飲酒なし），静かにすわっているとき →	0	1	2	3
8）すわって手紙や書類などを書いているとき →	0	1	2	3

合計　　　点

質問は以上です。どうもありがとうございました。

図1　JESS™（ESS日本語版）

ている）も存在するため，臨床的にルーチンで施行していくには，課題が多い。SAS患者のMSLTやMWTを用いた検討はそれほど多くないが[3) 4)]，患者群では一般に健常者と比較してMSLの短縮が認められる。

3 SAS患者の眠気の要因，実態

SAS患者の眠気の発現には，呼吸イベントに伴う低酸素血症の関与よりも，頻回な無呼吸・低呼吸からの呼吸再開時に生じる覚醒反応がもたらす睡眠分断化の影響の方が大きい[5)]。しかし，すべてのSAS患者が眠気を呈するわけではなく，一般に無呼吸低呼吸指数（apnea-hypopnea index：AHI）15以下の軽症例では，眠気は軽度にとどまる。Sleep Heart Health Studyの大規模疫学調査の結果[6)]では，AHIが上昇するにつれて，眠気を自覚する割合は増加したが，AHI 30以上の重症閉塞型睡眠時無呼吸症候群（obstructive sleep apnea syndrome：OSAS）患者群においても，ESS得点が11点以上の強い眠気や，休息が取れないと自覚していた者の割合は約半数にとどまっていた（図2）。また高齢のSAS患者では，中年期までのケースと比較して眠気は比較的少ないが，この要因として上気

表1 客観的眠気の評価：MSLTとMWTの比較

目項	MSLT	MWT
目的	眠気の強さを評価	覚醒維持機能を評価
被験者への指示	目を閉じて眠るよう指示	座ったままできるだけ眠らないよう指示
開閉眼	閉眼	開眼（まっすぐ前をみている指示）
部屋の明るさ	暗い	ほの暗い（被験者の眼直前が0.10〜0.13lux）
姿勢	臥位（ベッド）	座位（リクライニングチェア）
入眠の判定	入眠は30秒からなる1epochにおいて、合計15秒以上の睡眠が出現した最初のepochを定義	入眠は30秒からなる1epochにおいて、合計15秒以上の睡眠が出現した最初のepochを定義
検査の終了	入眠しない場合：20分間観察 レム睡眠潜時を調べる場合：入眠後15分間検査継続	①被検者が入眠しなかった場合40分で終了 ②stage1が連続3epoch出現するか、その他の睡眠段階が出現した後に終了
検査の回数	4〜5回	4回

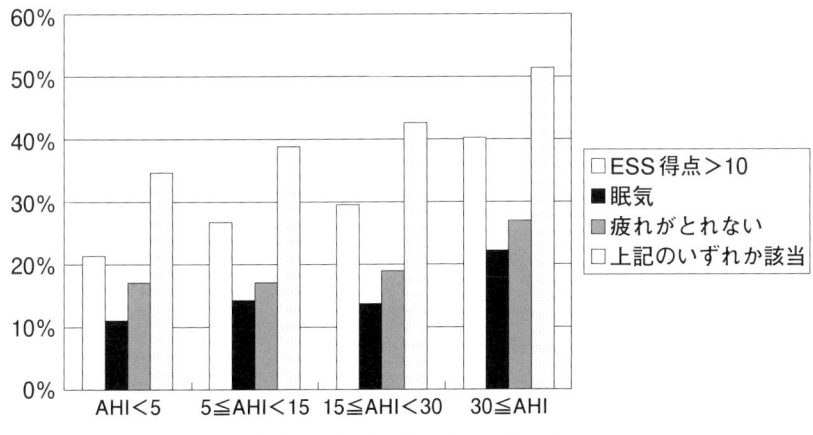

図2 重症度別自覚症状の割合

AHI：apnea-hypopnea Index（無呼吸低呼吸指数）、ESS：Epworth Sleepiness。
〔文献4）Kapur VK, Baldwin CM, Resnick HE, et al. Sleepiness in patients with moderate to severe sleep disordered breathing. Sleep 2005; 28: 472-7より引用、改変〕

道閉塞に対する呼吸努力が加齢に従い減少しエネルギー消費が少なくなるため[5]と考えられている。

問診の際には、患者は「眠気」ではなく、「活力低下」、「疲労感」、「倦怠感」として認識している場合があること、ライフスタイルの影響（デスクワークなどじっとしている時には主観的眠気は強いが、動作中には主観的眠気は少なくなる）を受ける点などにも留意し、睡眠日誌を活用し、眠気の性状や睡眠衛生上の問題を含めて聴取していくべきである。

SAS患者の眠気がもたらす重要な問題として、自動車運転事故のリスクの高さが挙げられる。Wisconsin Sleep Cohort Study[8]では、AHI 15以上のOSAS患者が5年間に複数回の交通事故を起こすオッズ比はAHI 5未満で、習慣性いびきのない者と比較して7.3であったとしている。これまでの報告をみても、SAS患者の自動車運転のリスクは、少なくとも一般人口の2〜3倍以上と推定されている。このような結果を受けて、1990年代に米国のいくつかの州やカナダ、オーストラリアなどにおいてSAS患者の運転に関する法規が作られた。各国の法規は、部分的に異なる部分もあるが、未治療ないし治療効果が思わしくない重症例（MSLTもしくはMWTでMSLが異常域の症例）では運転

が禁止され，治療を受ければ許可されるものの，以後定期的チェックが義務づけられるという条件つきで運転が許可されているという点でほぼ共通している．本邦でも，平成14年6月1日施行の改正道路交通法で「重症の過眠症状を呈する睡眠障害を免許の保留，停止条件の一つとする」項目が追加され，症状軽快の診断書がない限り，運転が許可されないという制度が運用されている．国土交通省も，職業ドライバーにおけるSASの早期診断・治療を行うよう，関連交通機関に通達している．しかし，現時点では妥当なスクリーニング手順が確立されているとはいえず，今後産業医学的観点をふまえたSAS診療体制の確立が期待されている．

4 残遺眠気の実態

CPAPや口腔内装置による治療により，十分に呼吸イベントが抑止されているにもかかわらず，眠気が残遺するケースにしばしば遭遇する．MSLTやMWTをルーチンに行うことは困難であり，臨床の現場ではESS得点など主観的な指標を用いた評価が多いが，CPAP治療後のMSLTのMSLが，過眠症水準にある症例の存在が明らかにされている[9)10)]．

残遺眠気に関する疫学的な検討はまだそれほど多くないが，Guilleminaultら[11)]の研究では，4,129名のCPAP導入SAS患者のうち，日中の疲労や倦怠感もしくは眠気が残遺していたのは207名(5%)であった．この中で，CPAPコンプライアンス不良ないし体重増加などにより，CPAP圧設定が不適切になっていた25名を除いた182名(4.4%)について調べたところ，全例で治療開始後1カ月以内の時点で本症状の存在が確認されていた．また彼らは，残遺眠気の生じる症例の背景として，①治療前の重症肥満かつ低酸素血症の若年者群，②肥満のない，周期性四肢運動(periodic limb movements during sleep：PLMS)を合併した高齢者群，③低酸素血症とPLMS両者を伴う中等度の肥満患者群の3群に分類されると述べている．

われわれのCPAP治療中のOSAS患者976例を対象とした残遺眠気の実態ならびにその臨床特性に関して行った検討[12)]では，平均4時間以上のCPAP使用にもかかわらず，ESS得点11点以上の残遺眠気を呈した症例は56例(5.7%)であった．この56例には，自覚的な睡眠不足があった12例，NA 7例，周期性四肢運動障害(PLMD) 6例，不眠症5例，器質性過眠症2例，概日リズム睡眠障害1例が含まれていた(図3)．これらの合併のない，残遺眠気中核群と考えられる症例は23例(2.4%)であった．

この中核群が，SASとは異なる過眠を呈しているのか(特発性過眠症など)，長期罹病経過中に不可逆性の器質的変化を生じたものかを，さらに鑑別していく必要がある．残遺眠気の発現には，低酸素血症に基づく神経障害や，サイトカインの関与も考えられるが，その病態に関する結論を得るためには，まだ時間がかかりそうである．

残遺眠気に対する治療として，欧米ではモダフィニルの適応が得られており，本邦でも治験段階にあるが，上記の現状をふまえ，安易な使用は避け，十分な鑑別のうえで使用すべきである．

5 SAS患者の眠気への対処

上述した実態をふまえて，下記に臨床場面でのSAS患者の眠気のマネージメントにおける留意点

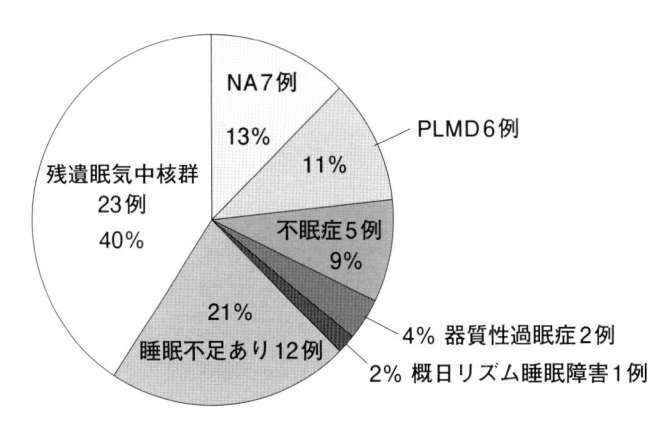

図3 残遺眠気を呈した56例の内訳
〔文献12）林田健一，井上雄一．睡眠時無呼吸症候群治療後の残遺眠気について．睡眠医療2008；2：175-80より引用〕

を挙げる。

1）睡眠時間や睡眠衛生の確認

　SAS患者に限らず，眠気を訴える症例については，睡眠不足の有無を確認することが不可欠である。必要な睡眠時間には個人差はあるものの，眠気を訴えるケースにはまず夜間7時間を目安に平日，休日ともに睡眠時間の確保を促し，これによる眠気の変化を確認していく。この際に睡眠日誌を活用し，同時に睡眠覚醒リズムの不規則化の有無を確認し，さらにアルコールなど嗜好品の影響や，眠気を生じる可能性のある薬剤服用の有無も調べ，適宜是正していくべきである。

2）CPAP設定条件，使用状況の再チェック

　処方されているCPAP器の設定を再チェックする。マスク適合度チェックや設定圧水準の妥当性の検討（呼吸障害イベントが十分に抑止されているか，圧が過度に上昇し睡眠の妨げになっていないかどうか），さらに圧が自動設定で使用中の症例については，圧の上下変動が睡眠妨害性に働いている可能性も考慮すべきである。もちろん，日々の使用コンプライアンス，気流リークの確認，マスク内の結露，加湿の程度や鼻閉の有無を入念にチェックすることは不可欠である。

3）その他の睡眠障害合併の可能性

　NA，PLMS（OSAS治療後に顕在化することが少なくない），不眠症，睡眠相後退症候群など頻度の高い睡眠障害の鑑別は必須である。これらを系統的に除外したうえで，さらにCPAP使用によって眠気が軽減しない場合には，特発性過眠症と，上述した残遺眠気中核群の鑑別が必要になる。この場合詳細に病歴を検討し，SASと眠気の因果関係を明らかにすべきである。

4）心理的影響，精神医学的問題

　SAS患者の主観的眠気と客観的眠気は，乖離する場合がある。主観的な眠気水準が高くなる原因として，不安や心気性などの性格特性[13]や，抑うつといった精神医学的要因の関与[14,15]が重要である。SAS患者と抑うつ症状の合併が17.6％と高率であるとする報告[16]もあり，また抑うつを呈する患者

は，倦怠感や活力低下を眠気と自覚している場合もあることから，主観的な眠気が精神症状により修飾されていないかどうかを判断すべきである。

6 おわりに

上述のようにSAS患者の眠気に関与する要因は多岐にわたるため，PSG指標，主観的，客観的眠気の指標とともに，年齢や睡眠衛生（睡眠不足や不規則な睡眠習慣，飲酒習慣など），さらに精神医学的側面をふまえたうえで，総合的に評価していくことが重要である。また残遺眠気も対処すべき重要課題となるが，いまだ疾患としての独立性の確認は得られていない状況にあり，今後さらなる病態解明が期待される。

引用文献

1) Takegami M, Suzukamo Y, Wakita T, et al. Development of a Japanese version of the Epworth Sleepiness Scale (JESS) based on Item Response Theory. Sleep Med 2008; 10: 556-65.
2) Littner MR, Kushida C, Wise M, et al. Stands of Practice Committee of the American Academy of Sleep Medicine : Practice parameters for clinical use of the multiple sleep latency test and the maintenance of wakefulness test. Sleep 2005; 28: 113-21.
3) George CF, Boudreau AC, Smiley A. Comparison of simulated driving performance in narcolepsy and sleep apnea patients. Sleep 1996; 19: 463-70.
4) Hakkanen H, Summala H, Partinen M, et al. Blink duration as a indicator of driver sleepiness in professional bus drivers. Sleep 1999; 22: 798-802.
5) Gonsalves MA, Paiva T, Ramos E, et al. Obstructive sleep apnea syndrome, sleepiness, and quality of life. Chest 2004; 125: 2091-6.
6) Kapur VK, Baldwin CM, Resnick HE, et al. Sleepiness in patients with moderate to severe sleep disordered breathing. Sleep 2005; 28: 472-7.
7) Krieger J, Sforza E, Boudewijins A, et al. Respiratory effort during obstructive sleep apnea. Role of age and sleep state. Chest 1997; 112: 875-84.
8) Young T, Blustein J, Finn L, et al. Sleep-disordered breathing and motor vehicle accidents in a population-based sample of employed adults. Sleep 1997; 20:0 608-13.
9) Engleman HM, Martin SE, Deary IJ, et al. Effect of continuous positive airway pressure treatment on daytime function in sleep apnoea/hypopnoea syndrome. Lancet 1994; 343: 572-5.
10) Morisson F, Decary A, Petit D, et al. Daytime sleepiness and EEG spectral analysis in apneic patients before and after treatment with continuous positive airway pressure. Chest 2001; 119: 45-52.
11) Guilleminault C, Philip P. Tiredness and somnolence despite initial treatment of obstructive sleep apnea syndrome (what to do when an OSAS patient stays hypersomnolent despite treatment). Sleep 1996; 19: S117-22.
12) 林田健一, 井上雄一. 睡眠時無呼吸症候群治療後の残遺眠気について. 睡眠医療 2008; 2: 175-80.
13) Hayashida K, Inoue Y, Chiba S, et al. Factors influencing subjective sleepiness in patients with obstructive sleep apnea syndrome. Psychiatry Clin Neurosci 2007; 61: 558-63.
14) Olson LG, Cole MF, Ambrogetti A. Correlations among epworth sleepiness scale scores, multiple sleep latency tests, and psychological symptoms. J Sleep Res 1998; 7: 248-53.
15) Banks S, Barnes M, Tarquinio N, et al. Factors associated with maintenance of wakefulness test mean

sleep latency in patients with mild to moderate objective sleep apnoea and normal subjects. J Sleep Res 2004; 13: 71-8.
16) Ohayon MM. The effects of breathing-related sleep disorders on mood disturbances in the general population. J Clin Psychiatry 2003; 64: 1195-200.

(スリープ&ストレスクリニック,財団法人神経研究所附属睡眠学センター　林田健一,
東京医科大学睡眠学講座,財団法人神経研究所附属睡眠学センター　井上雄一)

6 SASと全身性炎症

1 はじめに

　睡眠時無呼吸症候群（sleep apnea syndrome：SAS）は長期的には心血管疾患での死亡率が高く，予後不良となることが示された[1]。なかでも閉塞型睡眠時無呼吸症候群（obstructive sleep apnea syndrome：OSAS）は心血管疾患の独立した危険因子とされている。OSASの重症度により心血管イベントの合併率は増加するが，持続気道陽圧療法（continuous positive airway pressure：CPAP）による適切な治療は予後を改善することが示された[2]。OSASでみられる低酸素血症とそれに引き続く再酸素化，高二酸化炭素，胸腔内圧の変動，覚醒反応および睡眠の分断というさまざまな複合した病態が交感神経の活性化や代謝異常，血管内皮障害，全身性炎症，凝固能の亢進をもたらし，心血管イベントの発症につながり最終的に心臓突然死につながると考えられている[3]（図1）。

　動脈硬化の発症と進展には全身性炎症が重要な役割を果たしており，多くの免疫細胞やサイトカインが関与している。OSASにおいても重症度に応じて炎症性メディエーターの上昇がみられることから全身性炎症により動脈硬化病変が進展し，心血管イベントの発症と関連すると考えられている[4]。

　本項では，OSASにおける全身性炎症と動脈硬化病変の進展について，最近の知見も含めて解説する。

2 OSASと動脈硬化

　動脈硬化病変の形成には炎症反応が中心的な役割を果たしている。プラーク内で活性化された炎症

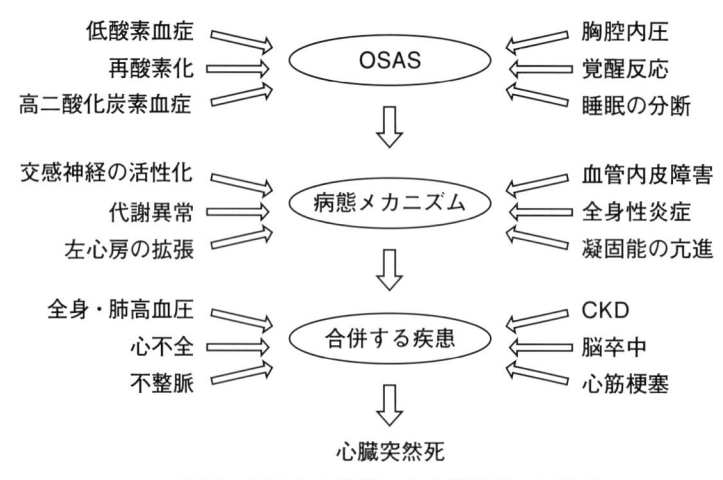

図1　OSASの病態・心血管病変への進展

〔文献3）Somers VK, White DP, Amin R, et al. Sleep apnea and cardiovascular disease：AHA/ACCF Scientific Statement. Circulation 2008; 118: 1080-111 より引用，一部改変〕

細胞がプロテアーゼを分泌し，プラークの破綻や血栓の形成を来すことで心血管イベントが発症すると考えられている[5]。単球/マクロファージやリンパ球が活性化された血管内皮細胞に接着することから始まる慢性炎症により，動脈硬化の初期病変が形成される。

OSASにおける動脈硬化については頸動脈エコーを用いた検討が行われている。OSAS患者では内膜中膜肥厚（intima-media thickness：IMT）が重症度と相関しており[6)7)]，健常者に比べて高値であった[7]。Dyugovskayaら[8]の検討によると，OSAS患者から採取した単球は健常人の単球に比べ接着分子の発現が亢進しており，これらはCPAP治療を行うことにより低下した。健常人由来の単球においても，低酸素培養を行うことによりOSAS患者と同等に接着分子発現の亢進を認めた。

このようにOSAS患者では，単球に代表される炎症細胞の活動性が亢進しており，動脈硬化病変の進展に関与していると考えられる。

3 OSASにおける全身性炎症

動脈硬化病変の形成と進展には全身性炎症が深く関与しており，動脈硬化とIL-6，TNF-α，高感度C反応性蛋白（C-reactive protein：CRP）などの炎症性マーカーとの関連が指摘されている。OSASにおける動脈硬化病変形成の機序を明らかにするため，OSASと炎症性マーカーとの関連も近年多く検討されるようになってきた。

TNF-αは疲労感や眠気，睡眠リズムとの関連が以前から指摘されている。OSAS患者ではTNF-αの日内変動が障害されており，健常人でみられる夜間のピークは日中に移動していた[9]。Minoguchiら[10]は，血清中と単球から産生されるTNF-αレベルがOSAS患者では増加しており，これらは夜間の低酸素血症の程度と関連し，さらにCPAP治療により改善することを報告した。同様に，OSAS患者では血清中および単球から産生されるIL-6が上昇しており，血清中IL-6はCPAP治療により有意に低下した[11]。OSAS患者では血中TNF-αおよびIL-6は上昇しているものの，日中過眠症とは相関を示さなかったとの報告もみられる[12]。

さらに，OSAS患者では対照肥満患者に比べて高感度CRP，IL-6，IL-18が有意に増加しており，頸動脈IMTと有意の相関を認めたと報告されている[7]。これらの炎症性マーカーは全身性炎症を反映しており，OSAS患者において動脈硬化病変の形成・進展を促進しうると考えられる。

高感度CRPは炎症性マーカーであり，優れた心血管イベントの発症予知因子である[13]。最近では血管内皮細胞上の接着分子の発現や，ケモカインの産生を増加させ，またT細胞の血管壁への浸潤を増加させるなど多彩な機能を有すると考えられている[14]。高感度CRPとOSASについても近年多くの検討が行われており，肥満度など他の交絡因子を除外した後でも，OSASの重症度に応じて血中高感度CRPは上昇していること[15]，さらにCPAP治療により改善することが報告されている[11]。しかし，高感度CRPは肥満度により強い影響を受けることから，両者の関連に関しては否定的な報告もありOSASにおける役割についてはさらなる検討が必要と思われる。

4 OSASと酸化ストレス

OSAS患者の睡眠環境では，低酸素血症や組織低酸素，さらに引き続く酸素化などにより，酸化ス

トレスが負荷された状態であると考えられている。OSAS患者では酸化ストレスマーカーであるチオバルビツール酸反応物質(thiobarbituric acid reactive substances：TBARS)および過酸化物(peroxides：PD)が早朝に増加しており，呼吸障害指数(respiratory disturbance index：RDI)と有意の相関を示したとの報告[16]，DNA酸化の指標である8-hydroxy-2-deoxyguanosine (8-OHdG)の産生はOSAS患者で亢進しており，低酸素ストレスの指標と相関していたとの報告[17]，尿中8-isoprostaneはOSAS患者で上昇しており，高感度CRPと有意な相関を認めたとの報告がある[18]。OSASにおいては酸化ストレスと全身性炎症は相互に深い関連性を有しており，動脈硬化病変の形成・進展に関与している可能性が考えられる。

5 OSASにおける間歇的低酸素と炎症経路の活性化

OSASでみられる全身性炎症の原因については，以前から低酸素血症，組織低酸素の関与が重要であると考えられていた。高地に居住する健常人では，IL-6や高感度CRPなどの炎症性サイトカインが上昇していることが報告されている[19]。無呼吸・低呼吸による低酸素血症に引き続いて，呼吸の再開によってもたらされる酸素化の病態は，虚血・再灌流による障害が全身性で起こっているととらえられる。近年では，この間歇的低酸素状態が全身性炎症を惹起する機序についてさまざまな検討が行われている。

以前から持続的な低酸素血症により，転写因子であるhypoxia-inducible factor-1 (HIF-1)が活性化され，エリスロポエチンや血管内皮増殖因子(vascular endothelial growth factor：VEGF)などの産生が亢進することが報告されている[20]。Ryanら[21]はHela細胞を用いた in vitro の検討で，間歇的低酸素曝露刺激においては転写因子であるnuclear factor kappa B (NF-κB)の活性化を認めるもののHIF-1の活性化はみられなかったこと，さらに持続的低酸素曝露刺激ではHIF-1は活性化されるがNF-κBは活性化されなかったことを報告している。

NF-κBは炎症経路の上流に位置しており，活性化すると炎症性サイトカインやケモカイン，接着分子および凝固系因子の産生が亢進して動脈硬化病変の形成・進展に関与すると考えられている[22]。

Yamauchiら[23]は，OSAS患者の末梢血単球ではNF-κBの活性は，年齢および年齢をマッチさせた健常人と比較して亢進しており，低酸素ストレスの指標と関連していることを見出した。OSASにおける間歇的低酸素−虚血再灌流ストレスによりNF-κBの転写因子活性が亢進し，全身性炎症が惹起され血管内皮障害および動脈硬化病変の形成・進展経路が促進すると考えられる[24] (図2)。

6 OSASにおける全身性炎症とCPAP治療

OSASにおいては全身性炎症が亢進しており，動脈硬化病変の形成および進展をもたらし心血管イベントの発症につながると考えられる。OSASに対してCPAP治療を行うことで心血管イベントの発症率は改善することが示されている[2]。

OSAS患者における炎症性メディエーターの変動を，CPAP治療前後で確認する検討が行われている。単球からのTNF-αの産生能，血中IL-6および高感度CRPはCPAP治療において有意に低下したと報告されている[10,11]。さらにOhgaら[25]は，接着分子であるICAM-1およびIL-8の血中濃度は

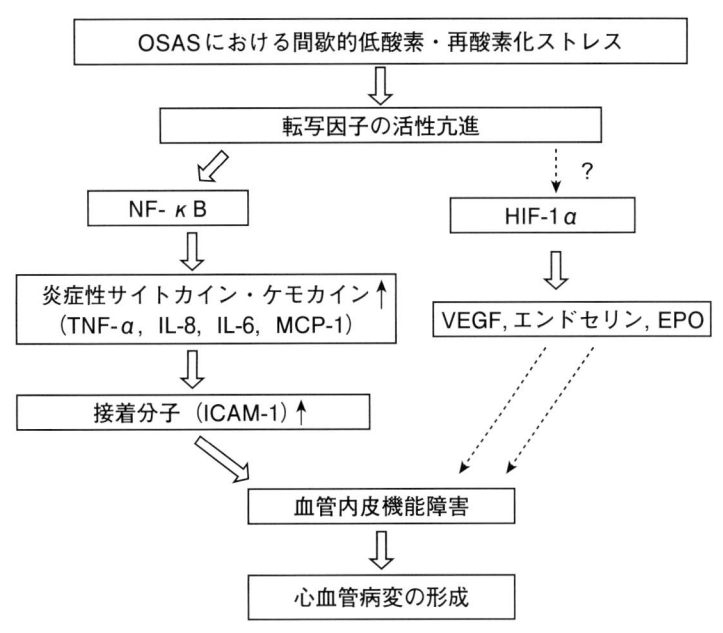

図2 OSASにおける間歇的低酸素・再酸素化ストレスと炎症経路の活性化

転写因子の活性亢進は主にNF-κBを介していると考えられる。
〔文献24）McNicholas WT, Ryan S. Obstructive sleep apnoea syndrome: Translating science to clinical practice. Respirology 2006; 11: 136-44 より引用，一部改変〕

OSAS患者では上昇しており，CPAP治療によりこれらは改善することを報告している。

一方，中等～重症のOSAS患者を対象とした最近のランダム化比較試験では，4週間のCPAP治療を行った後でもIL-6や高感度CRPなどの炎症性マーカーの改善は認められなかった[26]。これらの相反する結果は，対象とする患者の重症度や治療期間，併存疾患の有無等の相違が関与している可能性がある。

CPAP治療により，心血管イベントの発症率は改善することは明らかになった。CPAP治療による全身性炎症に対する抑制効果を明らかにするためには，さらなる大規模なランダム化比較試験が必要と考えられる。

7 おわりに

近年の知見により，OSASでは全身性炎症が亢進しており，OSASの存在自体が動脈硬化病変の形成・進展の原因となりうることが明らかになりつつある。なかでも間歇的低酸素によりNF-κBを主とした転写因子の活性化が起こり，炎症過程におけるさまざまな動脈硬化進展因子の亢進により病態の進行へとつながっていくと考えられる。

今後はさらなる研究が積み重ねられ，全身性炎症が亢進する機序やCPAP治療の抗炎症作用のメカニズムについても明らかとなるであろう。

引用文献

1) Young T, Finn L, Peppard PE, et al. Sleep disordered breathing and mortality : eighteen-year follow-up of the Wisconsin sleep cohort. Sleep 2008; 31: 1071-8.
2) Marin JM, Carrizo SJ, Vincente E, et al. Long-term cardiovascular outcomes in men with obstructive sleep apnoea-hypopnoea with or without treatment with continuous positive airway pressure : an observational study. Lancet 2005; 365: 1046-53.
3) Somers VK, White DP, Amin R, et al. Sleep apnea and cardiovascular disease : AHA/ACCF Scientific Statement. Circulation 2008; 118: 1080-111.
4) Zammarron C, Garcia Paz V, Riveiro A. Obstructive sleep apnea is a systemic disease. Current evidence. Eur J Intern Med 2008; 19: 390-8.
5) Tedgui A, Mallat Z. Cytokines in atherosclerosis : pathogenic and regulatory pathways. Physiol Rev 2006; 86: 515-81.
6) Suzuki T, Nakano H, Maekawa J, et al. Obstructive sleep apnea and carotid-artery intima-media thickness. Sleep 2004; 27: 129-33.
7) Minoguchi K, Yokoe T, Tazaki T, et al. Increased carotid intima-media thickness and serum inflammatory markers in obstructive sleep apnea. Am J Respir Crit Care Med 2005; 172: 625-30.
8) Dyugovskaya L, Lavie P, Lavie L. Increased adhesion molecules expression and production of reactive oxygen species in leukocytes of sleep apnea patients. Am J Respir Crit Care Med 2002; 165: 934-9.
9) Entzian P, Linnemann K, Schlaak M, et al. Obstructive sleep apnea syndrome and circadian rhythms of hormones and cytokines. Am J Respir Crit Care Med 1996; 153: 1080-6.
10) Minoguchi K, Tazaki T, Yokoe T, et al. Elevated production of tumor necrosis factor-alpha by monocytes in patients with obstructive sleep apnea syndrome. Chest 2004; 126: 1473-9.
11) Yokoe T, Minoguchi K, Matsuo H, et al. Elevated levels of C-reactive protein and interleukin-6 in patients with obstructive sleep apnea syndrome are decreased by nasal continuous positive airway pressure. Circulation 2003; 107: 1129-34.
12) Bravo Mde L, Serpero LD, Barceló A, et al. Inflammatory proteins in patients with sleep apnea with and without daytime sleepiness. Sleep Breath 2007; 11: 177-85.
13) Bassuk SS, Rifai N, Ridker PM. High-sensitivity C-reactive protein : clinical importance. Curr Probl Cardiol 2004; 29: 439-93.
14) Szmitko PE, Wang CH, Weisel RD, et al. New markers of inflammation and endothelial cell activation : Part Ⅰ. Circulation 2003; 108: 1917-1923.
15) Punjabi NM, Beamer BA. C-reactive protein is associated with sleep disorder breathing independent of adiposity. Sleep 2007; 30: 29-34.
16) Lavie L, Vishnevsky A, Lavie P. Evidence for lipid peroxidation in obstructive sleep apnea. Sleep 2004; 27: 123-8.
17) Yamauchi M, Nakano H, Maekawa J, et al. Oxidative stress in obstructive sleep apnea. Chest 2005; 127: 1674-9.
18) Minoguchi K, Yokoe T, Tanaka A, et al. Association between lipid peroxidation and inflammation in obstructive sleep apnea. Eur Respir J 2006; 28: 378-85.
19) Hartmann G, Tschöp M, Fischer R, et al. High altitude increases circulating interleukin-6, interleukin-1 receptor antagonist and C-reactive protein. Cytokine 2000; 12: 246-52.
20) Schofield CJ, Ratcliffe PJ. Oxygen sensing by HIF hydroxylases. Nat Rev Mol Cell Biol 2004; 5: 343-54.
21) Ryan S, Taylor CT, McNicholas WT. Selective activation of inflammatory pathways by intermittent hypoxia

in obstructive sleep apnea syndrome. Circulation 2005; 112: 2660-7.
22) Zingarelli B. Nuclear factor-kappa B. Crit Care Med 2005; 33: S414-6.
23) Yamauchi M, Tamaki S, Tomoda K, et al. Evidence for activation of nuclear factor kappa B in obstructive sleep apnea. Sleep Breath 2006; 10: 189-93.
24) McNicholas WT, Ryan S. Obstructive sleep apnoea syndrome : Translating science to clinical practice. Respirology 2006; 11: 136-44.
25) Ohga E, Tomita T, Wada H, et al. Effect of obstructive sleep apnea on circulating ICAM-1, IL-8, and MCP-1. J Appl Physiol 2003; 94: 179-84.
26) Kohler M, Ayers L, Pepperell JC, et al. Effects of continuous positive airway pressure on systemic inflammation in patients with moderate to severe obstructive sleep apnoea : a randomized controlled trial. Thorax 2009; 64: 67-73.

(奈良県立医科大学内科学第二講座　玉置伸二, 木村　弘)

7 SASと交感神経系

1 はじめに

　睡眠時無呼吸症候群 (sleep apnea syndrome : SAS) は，肥満に関連した multiple risk factor を合併しやすい。また，SASは高血圧，虚血性心疾患の病態に関連する。一方，虚血性心疾患の罹患や死亡率が，メタボリックシンドローム (metabolic syndrome : MS) という新しい疾患概念による病態で，より高率になることが明らかとなってきた。2005年4月に，日本人の現状に合わせた診断基準[1]がメタボリックシンドローム診断基準検討委員会より発表され，2006年5月，厚生労働省よりMSの予備軍は全国で1,960万人，40歳以上の男性の半数，女性の2割と推計された。

　SAS患者における心血管疾患の長期予後に関する検討では，スペインのMarinら[2]は「重症のSAS患者で心血管イベントが高率に発生する」と，さらにアメリカの大規模研究のSleep Heart Health Study[3]では，「SASは心不全発症の危険因子として独立した因子」と報告された。このように，最近，SASと循環器疾患の関連性は明白なものとなりつつあるが，本項では，SASの病態生理のキーポイントとなる交感神経系との関わりについて述べる。

2 SASと循環器疾患

　図1に示すように，SASではいびきや日中の眠気のほかに，合併し影響を及ぼす疾患が多岐にわたるため，関連する臨床症状も多彩である。なかでも肥満を基盤にしたMSとの関わりは大きく，インスリン抵抗性や交感神経系の亢進が高血圧や心房細動を発症させ，虚血性心疾患と脳血管障害を引き起こす。

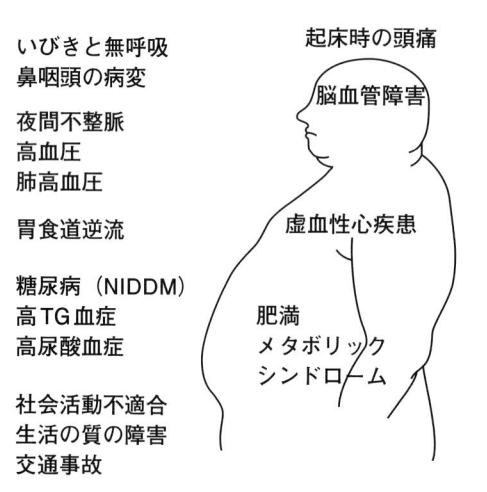

いびきと無呼吸
鼻咽頭の病変

夜間不整脈
高血圧
肺高血圧

胃食道逆流

糖尿病（NIDDM）
高TG血症
高尿酸血症

社会活動不適合
生活の質の障害
交通事故

起床時の頭痛
脳血管障害

虚血性心疾患

肥満
メタボリック
シンドローム

昼間の傾眠
不眠
睡眠の断片化
睡眠時の多動
夜間呼吸困難
抑うつ・不安
異常行動
知的機能低下
突然死
右心不全
遺尿
夜間頻尿
性的不能
下腿浮腫

図1　SASの多彩な臨床症状

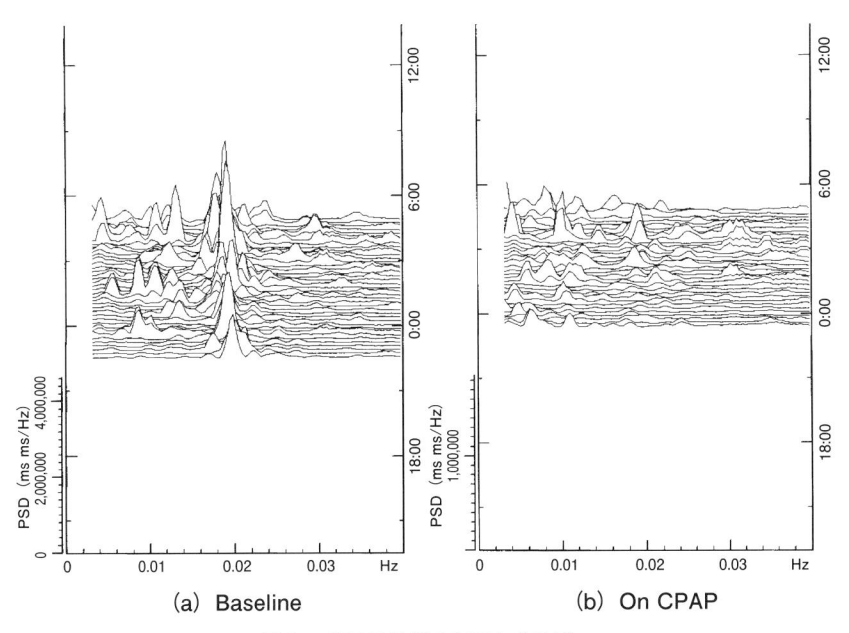

図2 CPAP前後のHRV（VLF）
0.019Hz近傍のVLF-peakがCPAPにより消失した。

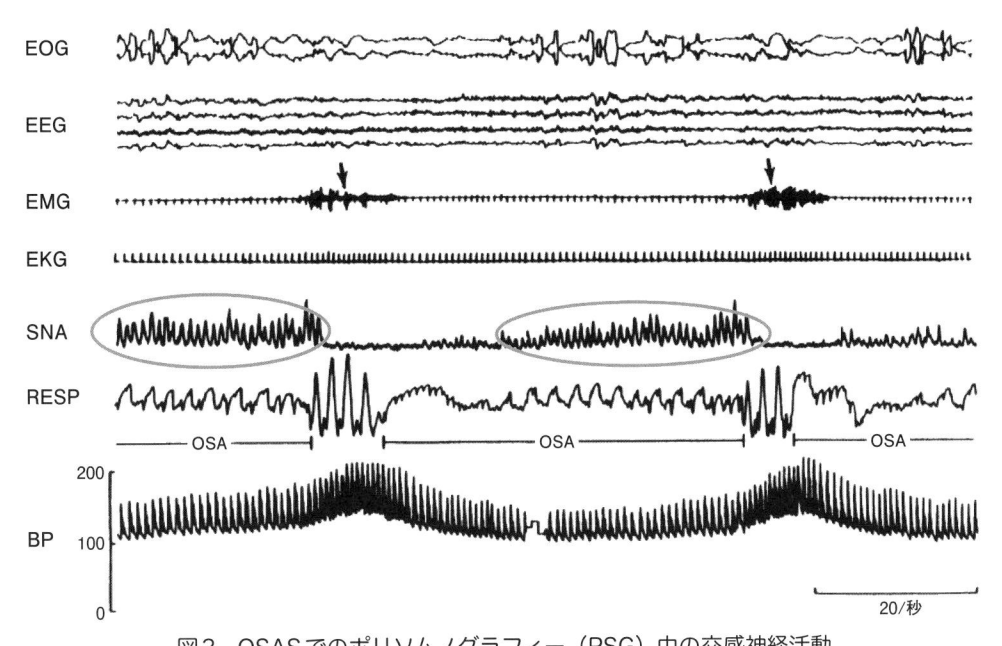

図3 OSASでのポリソムノグラフィー（PSG）中の交感神経活動
〔文献11) Somers VK, Dyken ME, Clary MP, et al. Sympathetic neural mechanisms in obstructive sleep apnea. J Clin Invest 1995; 96: 1897-904より引用, 改変〕

3 SASと高血圧

Karioら[4)5)]の報告では, 夜間の血圧低下の少ないnon-dipper型や, 逆に血圧上昇のあるriser型で

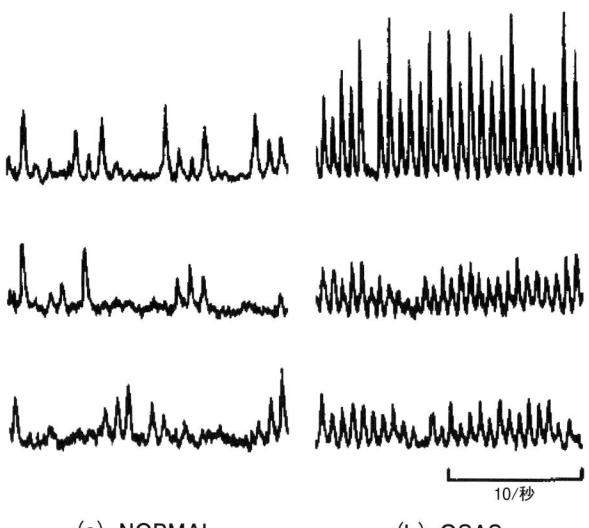

(a) NORMAL　　　(b) OSAS

図4　OSASと健常者での覚醒中の交感神経活動の比較
〔文献11）Somers VK, Dyken ME, Clary MP, et al. Sympathetic neural mechanisms in obstructive sleep apnea. J Clin Invest 1995; 96: 1897-904より引用，改変〕

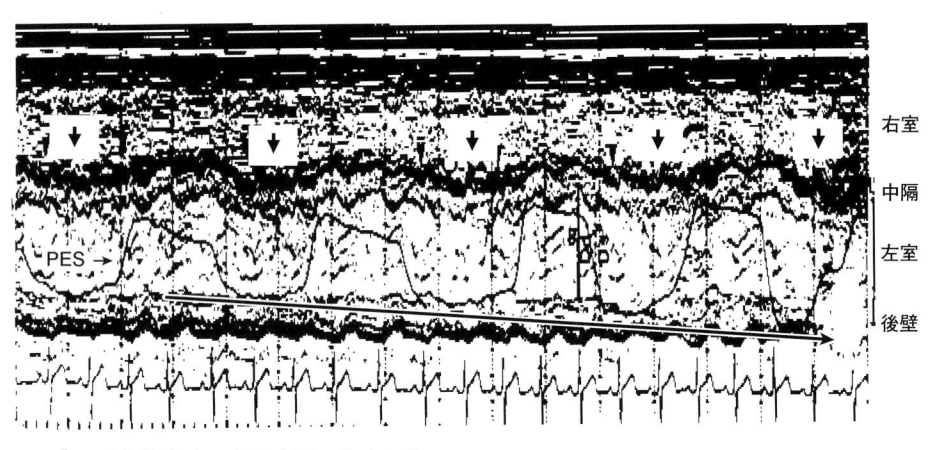

↓　吸気努力中の心室中隔の左方偏移

図5　OSAS中のMモード心エコー図
〔文献12）Shiomi T, Guilleminault C, Stoohs R, et al. Leftward shift of the interventricular septum and pulsus paradoxus in obstructive sleep apnea syndrome. Chest 1991; 100: 894-902より引用，改変〕

は，生命予後が悪く，脳梗塞の発生頻度が高くなっている。夜間血圧は診察室の血圧や家庭血圧，昼間の平均血圧より優れた心血管系イベントの予測因子ともいわれる[6]。SAS患者では睡眠中の血圧は下がりにくく，non-dipper型が多い[7]。The Sixth Report of the Joint National Committee on Prevention, Detection, Evaluation, and Treatment of High Blood Pressure (JNC 6) では，治療に抵抗する高血圧では，SASを疑って検査すべきであると記載されていたものが，the Seventh Report of the Joint National Committee on Prevention, Detection, Evaluation, and Treatment of High Blood Pressure (JNC 7)[8]では，高血圧の原因が明らかな疾患のうち，第1番目にSASが列記され，

(a) Slow speed recording (2.5mm/秒)

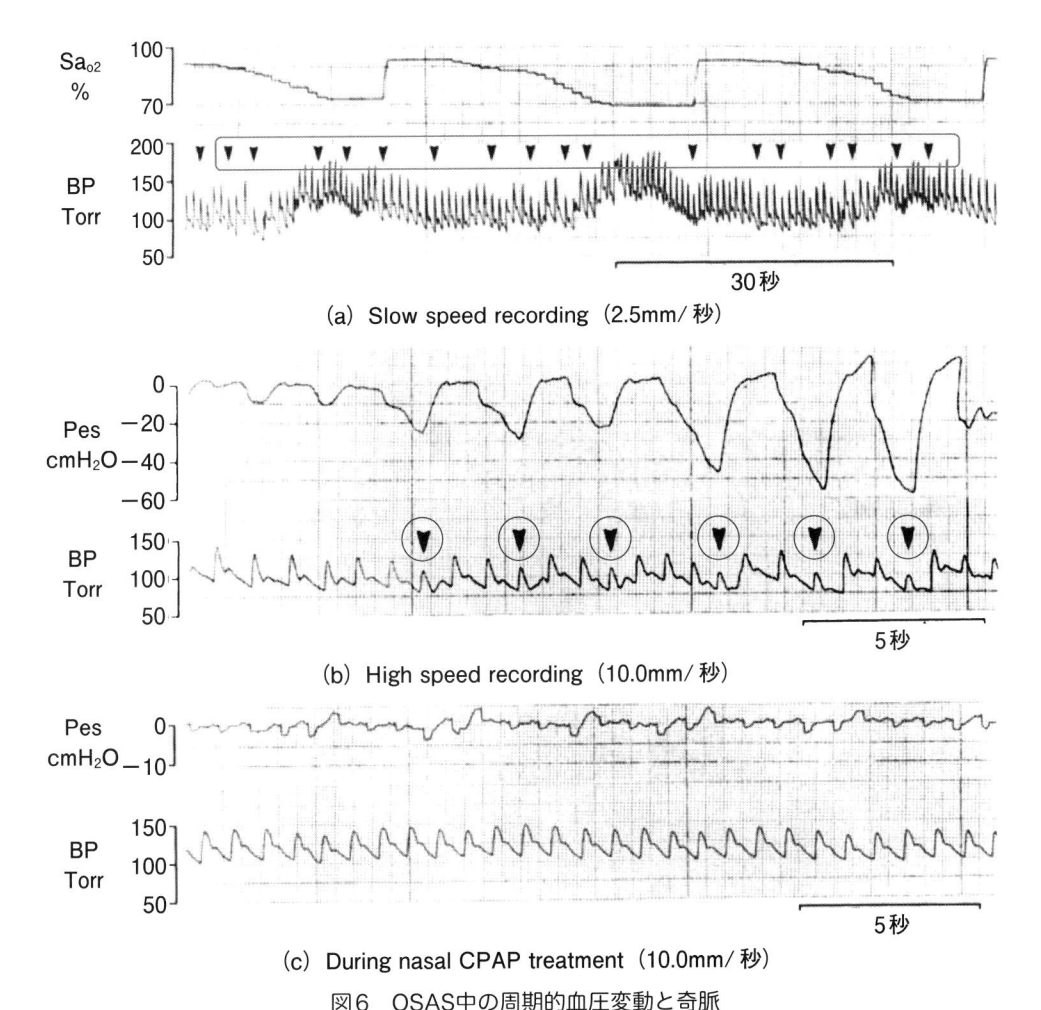

(b) High speed recording (10.0mm/秒)

(c) During nasal CPAP treatment (10.0mm/秒)

図6 OSAS中の周期的血圧変動と奇脈

〔文献12）Shiomi T, Guilleminault C, Stoohs R, et al. Leftward shift of the interventricular septum and pulsus paradoxus in obstructive sleep apnea syndrome. Chest 1991; 100: 894-902より引用，改変〕

SASを積極的に検査し治療するよう重要性が指摘された．わが国でも，日本高血圧学会の高血圧治療ガイドラインJSH2009[9]には，閉塞性睡眠時無呼吸症候群（obstructive sleep apnea syndrome：OSAS）のことが記載されるようになった．

OSASでの高血圧を発症する機序として，交感神経系の亢進やインスリン抵抗性，胸腔内圧の変動などが考えられるが，以下では交感神経系を中心に解説する．

4 自律神経活動の検査

1）心拍変動解析（HRV）

心電図記録でのRR間隔は，呼吸に左右され，吸気時に短縮，呼気時に延長する．

この心拍のゆらぎ変動は，身体の内外の影響を受けるが，心拍変動（heart rate variability：HRV）解析では，この心拍変動を解析することによって自律神経機能の評価をすることができる．

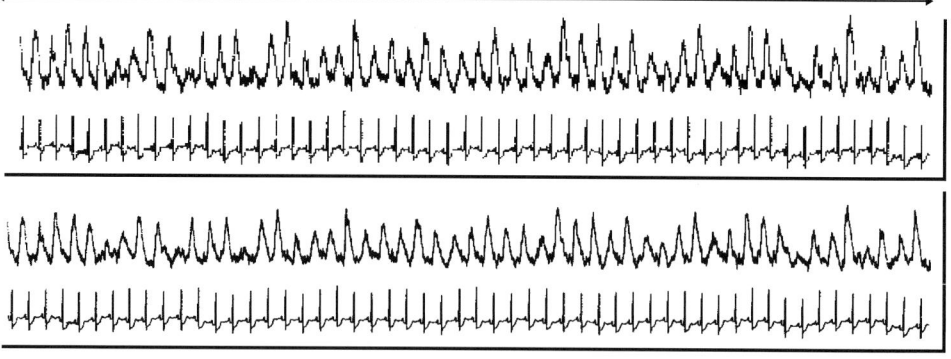

(a) Control：上段，Baseline（68.0 回/分，94.4 回/100時），下段，1カ月後（66.7 回/分，92.6 回/100時）

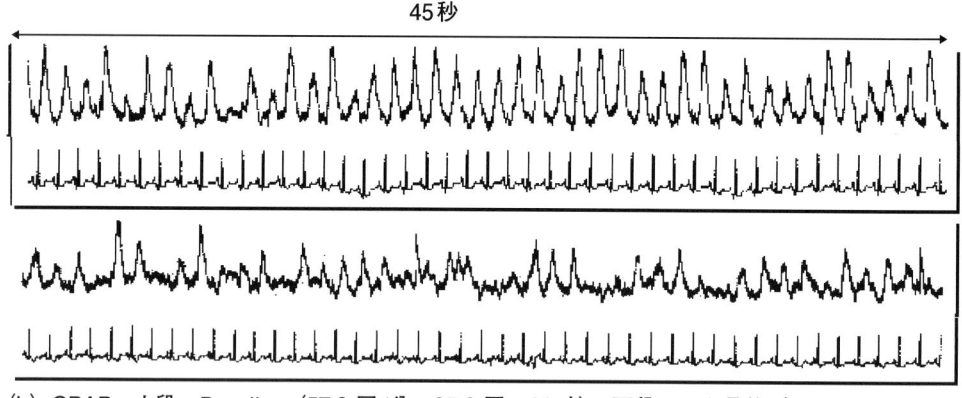

(b) CPAP：上段，Baseline（57.3 回/分，95.6 回/100時），下段，1カ月後（41.3 回/分，70.5 回/100時）

図7　OSASを伴う心不全患者の筋交感神経記録
〔文献13）Usui K, Bradley TD, Spark J, et al. Inhibition of awake sympathetic nerve activity of heart failure patients with obstructive sleep apnea by nocturnal continuous positive airway pressure. J Am Coll Cardiol 2005; 45: 2008-11より引用，改変〕

　この解析には，主にスペクトル解析（高速フーリエ変換など）を用い，時間的なゆらぎを周波数とその周波数帯に含まれる分散に分けて2次元展開し，パワースペクトルとして表す。各周波数領域は high frequency（HF：0.15〜0.4Hz），low frequency（LF：0.04〜0.15Hz），very low frequency（VLF；0.003〜0.04Hz），ultra low frequency（ULF：≦0.003Hz）である。各周波数帯の成分はパワー値〔(振幅)^2/2〕として表わす。HF成分はほぼ呼吸の周期と一致し，アトロピン投与で消失するため，迷走神経（副交感神経）の活動を反映していると考えられている。一方，LF成分は交感神経を反映しているとされるが，HF成分も混じっているため，比としてLF/HF値を求める。また，個々で総パワー値が異なるため，総パワー値に対する比で表すことがある。

2）筋交感神経活動（MSNA）

　筋交感神経活動（muscle sympathetic nerve activity：MSNA）は，ヒトにおいて節後の交感神経活動を選択的，連続的，直接的に測定しうる唯一の指標である。MSNAを記録する方法はタングス

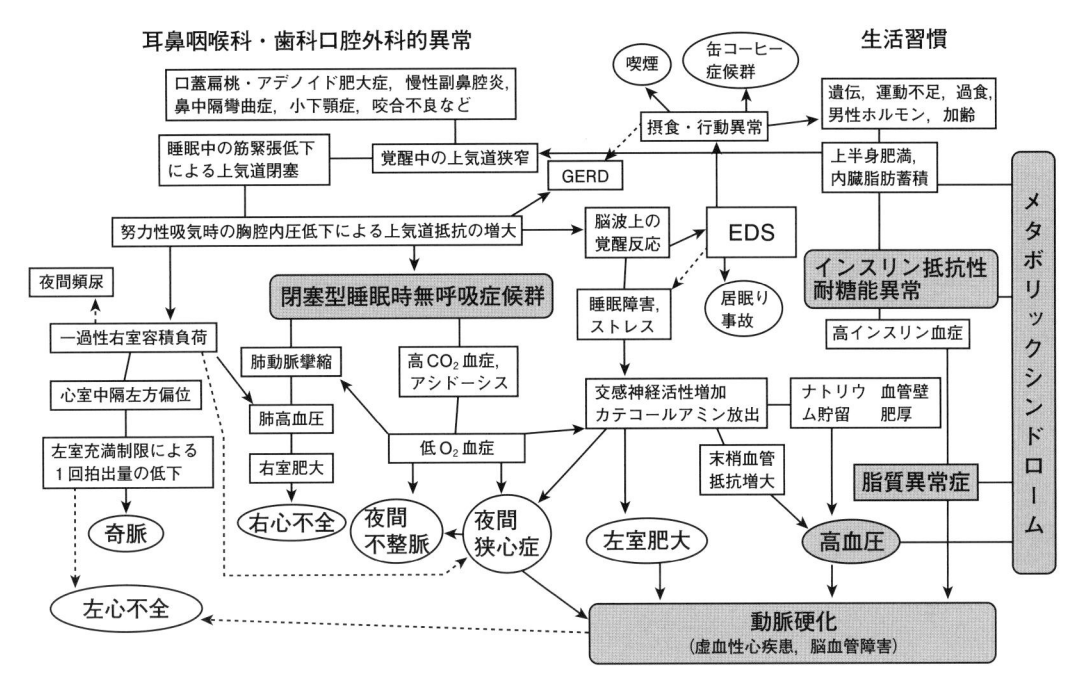

図8 循環器疾患に関連したOSASの病態生理

テンの微小電極（先端直径1μm，抵抗3〜5MΩ）を腓骨神経や脛骨神経などの末梢神経内に無麻酔下で経皮的に直接刺入する。MSNAは心拍に同期して自発群発発射する。MSNAは圧受容体反射による抑制を受ける。よって，血圧が上昇すると抑制され，血圧が低下すると群発反射は増加する。

5 SASでの自律神経系

　SASの睡眠中の自律神経活動を検査するうえで，一つの方法としてHolter心電図等からのHRV解析が用いられる。HRVでは，健常者に比べSAS患者では夜間睡眠中のHFが小さくなり，LF/HFが大きくなる。相対的に交感神経の緊張が高まっている。また，無呼吸と頻呼吸の繰り返しからなる，HRVとしてのVLF領域の増大がみられる[10]。この現象は，洞調律ばかりではなく，慢性心房細動の患者でも存在する。無呼吸から次の無呼吸までのおおよその周期は0.02Hz前後（0.008〜0.04Hz）の周波数である（図2）。HRV解析は，非侵襲的で簡便であるが，一方，HRV解析の時間分解能が悪く，せいぜい2分が限界である。1つの無呼吸イベントの持続時間は平均25秒前後で，この間での自律神経の観測には限界がある。

　そこで，侵襲的ではあるが直接交感神経活動を計測する方法として，MSNAが用いられる。交感神経の興奮は無呼吸中の後半に増大し，呼吸の再開と同時に消失する[11]（図3）。SAS患者は睡眠中（就寝から起床まで）に，この交感神経の興奮と消失を繰り返す。また，SAS患者では健常者に比べ，起床後もMSNAの増大，すなわち，交感神経活動の亢進が確認されている（図4）。

　1つの無呼吸イベントのなかでも無呼吸の後半にMSNAのバーストが，次の呼吸が再開するまで徐々に増大するが，これは，無呼吸により肺胞の伸展ができないため，交感神経活動の脱抑制が起こ

ること，低酸素の程度が悪化し，二酸化炭素濃度が上昇することが原因と説明されてきた．しかし，詳細に観察すると，同じ無呼吸のなかでMSNAのバーストが多いところと少ないところがあり，低酸素だけでは説明できない．これは，無呼吸中の呼吸努力により胸腔内圧が低下し右心系の心腔の充満と心室中隔の左方変移により左心系の虚脱が起こり，心拍出量が低下し，収縮期血圧が低下する[12]（図5，6）．この収縮期血圧の低下を補うためにMSNAのバーストが多くなることが考えられる．

ほかに，交感神経が亢進する機序としては，睡眠の分断に伴う影響がある．睡眠の分断化，繰り返す低酸素状態，ならびに高炭酸ガス血症は，交感神経活性の亢進と，炭酸ガス感受性の亢進を生じる．

交感神経の亢進は，エネルギー確保のための糖新生を引き起こす．そして，インスリン抵抗性を悪化させ，血漿中のナトリウムを貯留させるため，循環血液量が増加する．さらに，繰り返される交感神経の刺激が心筋肥大の原因となり，結果として高血圧や心不全を発症する．

口腔内装置または持続陽圧呼吸（continuous positive airway pressure：CPAP）によってVLF増大は消失する[10]（図2）．心不全患者のOSAS患者では，MSNAの亢進がCPAP療法によって軽減される[13]（図7）．

そのため，SASに対する適切なCPAPや口腔内装置などの治療は高血圧に対する降圧効果と同様に心不全に対する効果もある程度期待される．

6 おわりに

図8に示すように，SASの病態は循環器疾患に密接に関連している．SASにより自律神経，特に交感神経活性の亢進が起こり身体へ影響を及ぼすことによって，高血圧，インスリン抵抗性や糖尿病などの虚血性心疾患の発症リスクが増大する．そのため，SASを治療することは，虚血性心疾患のリスクの軽減につながり，1次予防としても重要である．

引用文献

1) メタボリックシンドローム診断基準検討委員会．メタボリックシンドロームの定義と診断基準．日内会誌　2005; 94: 794-809.
2) Marin JM, Carrizo SJ, Vicente E, et al. Long-term cardiovascular outcomes in men with obstructive sleep apnoea-hypopnoea with or without treatment with continuous positive airway pressure：an observational study. Lancet 2005; 365: 1046-53.
3) Shahar E. Sleep-disordered breathing and cardiovascular disease：cross-sectional results of the Sleep Heart Health Study. Am J Respir Crit Care Med 2001; 163: 19-25.
4) Kario K, Pickering TG, Umeda Y, et al. Morning surge in blood pressure as a predictor of silent and clinical cerebrovascular disease in elderly hypertensives：a prospective Study. Circulation 2003; 107: 1401-6.
5) Kario K, Pickering TG, Matsuo T, et al. Stroke prognosis and abnormal nocturnal blood pressure falls in older hypertensives. Hypertension 2001; 38: 852-7.
6) Sega R, Facchetti R, Bombelli M, et al. Prognostic value of ambulatory and home blood pressures compared with office blood pressure in the general population. Circulation 2005; 111: 1777-83.
7) Davies CWH, Crosby JH, Mullins RL, et al. Case-control study of 24 hour ambulatory blood pressure in patients with obstructive sleep apnoea and normal matched control subjects. Thorax 2000; 55: 736-40.

8) Chobanian AV, Bakris GL, Cushman WC, et al. The seventh report of the Joint National Committee on Prevention, Detection, Evaluation, and Treatment of High Blood Pressure: the JNC 7 report. JAMA 2003; 289: 2560-72.
9) 日本高血圧学会高血圧治療ガイドライン作成委員会, 編. 高血圧治療ガイドライン2009. JSH2009. 東京：ライフサイエンス出版, 2009.
10) Shiomi T, Guilleminault C, Sasanabe R, et al. Augmented very low frequency component of heart rate variability during obstructive sleep apnea. Sleep 1996; 19: 370-7.
11) Somers VK, Dyken ME, Clary MP, et al. Sympathetic neural mechanisms in obstructive sleep apnea. J Clin Invest 1995; 96: 1897-904.
12) Shiomi T, Guilleminault C, Stoohs R, et al. Leftward shift of the interventricular septum and pulsus paradoxus in obstructive sleep apnea syndrome. Chest 1991; 100: 894-902.
13) Usui K, Bradley TD, Spaak J, et al. Inhibition of awake sympathetic nerve activity of heart failure patients with obstructive sleep apnea by nocturnal continuous positive airway pressure. J Am Coll Cardiol 2005; 45: 2008-11.

（愛知医科大学病院睡眠科睡眠医療センター　篠邉龍二郎, 塩見利明）

8 SASと間歇的低酸素

1 はじめに

　睡眠時無呼吸症候群(sleep apnea syndrome：SAS)において認められる，夜間の無呼吸により繰り返される低酸素血症は，循環器疾患や代謝疾患に慢性の影響を及ぼす。実際にSAS患者の生命予後は悪く，10年間無治療でいると10名のうち約3名が死亡することが報告されている[1]。図1にSASが脳心血管イベントを誘導するメカニズムに対する総説のまとめを示す[2]。本項では，SASにより引き起こされる夜間の間歇的低酸素(intermittent hypoxia：IH)を中心に概説する。

2 SAS

　SASとは，夜間睡眠中に反復して呼吸停止，あるいは呼吸低下の起こるもので，夜間睡眠が慢性的に妨げられるため，朝起床時に爽快感が乏しく，日中強い眠気や全身倦怠感が毎日のように起こり，社会生活が妨げられる病気である。ポリソムノグラフィー(polysomnography：PSG)では，①睡眠潜時が短縮し，②睡眠時10秒以上持続する呼吸停止，または浅い呼吸のエピソードが1時間あたり5回以上反復し，無呼吸に伴って覚醒反応が頻回に起こり，③無呼吸に伴い動脈血酸素飽和度の低下が反復して生じる。このため頭痛，口渇，右心不全，高血圧などを合併し，脳血管疾患，心血管疾患による死亡率が上昇する。中年の肥満男性に多く，年齢が進むにつれて患者数は増加する。亜型分類として肥満，扁桃腺肥大，舌根沈下などによる上気道狭窄により，胸郭の呼吸運動はあるものの鼻腔からの換気が停止し，覚醒反応により苦悶性の激しいいびきを繰り返す閉塞型睡眠時無呼吸症候群

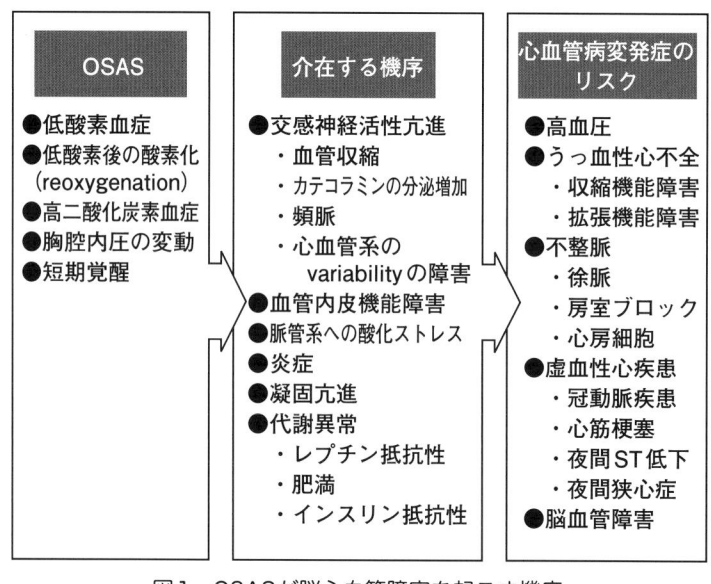

図1　OSASが脳心血管障害を起こす機序

(obstructive sleep apnea syndrome：OSAS）と，胸部の呼吸運動が起こらずに呼吸停止が反復する中枢型睡眠時無呼吸症候群（central sleep apnea syndrome：CSAS）と，両者の混合した混合型睡眠時無呼吸症候群（mixed sleep apnea syndrome：MSAS）が区別されているが，MSASはOSASに区分され，多くはOSASである。治療はダイエットなどの生活習慣の改善のほか，持続陽圧呼吸療法（continuous positive airway pressure：CPAP）という陽圧呼吸器具や，歯の噛み合わせを調節して顎を前に引き出す装具が開発されている。

3 間歇的低酸素

1）SASとIH

夜間睡眠中に反復する呼吸停止により繰り返し低酸素血症になることをIHという。これに対して慢性閉塞性肺疾患などの疾患により持続的に低酸素血症になることを持続的低酸素（sustained hypoxia：SH）という。SASはIHを来す代表疾患であり，さまざまな検討から無呼吸や低酸素によって各種炎症性サイトカイン産生，酸化ストレスの増強，交感神経の活性化が起こり，高血圧，糖尿病，脂質代謝異常などを発症し，脳血管，心血管イベントが起こることによって患者個人，家族，社会に多大な影響を与える。

2）IHと代謝内分泌異常

SAS患者には糖尿病患者が多く，逆に糖尿病患者にはSAS患者が多く含まれていることが分かっている。動物実験においてもSASの主病態であるIHによりインスリン抵抗性が悪化することが報告されている。1週間という短期間のIH曝露ではインスリン抵抗性が悪化しないが，3カ月という長期間IH曝露を行うとインスリン抵抗性が悪化するという報告がある[3]。そこでわれわれのグループでは，マウスにおけるIH曝露下でのインスリン抵抗性を標準的検査法であるグルコースクランプ法を用いて検討した。その結果，約9時間のIH曝露においてもIH曝露下ではインスリン抵抗性は悪化し，交感神経遮断薬はこのインスリン抵抗性の悪化を改善しなかったという報告をした[4]。

その後さらに，別の検討を行った。マウスの鼠径動静脈にカテーテルを挿入し，皮下トンネルを作成してマウスの後頸部からカテーテルを出し，ヘパリン化した少量の生理食塩水をシリンジポンプを用いて持続的に投与した。動脈ラインは24時間持続的に血圧測定を行うとともに適時採血を行った。静脈ラインからはヘパリン生食とともにbromodeoxyuridine（BrdU）を持続投与した。術後72時間の回復期間を設けた後にIH曝露を開始した。IH曝露はマウスの睡眠が優位に認められる日中12時間行った。動脈ラインから適時採血した全血を遠心分離し，血漿を採取した残りの血球成分は，採血によるマウスの貧血の進行を最小限に食い止めるためにマウスに返還した。採取した血漿中の血糖値，インスリン値を測定した。4日間の検討期間後マウスの膵臓を摘出し，膵臓β細胞の増殖の程度を蛍光顕微鏡で，アポトーシスの程度をTUNNEL染色法を用いて組織学的検討を行った。その結果，IH曝露によりマウス血糖の日内変動が逆転し，これには膵臓β細胞の増殖が関わっており，アポトーシスの関与は少ないことを報告した（図2）[5]。このモデルに50％ブドウ糖液を持続的に投与し，外因性に高血糖環境にすると血糖の日内変動の逆転の程度を増強させた。このことから睡眠中のIH曝露は睡眠中だけでなく1日中持続的にインスリン抵抗性を増悪させることが示唆された。しかも，

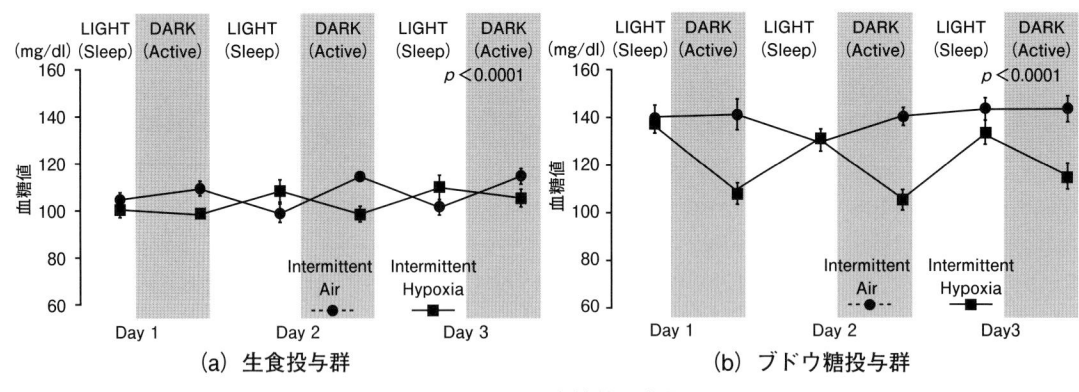

図2 IHによる血糖値の変化
(a) 生食投与群
(b) ブドウ糖投与群

この検討でのIH曝露期間は4日間という短期間であっても，これらの変化が認められたことより患者ではSAS発症早期からインスリン抵抗性が悪化していることが示唆された。また，マウスにおいてIH曝露により肝臓でのコレステロール産生酵素が誘導され，血中コレステロール値が上昇することも報告されている[6]。実際SAS患者の多くに脂質代謝異常症を認める。

また，主に脂肪組織で作られ，強力な摂食抑制とエネルギー消費増加作用を有するペプチドホルモンであるレプチンも肥満，無呼吸，自律神経異常に関わっている[7]。マウスへのIH曝露により血中レプチン濃度は有意に上昇する。太ったZuckerラットではレプチン抵抗性を示し，上気道閉塞を生じやすい[8]。血中レプチン濃度はSAS患者で有意に高く，CPAP治療により低下することが報告されている[9,10]。

3) IHと炎症

最近の研究から，動脈硬化の発症と進展には炎症が重要な役割を果たしており，転写因子活性の増強やこれによる各種炎症性サイトカインの発現の増強が報告されている[11]。RyanらはHeLa cellを用いて in vitro でIH曝露し，hypoxia inducible factor-1 (HIF-1) と nuclear factor-kappa B (NF-κB) の転写因子活性をルシフェラーゼ活性を用いて検討したところ，SH曝露ではHIF-1は活性化されるが，NF-κBの活性は認められなかった。一方，IH曝露では，NF-κBは活性化されるが，HIF-1は活性化されなかった（図3）[12]。このIH曝露におけるNF-κBの活性化はp38 MAPKを介していることも報告している。IH曝露によりNF-κBの転写因子活性が亢進していることより，SAS患者でも同様な現象が全身で起きているものと想定される。p38 MAPKは，リポ多糖体 (lipopolysaccharide：LPS) 刺激単核球から単離されたセリン/スレオニンキナーゼである。p38 MAPKはMAPKファミリーの主要なメンバーであり，p38シグナル伝達経路における中心的な分子である。また，このp38 MAPKは多くの転写因子の調節に関与している。p38 MAPKは炎症時に活性化される多くのシグナル過程の収束点，ひいてはサイトカイン産生の調節に重要な標的にあたる。p38 MAPKの特異的阻害薬により主な炎症性サイトカイン（TNF-αやIL-1など）や蛋白質（COX-2など）の生成が阻害され，疾病動物モデルにおいて抗炎症性を示す。NF-κBは生体防御および慢性炎症性疾患において重要な役割を果たす多重サブユニット転写因子で，いたるところに存在している。NF-κBは酸化ストレス，分裂促進因子，病原体，炎症性サイトカイン，免疫刺激およびアポトーシス媒介因子のような一連の誘導

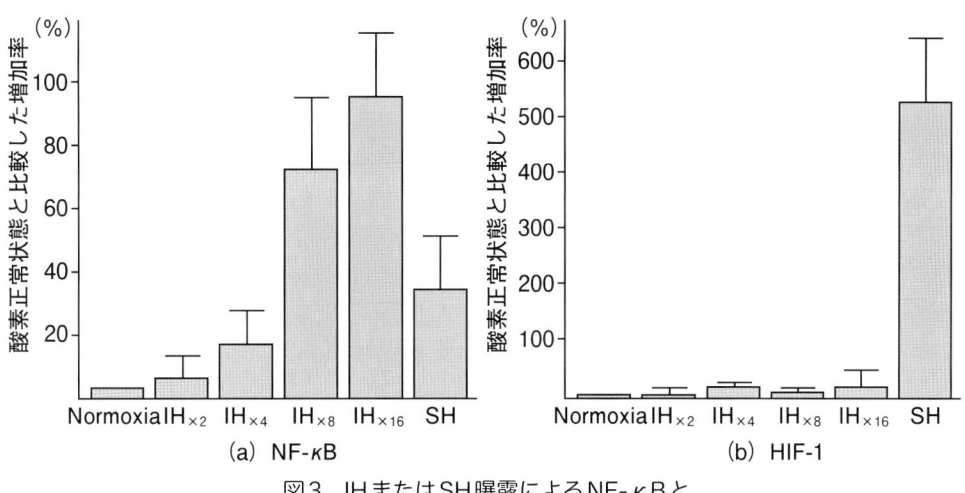

図3　IHまたはSH曝露によるNF-κBとHIF-1転写因子活性の変化

因子により活性化されることが知られている。NF-κBの活性化には，細菌やウイルスの感染や炎症誘発性サイトカインにより引き起こされる古典的経路とTNFファミリーメンバーにより活性化される古典的経路の2つの経路がある。NF-κBは一度活性化されると，炎症誘発性サイトカイン，ケモカイン，炎症性酵素および接着分子のような炎症性および免疫性遺伝子のプロモーター領域の認識分子に結合する。

　実際に，SAS患者ではNF-κBの活性化により産生が誘導されるサイトカインのTNF-αが血清中で上昇している[12]。われわれも血中と単球から産生されるTNF-αがSAS患者では肥満コントロールと比較して上昇し，これには夜間の低酸素血症の程度が大きく関わっていることを報告している[13]。さらに，TNF-αにより産生が増強されるマトリックスメタロプロテアーゼ-9 (matrix metalloproteinase-9：MMP-9) の血清中の値もSAS患者では肥満患者に比べて高値であり，CPAP治療により低下することを報告した[14]。MMP-9は将来の心血管イベントの発症リスクと相関することが報告されているほか，動脈硬化の進展にも深く関与している。また，IL-6においても血清中と単球から産生される量がSAS患者では亢進している[15]。さらに，NF-κBの転写因子活性に依存している接着分子であるICAM-1やVCAM-1も，SAS患者の血清中ではコントロールと比較して有意に高値である[16]。

　また，血中の炎症マーカーである高感度CRPは，すぐれた心血管イベントの発症予知因子であることが報告されている。CRPは肺炎球菌の菌体のC多糖体と沈降反応する物質として見出された物質で，IL-6が肝細胞に作用して産生される。最近ではCRPは単なる炎症マーカーのみでなく，血管内皮細胞上の接着分子の発現を増加させたり，ケモカインの産生を増加させ，さらにはT細胞の血管壁への浸潤を誘導するなど，さまざまな機能を有していることが報告されている[17]。また，血清IL-6値も将来の心筋梗塞を予知する重要なマーカーであることも示されている[18]。そこでわれわれは，SASにより繰り返し引き起こされる夜間の低酸素血症が，IL-6の産生を亢進させることでCRP値を上昇させ，動脈硬化を促進させるのではないかという仮説を立て，実際のSAS患者から，血清中のCRP値とIL-6値，単球から産生されるIL-6量をCPAP治療前後で検討した。するとSASが重症であるほど，血清中のCRP値とIL-6値は増加していた (図4)[14]。さらに，単球から産生されるIL-6量も

図4 血清中の高感度CRP値とIL-6値

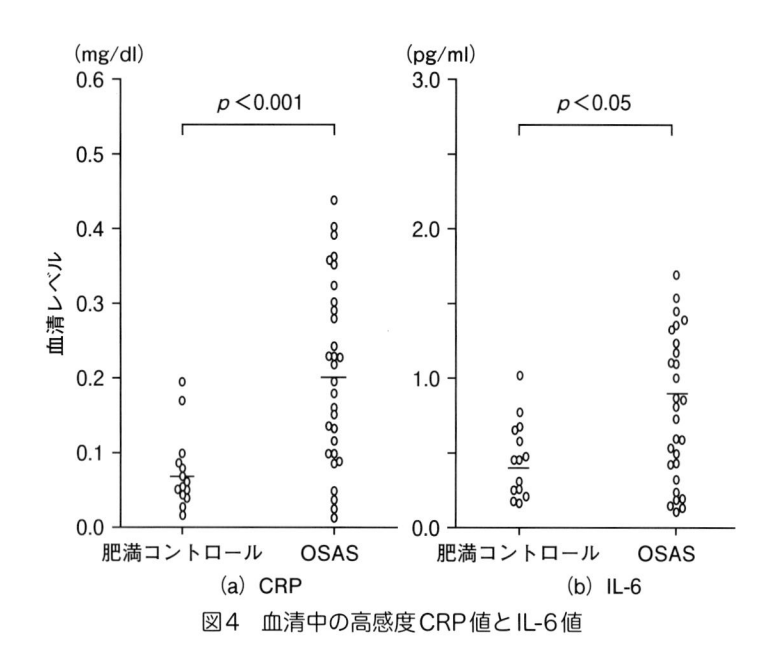

増加しており，CPAP治療により血清中のCRP値とIL-6値は有意に低下した（図5）[14]。よって，これらの結果より，SAS患者では夜間の低酸素血症や肥満などにより，健常人よりも動脈硬化が進行してしまうため，脳血管，心血管イベントの発症リスクが高まるものと考えられた。実際，SAS患者の頸動脈エコーで動脈硬化を判定すると，コントロールと比較して，有意に動脈硬化が増加していた（図6）[19]。さらに無症候性脳梗塞の合併もSAS患者では肥満コントロールと比較して増加していた[20]。以上より，これらの動脈硬化を進展させる物質がSAS患者では上昇しているため，SASのない健常人や単なる肥満コントロールよりも動脈硬化が進展することが考えられる。

4）IHと酸化ストレス

SAS患者は，高血圧や糖尿病，高脂血症といった生活習慣病を合併しやすく，さらに夜間の無呼吸によるIHのため，酸化ストレスが高まり，動脈硬化の進行が加速されることが想定される。無呼吸や低呼吸による低酸素血症の後，再呼吸による低酸素血症の改善は，虚血と再灌流による障害が全身で起こっていることに類似している[21]。SAS患者では，DNA oxidationの指標である8-hydroxy-2-deoxyguanosine（8-OHdG）の産生が亢進している[22]。さらに，各種の脂質酸化ストレスマーカーがSAS患者の血清や尿中で上昇しており[23,24]，われわれも脂質酸化ストレスマーカーの一つである8-isoprostagrandine F2α（8-isoprostane）がSAS患者の尿中で上昇していることを報告した[25]。また，脂質酸化ストレスマーカーの8-isoprostane値と炎症マーカーの指標である高感度CRP値との間に有意な相関が認められたことより，酸化ストレスと炎症は深い関連があることが示唆された。動物モデルにおける検討でもIH曝露により脳や肝臓での酸化ストレスの増強を認めることが報告されている。

5）IHと交感神経および視床下部-下垂体-副腎系の活性化

SAS患者では健常者に比べて血圧が上昇することが報告されており[26]，米国高血圧合同委員会が発

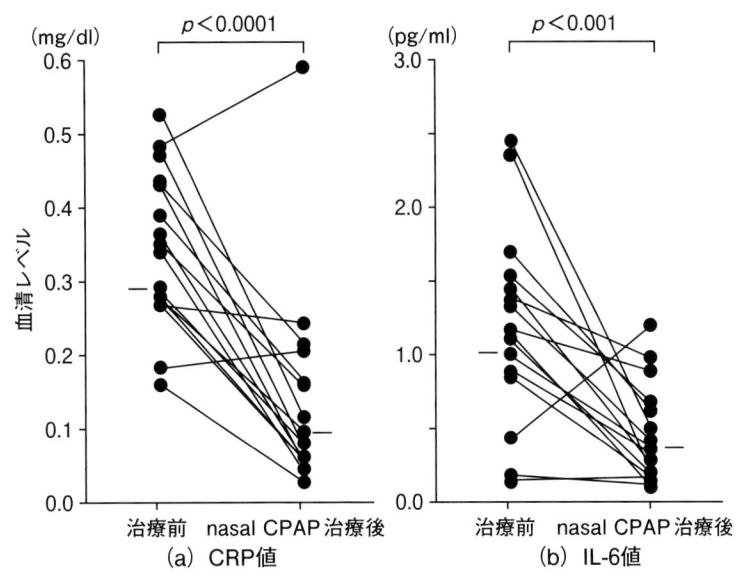

図5 nasal CPAPの血清中高感度CRP値とIL-6値に対する影響

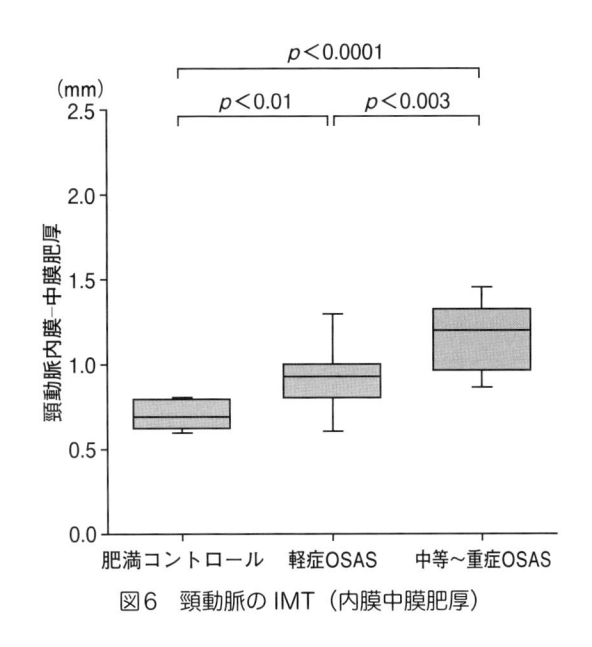

図6 頸動脈のIMT（内膜中膜肥厚）

表した高血圧ガイドラインであるthe Seventh Report of the Joint National Committee on Prevention, Detection, Evaluation, and Treatment of High Blood Pressure (JNC 7) では，2次性高血圧の原因疾患の筆頭にSASが挙げられている。また，SAS患者にCPAP治療を行った場合，適切な圧力で治療すると収縮期血圧および拡張期血圧がともに約10mmHg下降するが，治療効果のない低い圧力で治療すると血圧の下降は認めないという報告もある[27]。SAS患者では主に低酸素血症による化学受容体からの刺激により，交感神経の活性化状態が起こる[28]。また，SAS患者では日中においても交感神経が活性化されている状態が持続する。そして血圧が上昇し脈拍が早くなることで心臓やその他の臓器への負担が増加する[29]。また，われわれは野生型マウスにIH曝露を行うと曝露初日か

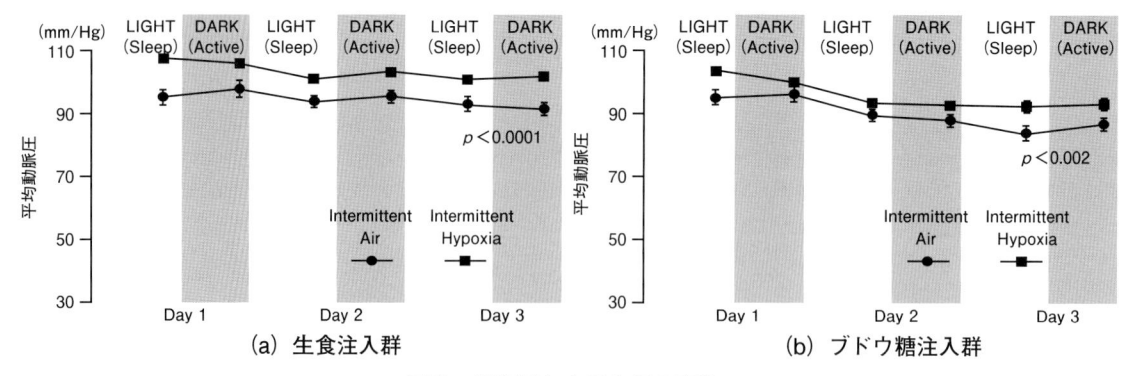

図7 IH曝露による血圧の変動

(a) 生食注入群
(b) ブドウ糖注入群

ら日中，夜間ともに血圧の有意な上昇を認め，検討期間の4日間持続し，この血圧の有意な上昇は，正常血糖環境下および高血糖環境下いずれにおいても認められ，これには血中のコルチコステロンが関与していることを報告した（図7）[5]。この結果から，IH曝露による視床下部−下垂体−副腎系の活性化により血圧の上昇が起きることが示唆された。

4 おわりに

以上，SAS患者に起こるIHと各種病態について述べてきた。臨床データにおいてはSASの重症度や夜間低酸素の程度と炎症マーカーや酸化ストレスマーカーの上昇との関連が認めらた。動物モデルにおいてはIHがインスリン抵抗性，代謝内分泌異常，炎症の惹起，酸化ストレスの増強，交感神経の活性化をもたらすことが解明されてきている。これらにより，SAS患者の動脈硬化は進展し，脳血管，心血管イベントの発症が増加すると考えられる。イベントの発症を予防するためには適切な診断と治療が重要である。

引用文献

1) Marti S, Sampol G, Muñoz X, et al. Mortality in severe sleep apnoea/hypopnoea syndrome patients：impact of treatment. Eur Respir J 2002; 20: 1511-8.
2) Shamsuzzaman AS, Gersh BJ, Somers VK. Obstructive sleep apnea：implications for cardiac and vascular disease. JAMA 2003; 290: 1906-14.
3) Polotsky VY, Li J, Punjabi NM, et al. Intermittent hypoxia increases insulin resistance in genetically obese mice. J Physiol 2003; 552: 253-64.
4) Iiyori N, Alonso LC, Li J, et al. Intermittent hypoxia causes insulin resistance in lean mice independent of autonomic activity. Am J Respir Crit Care Med 2007; 175: 851-7.
5) Yokoe T, Alonso LC, Romano LC, et al. Intermittent hypoxia reverses the diurnal glucose rhythm and causes pancreatic beta-cell replication in mice. J Physiol 2008; 586: 899-911.
6) Li J, Thorne LN, Punjabi NM, et al. Intermittent hypoxia induces hyperlipidemia in lean mice. Circ Res 2005; 97: 698-706.
7) Pelleymounter MA, Cullen MJ, Baker MB, et al. Effects of the obese gene product on body weight regulation in ob/ob mice. Science 1995; 269: 540-3.

8) Nakano H, Magalang UJ, Lee SD, et al. Serotonergic modulation of ventilation and upper airway stability in obese Zucker rats. Am J Respir Crit Care Med 2001; 163: 1191-7.
9) Phillips BG, Kato M, Narkiewicz K, et al. Increases in leptin levels, sympathetic drive, and weight gain in obstructive sleep apnea. Am J Physiol Heart Circ Physiol 2000; 279: H234-7.
10) Shimizu K, Chin K, Nakamura T, et al. Plasma leptin levels and cardiac sympathetic function in patients with obstructive sleep apnoea-hypopnoea syndrome. Thorax 2002; 57: 429-34.
11) Glass CK, Witztum JL. Atherosclerosis. the road ahead. Cell 2001; 104: 503-16.
12) Ryan S, Taylor CT, McNicholas WT. Selective activation of inflammatory pathways by intermittent hypoxia in obstructive sleep apnea syndrome. Circulation 2005; 112: 2660-7.
13) Minoguchi K, Tazaki T, Yokoe T, et al. Elevated production of tumor necrosis factor-alpha by monocytes in patients with obstructive sleep apnea syndrome. Chest 2004; 126: 1473-9.
14) Tazaki T, Minoguchi K, Yokoe T, et al. Increased levels and activity of matrix metalloproteinase-9 in obstructive sleep apnea syndrome. Am J Respir Crit Care Med 2004; 170: 1354-9.
15) Yokoe T, Minoguchi K, Matsuo H, et al. Elevated levels of C-reactive protein and interleukin-6 in patients with obstructive sleep apnea syndrome are decreased by nasal continuous positive airway pressure. Circulation 2003; 107: 1129-34.
16) Chin K, Nakamura T, Shimizu K, et al. Effects of nasal continuous positive airway pressure on soluble cell adhesion molecules in patients with obstructive sleep apnea syndrome. Am J Med 2000; 109: 562-7.
17) Szmitko PE, Wang CH, Weisel RD, et al. New markers of inflammation and endothelial cell activation : Part I. Circulation 2003; 108: 1917-23.
18) Ridker PM, Rifai N, Stampfer MJ, et al. Plasma concentration of interleukin-6 and the risk of future myocardial infarction among apparently healthy men. Circulation 2000; 101: 1767-72.
19) Minoguchi K, Yokoe T, Tazaki T, et al. Increased carotid intima-media thickness and serum inflammatory markers in obstructive sleep apnea. Am J Respir Crit Care Med 2005; 172: 625-30.
20) Minoguchi K, Yokoe T, Tazaki T, et al. Silent brain infarction and platelet activation in obstructive sleep apnea. Am J Respir Crit Care Med 2007; 175: 612-7.
21) Dean RT, Wilcox I. Possible atherogenic effects of hypoxia during obstructive sleep apnea. Sleep 1993; 16: S15-21.
22) Yamauchi M, Nakano H, Maekawa J, et al. Oxidative stress in obstructive sleep apnea. Chest 2005; 127: 1674-9.
23) Carpagnano GE, Kharitonov SA, Resta O, et al. Increased 8-isoprostane and interleukin-6 in breath condensate of obstructive sleep apnea patients. Chest 2002; 122: 1162-7.
24) Barceló A, Miralles C, Barbé F, et al. Abnormal lipid peroxidation in patients with sleep apnoea. Eur Respir J 2000; 16: 644-7.
25) Minoguchi K, Yokoe T, Tanaka A, et al. Association between lipid peroxidation and inflammation in obstructive sleep apnoea. Eur Respir J 2006; 28: 378-85.
26) Davies CW, Crosby JH, Mullins RL, et al. Case-control study of 24 hour ambulatory blood pressure in patients with obstructive sleep apnoea and normal matched control subjects. Thorax 2000; 55: 736-40.
27) Becker HF, Jerrentrup A, Ploch T, et al. Effect of nasal continuous positive airway pressure treatment on blood pressure in patients with obstructive sleep apnea. Circulation 2003; 107: 68-73.
28) Tilkian AG, Guilleminault C, Schroeder JS, et al. Hemodynamics in sleep-induced apnea. Studies during wakefulness and sleep. Ann Intern Med 1976; 85: 714-9.
29) Palatini P, Penzo M, Racioppa A, et al. Clinical relevance of nighttime blood pressure and of daytime blood pressure variability. Arch Intern Med 1992; 152: 1855-60.

(昭和大学医学部呼吸器・アレルギー内科　横江琢也)

9 乳幼児SAS

1 はじめに

　就労中の予期せぬ事故の背景に睡眠時無呼吸症候群(sleep apnea syndrome：SAS)の存在が広く知られるようになり，成人領域では社会的にも非常に関心が高まっている疾患である。一方，小児領域ではあまり注目はされてはいないが，乳幼児突然死症候群(sudden infant death syndrome：SIDS)との関連などからSASは重要な疾患である。しかし，乳幼児は睡眠や呼吸調節中枢が発達過程にある。この脆弱性に体内または体外の環境因子が作用してSASが惹起される。また，中枢神経のみならず免疫系も著しく変貌を遂げる時期である。このため上気道周辺に存在する免疫関連組織もその大きさが著しく変化し，時として上気道の気流に影響を及ぼすことにもなる。このように小児ではSASの原因や，それに伴う症状は発達段階によって著しく異なる特徴がある。したがって，乳幼児のSASを理解するためにはそれぞれの発達段階に認められる臨床像を把握し，その病因および病態を理解する必要がある。本項では乳幼児SASを，成熟新生児期，生後6カ月までの乳児早期，さらに乳児後期から幼児期までの3期に分けて，その原因と無呼吸によってもたらされる症状に関して概観する。なお，早産児にみられる無呼吸は中枢の未熟性によるものであるが，それに関しては省略する。

2 正常乳幼児にみられるSASの様相

　乳幼児では睡眠中の不規則呼吸はしばしばみられる所見であり，正常乳幼児では無呼吸も認められる。そこでまず正常乳幼児で認められる睡眠時の不規則呼吸を以下に示す。
①新生児期にはSASは通常に認められる所見である。そして，無呼吸の頻度は発達に伴って次第に減少する。無呼吸は生後3カ月まで認められる[1]。
②無呼吸のパターンには，中枢型・閉塞型・混合型があるが，通常6カ月以前の正常乳児には閉塞型は認められない。
③無呼吸には至らないまでも，微弱呼吸(hypopnea)も正常乳児で認められる所見である。これは気道の不完全な閉塞や，横隔膜の呼吸運動が減衰することによって惹起される。
④生後6カ月以前の正常乳児では，呼吸停止時間が15秒以上継続する無呼吸は認めない。また，10秒以上の無呼吸の出現もまれである。
⑤逆説性呼吸(paradoxical breathing：呼吸に関与する胸壁と腹壁の動きの調和が失われた状態)は新生児期に認められる所見である。これは動睡眠期(レム期に相当する)に認められるもので，酸素飽和度の低下や二酸化炭素の貯留は伴わない。これは，横隔膜の運動により換気が維持されるからである。
⑥周期性呼吸の定義はさまざま認められるが，現象としては，数秒程度の短い呼吸停止が短期間に反復して出現するもので，動睡眠期に認められるものである。
　周期性呼吸が正常所見とすることに関してはさまざまな議論がある。周期性呼吸は乳幼児無呼吸の

指標であるとの考えもある。これは，周期性呼吸が呼吸調節機構の不安定性によって惹起される動揺性呼吸の所見である可能性があるからである。呼吸調節が脆弱である場合，低酸素や循環不全などによって呼吸調節機構が不安定になり，病的な無呼吸に陥るとする考えである[2]．

3 睡眠中の呼吸異常

睡眠中にみられる無呼吸は中枢型睡眠時無呼吸症候群 (central sleep apnea syndrome：CSAS)，閉塞型睡眠時無呼吸症候群 (obstructive sleep apnea syndrome：OSAS) そして混合型睡眠時無呼吸症候群 (mixed sleep apnea syndrome：MSAS) が認められる。さらに，無呼吸は伴わなくても，過度のいびきも睡眠中の呼吸異常である。CSASは，まず呼吸運動が停止し結果として鼻腔での呼吸性気流が停止するものである。原因として呼吸調節中枢の異常と考えられるが，肥満や高度の肺傷害によって肺容量が低下した場合，また，軽度の上気道の狭窄によっても惹起される[3]。CSASが15秒以上持続し，高炭酸ガス血症や低酸素を伴う場合，または頻回にCSASを認める場合は異常である。CSASは除脈を伴うが，その他の不整脈を認めることはまれである。

OSASとは，横隔膜の呼吸運動は維持されているにもかかわらず，呼吸性の空気の流れが停止している状態である。これは上気道の閉塞によってもたらされるもので，上気道感染や解剖学的構造異常によって惹起される。多くの症例がこの上気道の解剖学的異常によって惹起されている。狭小な上気道内腔とそこを通る空気の流量と流速，さらに，呼吸のタイミング，横隔膜やその他の呼吸関連筋群の緊張など，さまざまな要因が相互に関連して上気道の閉塞が起こる。しかし，解剖学的異常がなくても，上気道を維持する呼吸筋群の，相互の筋緊張の平衡が破綻することによって，OSASに陥る場合がある。これは横隔膜の過剰運動が起こった場合，上気道の内腔を維持する筋群が胸腔の陰圧によって引き込まれ，上気道の閉塞をもたらすことによって起こる無呼吸がそれである。

MSASは，無呼吸の始まりと終わりで無呼吸のタイプが異なっているものである。通常はCSASで始まり，終末はOSASのパターンを呈することが多い。MSASの最中には横隔膜のみならず，上気道の内腔を維持するための筋肉群の活動も停止していることが指摘されている。このため，CSASのパターンで始まった無呼吸の最中に，上気道の閉塞が起こり，結果として横隔膜の呼吸運動が再開されたにもかかわらず，OSASのパターンとして無呼吸が遷延すると考えられている[4]．

4 新生児期にみられるSAS

新生児期のSASはよくみられる症状である。しかし，チアノーゼや呼吸停止で発見され，蘇生を施される症例はまれである。新生児期は胎外環境への適応時期であるから，その他の時期ではみられない原因で無呼吸を起こす。たとえば，肺胞液の消退が遅延したことで肺コンプライアンスが低下し，機能的残気量が維持できないことによって起こる無呼吸は，新生児期に特有なものである。さらに，分娩や胎児期の状態がSASの原因となることがある。新生児期のSAS例のうち60％が原因不明とされているが[5]，自験例では軽微な中枢神経傷害（くも膜下出血・軽微な低酸素虚血性脳傷害など）が最大の原因であった。すでになされた検討では用いられていなかったMRIを用いることで，CTでは判別できなかった軽微な低酸素虚血性脳傷害が同定可能となったのがこの差に表れていると考えら

表1 乳児期早期の無呼吸の原因

先天心奇形
不整脈
頭蓋顔面奇形
痙攣
敗血症
ボツリヌス感染症
髄膜炎
肺炎
RSウイルス感染症
代謝異常
胃食道逆流

れる。これら中枢障害のある児のポリソムノグラフィー(polysomnography：PSG)所見は，静睡眠期を中心にCSASもしくはMSASが認められるのが特徴である。静睡眠相の無呼吸が認められなくなると，臨床症状も改善する[6]。

5 乳児早期の無呼吸

　乳児早期にみられる無呼吸の原因はさまざまである(表1)。なかでもこの時期はSIDSが最も重要な疾患である。SIDSとは「それまでの健康状態および既往歴からその死亡が予測できず，しかも死亡状況調査および解剖検査によってもその原因が同定できない，原則として1歳未満の児に突然死をもたらした症候群」と定義されている[7]。SIDSは臨床的にも病理学的にも診断が困難なため，独立した疾患概念としてとらえられてはこなかった。しかし，近年の疫学研究の結果，疾患に特徴的な臨床像が明らかにされ，さらに，主要危険因子が同定されるに至り一つの独立した疾患単位として認知されるようになった。

　突然死発症のメカニズムに関しては，さまざまな仮説が提唱され検証されてきた。現在では，SASに対する防御反応の低下によって，低酸素症が惹起されたことにより突然死に至ると考えられている。生後6カ月までの乳児では，生理的にも睡眠時の軽微な呼吸停止は認められる。さらにこの時期の児は環境因子などにより，睡眠時の呼吸調節は容易に破綻する。無呼吸が惹起された場合，ただちに覚醒反射が起こり，危機的状況を回避することができる。しかし，児自体に何らかの素因がある場合，覚醒反射は起こらず，突然死に至るとする考えである[8]。その覚醒反射に関与する神経核として，脳幹のセロトニン作動系神経核群とカテコラミン神経核群が考えられている[9,10]。また，今までの検索で，SIDS症例では対照群に比較して脳幹のグリオーシスを呈する頻度が高いことや，神経細胞の形態学的発達遅滞が認められるなど，中枢神経系に発達遅滞やストレス負荷に伴う神経調節の軽微な異常が素因であると推定される。これらの仮説は突然死発症メカニズムを説明する有力な説であると考えられているが，いまだ完全に証明されてはいない。

　病因や病態はいまだに解明されてはいないが，SIDSとは，睡眠や呼吸調節中枢の発達途上にある特定の素因を有する児が，環境因子に誘発された無呼吸に陥り，それに続発する低酸素症によって死

亡に至る疾患である。

6 乳～幼児期のSAS

　睡眠呼吸障害(sleep-disordered breathing：SDB)はいびきをかくといった軽微なものから，重篤なOSASまで幅の広い異常である。

1) OSASの臨床症状
　OSASの臨床症状は，昼間と夜間にみられる症状とを整理してとらえる必要がある。昼間にみられる症状としては，起床時の不機嫌や頭痛，過度の昼寝や眠気，繰り返す上気道感染といった身体症状から，多動や切れやすいなどの社会性の欠如など行動異常[11]，また，学習障害や記憶力の低下などの知的異常も認められる[12]。また，乳児期に発症した場合，哺乳不良や体重増加不良を来し，また，肺胞低換気から，低酸素血症となり肺血管抵抗が増大し，右心不全に陥ることもある。一般に痩せている症例が多い。これは，呼吸努力により過剰にエネルギーを消費するため，また，睡眠に伴って分泌される成長ホルモンの分泌不全が原因として推測されている。一方，睡眠中の症状としては，睡眠中の口呼吸や陥没呼吸などの努力性呼吸，激しいいびき，睡眠時の無呼吸，寝汗，夜恐などが挙げられる。診察に訪れる患者の主訴は年齢によって異なる。5歳以前の症例では，就眠時間が早いこともあり両親が睡眠状態を観察することが可能であるため，いびきや睡眠時の呼吸異常を認めて受診するが，5歳以上の症例では，昼間の症状である過度な眠気や頭痛，または，行動異常や知的な異常を主訴に来院することが多い。

2) OSASの原因
　OSASの原因は，アレルギー性鼻炎や副鼻腔炎などの炎症に伴う鼻閉，または，アデノイドや扁桃肥大などである。扁桃は1歳過ぎから発達しリンパ濾胞の数的増加がみられる。それに伴って生理的肥大を呈する。4～6歳で気道に占める割合が最大となる。学童期後半には次第に退縮する。また，形成異状としては，小顎を呈するゴルデンハー症候群(Goldenhar syndrome)やピエール・ロバン症候群(Pierre Robin syndrome)では舌や咽頭の位置異常に伴う上気道の狭窄が生じる。さらには頭蓋顔面骨形成異常を呈するダウン症(Down syndrome)，アペール症候群(Apert syndrome)，クルーゾン症候群(Crouzon syndrome)などでは鼻咽腔の狭窄を認める。

3) OSASの診断
　まず，強くOSASが疑われた場合，病歴を慎重に検討しOSASが2次的なものでないことを確認する。病歴検索の後，理学所見をとる。鼻腔の様子，特に吸気時に鼻腔の狭小化が起こらないか，鼻腔の大きさを計測する。続いて口腔の幅と舌の長さを計測する。さらに軟口蓋の位置と長さ計測する。以上の計測が終了したら，異常なリンパ組織の存在を確認する。次いで，扁桃とアデノイドの観察である。扁桃は前口蓋弓を越えないものをⅠ度，正中で接触するものをⅢ度，その中間をⅡ度とし肥大の程度を決定する。小顎や顎骨の後退の有無も確かめておく必要がある。以上の診察が終了した後に，画像診断を用いた狭窄部位の同定を行う。アデノイドの観察には顔面の側面X線撮影が有効であ

る．さらに可能であればセファロメトリー側面像で，下咽頭の開存の様子，扁桃の肥大度，さらに顎骨の状態や位置を確認する．さらに，経鼻ファイバースコープを用いて，鼻腔から喉頭までの状態を観察する．

重症度判定にはPSGを実施する．PSGの観察点，無呼吸低呼吸指数(apnea-hypopnea index：AHI)と閉塞の持続時間，それぞれの無呼吸時の最低酸素飽和度，不整脈の有無とそのタイプ，さらに無呼吸後の覚醒反応を確認し，睡眠中断の状況を観察する．重～中等症ではstage 1 ノンレム睡眠で睡眠の中断が顕著に認められ，stage 2 ノンレム睡眠では時々睡眠の中断が認められる．Stage 3～4 ノンレム睡眠ではほとんど，またはまったく睡眠の中断は認めない．レム睡眠はしばしば分断され，全睡眠時間に対するレム睡眠の割合，およびレム睡眠総出現時間ともに減少する．重症度判定は一般にAHIで判定するが，成人ではAHI 5以上を重症とする基準があるが，小児では年齢などによりその状況がまちまちであることから，重症度基準は確立していない．

7 おわりに

乳幼児の無呼吸は突然死から，発育・発達障害まで多彩の症状を呈する疾患である．特に，乳児後期から幼児期の症例では，症状が社会生活に影響を及ぼす重大な疾患である．これらの症状は，適切な治療によって軽快することが多く，早期に診断し，適切な治療を実施する必要がある．また，乳幼児の睡眠・覚醒調節機構や，呼吸調節機構の発達にはいまだ不明な点が多い．SIDSの発生予防のためにも，これらの早期解明が望まれる．

引用文献

1) Gould JB, Lee AFS, James O, et al. The sleep state characteristics of apnea during infant. Pediatrics 1977; 59: 182-94.
2) Weggener TB, Frantz ID, Stark AR, et al. Oscillatory breathing pattern leading to apneic spells in infant. J Appl Physiol 1982; 52: 1288-95.
3) Guilleminault C, Riley R, Powell N. Sleep apnea in normal subject following mandibular osteotomy with retrusion. Chest 1985; 88: 776-8.
4) Onal E, Lopata M, O'Conner TD. Pathogenesis of apnea in hypersomnia-sleep apnea syndrome. Am Rev Pespir Dis 1982; 125: 167-74.
5) Rodriguez-Alarcon J, Melchor JC, Linares A, et al. Early neonatal sudden death or near death syndrome. An epidemiological study of 29 cases. Acta Pediatri 1994; 83: 704-8.
6) Obonai T, Kusuda S, Hirasawa K, et al. Aspect of neonatal apnea. Perinatal Med 2007; supple: 55-9.
7) 厚生省心身障害研究・乳幼児突然死症候群研究班．平成15年度「乳幼児突然死(SIDS)」に関する研究報告書．2005: p7.
8) Kahn A, Groswasser J, Franco P, et al. Sudden infant death: stress, arousal and SIDS. Early Hum Dev 2003; 75: S147-66.
9) Obonai T, Yasuhara M, Nakamura T, et al. Immunohistochemical alteration of catecholamine neurons in the brainstem of sudden infant death syndrome victims. Pediatrics 1998; 10: 285-8.
10) Nattie E, Kinny HC. Nicotine, serotonin, and sudden infant death syndrome. Am J Respir Crit Care Med 2002: 166: 1530-1.

11) Goldstein NA, Fatima M, Campbell TF. Child behavior and quality of life before and after tonsillectomy and adenoidectomy. Arch Otolaryngol Head Neck Surg 2002; 128: 770-5.
12) Kheirandish L, Gozal D. Neurocognitive dysfunction in children with sleep disorder. Dev Sci 2006; 9: 388-99.

(財団法人東京都保健医療公社多摩北部医療センター小児科　小保内俊雅)

第6章

SASの合併症

1 SASと高血圧，心血管病変

1 はじめに

　睡眠時無呼吸症候群(sleep apnea syndrome：SAS)，特に閉塞型睡眠時無呼吸症候群(obstructive sleep apnea syndrome：OSAS)が近年高血圧や心血管病変発症と深く関わりがあるとされるようになった。国際的な高血圧のガイドラインであるthe Seventh Report of the Joint National Committee on Prevention, Detection, Evaluation, and Treatment of High Blood Pressure (JNC 7)や日本での高血圧ガイドラインである日本高血圧学会高血圧治療ガイドライン2009 (JSH2009)でも，OSASは極めて関連性の高い疾患として扱われている。
　本項ではOSASを中心に高血圧発症や心疾患発症の機序，治療法についてまとめた。

2 高血圧発症の背景にあるOSAS

　OSAS患者の約半数例に高血圧を認め，治療抵抗性の高血圧が多いことがこれまで報告されている[1,2]。Pekerら[3]は心血管疾患を有しない172名を対象に，高血圧治療と無呼吸重症度について検討した。7年間のフォローで治療不十分なOSASは高血圧発症の有用な予測因子であることを報告した。また，住民対象の研究Sleep Heart Health Study (SHHS)においても6,132名を対象に横断的な研究を行い，OSASは高血圧有病率に有意な関連因子であるとした[4]。またこの関係は喫煙，アルコール摂取量，体型などを考慮して補正しても，その関係は保たれていた。特に40～59歳の比較的中年の患者層においてその関係性は強く，中年における高血圧発症のリスクファクターであると報告している。またウィスコンシン州の一般住民1,060名に対して全例ポリソムノグラフィー(polysomnography：PSG)を施行し，無呼吸低呼吸指数(apnea-hypopnea index：AHI)は収縮期血圧，拡張期血圧ともに関連があるとしている[5]。さらに4年間の追跡調査により(790名の一般住民)，AHIが15回/時以上の中等症以上のOSASの高血圧発症のリスクは，OSASのない患者の2.89倍(体型，喫煙，アルコール摂取量を補正後)であるとしている[6]。
　このようにOSASは中高年においては，重症であれば高血圧の有病率が高く，将来の高血圧発症のリスクが高いことが知られている。
　高血圧発症のメカニズムについては，これまで多くの報告がある。無呼吸中の交感神経系の活性や，無呼吸後の呼吸再開に伴う一過性の血圧上昇などがよく知られている[7〜9]。無呼吸中の交感神経

表1 無呼吸重症度と肥満の関連性について

BMI	<24	24≦〜≦28	28<〜≦32	>32
AHI<5	66.7%	33.3%	0.0%	0.0%
AHI≦5〜≦20	47.2%	41.7%	8.3%	2.7%
AHI 20<〜≦40	30.2%	41.9%	16.3%	11.6%
AHI>40	14.3%	27.0%	30.2%	28.6%

活性のメカニズムとしては低酸素血症，高二酸化炭素血症，呼吸再開に伴う覚醒反応などがあり，このことが一晩中持続する慢性的な刺激により日中の血圧上昇にも関係していると考えられている。それ以外にも胸腔内圧の陰圧化，化学受容体を介したアドレナリン作動系交感神経活性，RAS系亢進などが高血圧発症に関連しているとされている。またこの交感神経活性は，OSASの治療である持続陽圧気道圧 (continuous positive airway pressure：CPAP) により高血圧が改善することも知られている[10)11)]。

3 OSASと冠動脈危険因子

OSASは肥満，高中性脂肪血症，インスリン抵抗性などの病態と深く関わっていると考えられている[12)13)]（表1）。OSASは特に内臓脂肪蓄積型肥満が多く，腹部内臓脂肪量とAHIは有意に相関するとの報告もある。また，これらの病態は虚血性心疾患発症とも強く関わっている。SASがあることより肥満や高中性脂肪血症自体が増悪するかについては一定の見解はないが，インスリン抵抗性についてはSAS自体が悪化させることは報告されている[14)15)]。Punjabiら[14)]は中年男性のSASを有する患者を対象にしたところ，インスリン抵抗性は体重とは独立して関連していると報告している。また非肥満患者におけるグルコースクランプ法を用いた検討においても，同様の結果が得られている[16)]。また，SAS治療により亢進していた交感神経緊張が解除され，肝臓での糖新生がなくなるため血糖値が改善すると考えられている。しかしながらSASが改善するとなぜインスリン抵抗性が改善していくかについては，今後のさらなる研究が望まれる。

また，SHHSではAHIが15回/時以上の中等症のOSASでは，OSASのない患者の1.46倍（体型，喫煙，アルコール摂取量を補正後）耐糖能異常が認められるとしている[17)]。

動脈硬化のマーカーである内頸動脈の内膜中膜複合体厚 (intima-media thickness：IMT) は，SASが重症であるほど有意に厚いと報告がある[18)]（図1）。また血管内皮機能がSAS患者では障害していることや，可溶性接着因子 (sICAM-1)，血管内皮増殖因子 (vascular endothelial growth factor：VEGF) などの動脈硬化進展因子がSAS患者の血中で高値を示すことなどが報告されている[19)〜21)]。一方，これらの異常がCPAPによるSAS治療介入により改善することも研究報告されている[22)]。つまり，OSASは高血圧や糖尿病とは独立して動脈硬化の発症，進展に関与し，同時に冠危険因子である高血圧，糖尿病，高脂血症などの病態も悪化させると考えられる。

4 OSASと心血管疾患

狭心症などの慢性虚血性心疾患におけるSASを有する合併頻度は，これまでの報告では約35〜

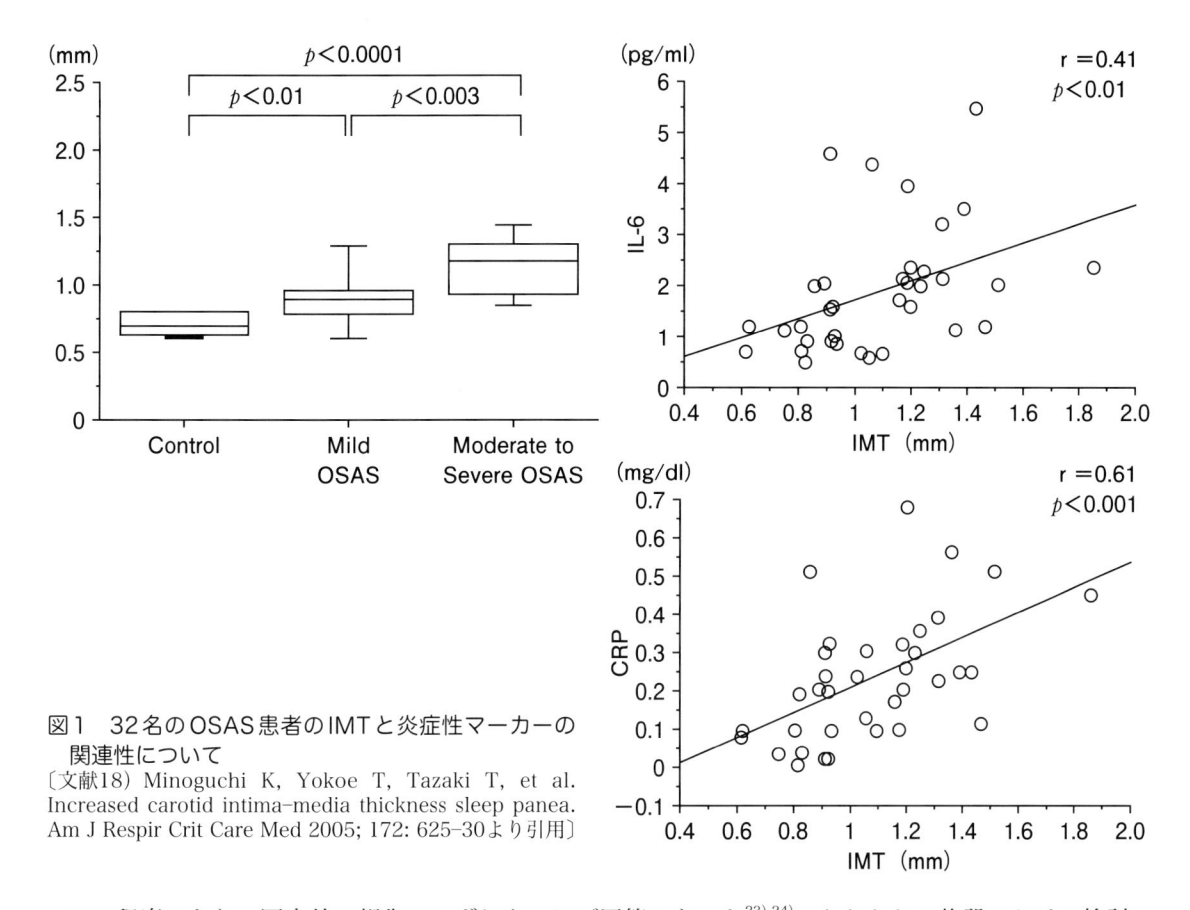

図1 32名のOSAS患者のIMTと炎症性マーカーの関連性について
〔文献18）Minoguchi K, Yokoe T, Tazaki T, et al. Increased carotid intima-media thickness sleep panea. Am J Respir Crit Care Med 2005; 172: 625-30より引用〕

40％程度であり，国内外の報告でいずれも，ほぼ同等であった[23)24)]。われわれの施設における検討でも，平均身長167cm，体重67kgの比較的肥満のない急性心筋梗塞患者においては，SAS合併頻度はAHIが10回/時以上で60％と極めて高率であった。この数値は安定型狭心症のこれまでの報告での数字に比較して著しく高い。SASと急性冠動脈症候群の関連についてはこれまで多くの報告はないが，不安定狭心症や急性心筋梗塞など急性冠動脈症候群では，安定型狭心症などと比較するとさらにSASの高率合併が報告されるようになった。Moruzziら[25)]は，慢性冠動脈疾患に比較して不安定狭心症や急性心筋梗塞などの急性冠動脈症候群では，睡眠呼吸障害(sleep-disordered breathing：SDB)が増加すると報告している。AHIが10回/時の頻度は急性心筋梗塞では慢性虚血性心疾患に比較して約2倍の22％，不安定狭心症は約3倍の36％であったとしている。Tsukamotoら[26)]は，心筋梗塞急性期に一時的にSASが悪化するとしている。これらの報告をまとめてみると，慢性期の冠動脈疾患より急性冠動脈疾患においてSASは重症であり，中枢型睡眠時無呼吸(central sleep apnea：CSA)，OSAS両者とも増悪傾向にある。急性冠動脈疾患患者においてSASが慢性疾患より悪化する理由については，発症直後の一時的な交感神経緊張や心機能低下などがSAS発症に関与していると考えられている[27)28)]。

　心疾患を有しないSASに対しての無呼吸治療は心血管イベントを減少させる。Vealeら[29)]は2000年にCPAP治療5,669名の患者の調査を行ったところ，死亡率はフランスの一般人とほぼ同等であったと報告している。

　近年になって冠動脈疾患患者へのSAS治療が，冠動脈疾患の予後を変化させるかについて注目さ

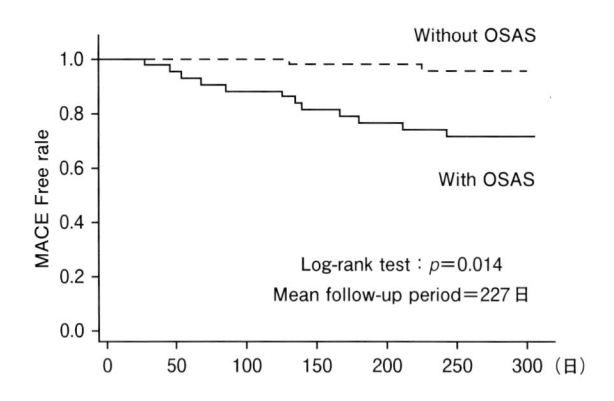

図2 急性冠動脈症候群（acute coronary syndrome：ACS）に対するPCI治療後のMACE発症率の差異—SASによる影響—

ACS患者89名，AHI＞10回/時を有する患者をOSAS群と定義，OSAS群の再狭窄率37％，非OSAS群の再狭窄率15％。
〔文献32）Yumio D, Tsurumi Y, Takagi A, et al. Impact of obstructive sleep apnea on clinical and coronary intervention in patients with acute coronary syndrome. Am J Cardiol 2007; 99: 26-30より引用〕

れている。Milleronら[30]は2004年に冠動脈疾患を合併するSAS患者に対するSAS治療に関する報告をしている。54名の冠動脈疾患を合併するSAS患者に対して，無呼吸の治療施行群25名（21名はCPAP）と治療拒否群29名の遠隔期イベントについて検討している。60カ月のフォローでSAS治療群のイベント発生率（心血管死亡，急性冠動脈症候群，心不全による入院，冠血管血行再建術）は58％から24％に低下したと報告している。

Cassarら[31]もOSASを有する冠動脈カテーテル治療後の371名の虚血性心疾患患者においては，OSAS治療施行群で心血管イベントが少なかったと報告している。

本邦においてもYuminoら[32]は冠動脈治療終了後にSASの有無によって予後に差が生じるとしている（図2）。

5 SASと心不全

心不全とは心機能障害により末梢に十分な酸素，心拍出量を供給できない状態のことをいう。この慢性心不全に特徴的な呼吸パターンであるチェーン・ストークス呼吸が合併することは以前より知られていた。これはCSAに分類され，心不全や脳卒中発症後に認められる現象である（図3）。

逆にOSASではメタボリックシンドロームや肥満などの因子を介して心不全を起こしやすいとされている。一般的には肥満患者では肥満指数（body mass index：BMI）が25を超えてくると心不全の発症の頻度が増加すると考えられている（フラミンガム研究より）[33]。SHHSでは，心血管障害の程度とAHIの関連性について検討している。AHIが11.0回/時以上のOSASでは，OSASのない患者の2.38倍（体型，喫煙，アルコール摂取量を補正後）が心不全の頻度が高いとしている[34]。つまり重症なOSASを放置しておくと，将来は高率に心不全を発症しやすくなり，かつ心不全を発症するとCSA

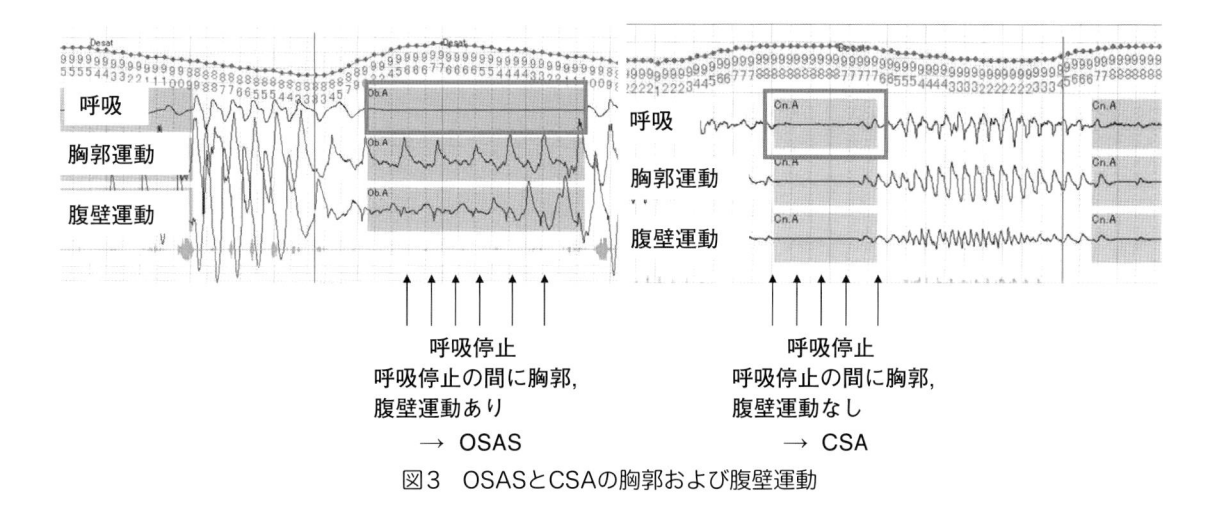

↑↑↑↑↑↑ 呼吸停止
呼吸停止の間に胸郭,
腹壁運動あり
→ OSAS

↑↑↑↑ 呼吸停止
呼吸停止の間に胸郭,
腹壁運動なし
→ CSA

図3　OSASとCSAの胸郭および腹壁運動

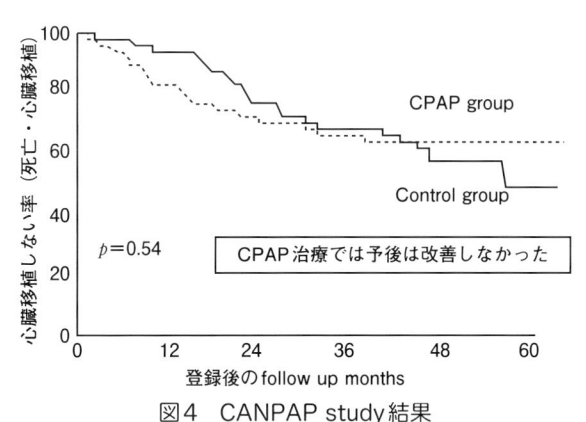

図4　CANPAP study 結果
2000年に出したBradleyらのグループで出した66名での結果から大規模研究が実施された。
〔文献36）Bradley TD, Logan AG, Kimoff RJ, et al; CANPAP Investigators. Continuous positive airway pressure for central sleep apnea and heart failure. N Engl J Med 2005; 353: 2025-33より引用〕

がさらに認められることになる。

　また，近年は心不全に合併するSDBを治療することにより，心不全の非薬物治療として介入することが注目されている。OSASに対してCPAP治療をすることにより，夜間低酸素血症の改善，交感神経活性の低下，胸腔内圧の低下，血圧低下による後負荷軽減などが挙げられる。また，これらの治療により心機能改善や心拍数減少などの効果が報告されている[35]。

　CSAに対するCPAP治療の有効性に関しては，現在議論の中心であり最終的な結論は出ていない。しかしBradlyら[36]がカナダで施行した大規模なCanadian Continuous Positive Airway Pressure for Patients with Central Sleep Apnea and Heart Failure（CANPAP）研究では，残念ながらCPAPによる心不全の予後改善効果は得られなかった（図4）。しかし，サブ解析ではCPAPによりAHIが十

分にコントロールできた症例に限ってみれば，心不全の改善効果が認められたとしている[37]。今後さらなる検討が必要であると考えられる。さらに夜間在宅酸素療法(home oxygen therapy：HOT)，二相性陽圧換気(bilevel positive airway pressure：bilevel-PAP)，adaptive servo-ventilation(ASV)治療などの有効性についての報告も散見されるようになり，今後の治療の選択の使い分けが検討されていくと考えられる[38)39)]。

6 SASと脳卒中

脳血管障害についても半数以上はアテローム性血栓症の機序によって生じるといわれている。その危険因子の一つとして，メタボリックシンドロームが指摘されている。メタボリックシンドロームの本態である内臓脂肪蓄積は動脈硬化性疾患とは深い関わりも有しており，前述の通りOSASとも深い関わりを有している。OSASと脳卒中の関連性については2001年のSHHSで脳血管障害の程度とAHIの関連性について検討している。AHIが11.0回/時以上のOSASでは，OSASのない患者の1.46倍(体型，喫煙，アルコール摂取量を補正後)が脳血管障害の頻度が高いとしている[34]。

Wisconsin Sleep Cohort StudyではAHIが20回/時以上のOSASでは，OSASのない患者の約4倍(体型，喫煙，アルコール摂取量を補正後)と脳血管障害が高頻度に認められるとしている[40]。Yaggiら[41]も高血圧などの危険因子を除外しても，OSASは脳血管障害の独立した因子であると報告しており，このように脳血管障害のリスクの観点から極めて重要であると考えられる。

また脳梗塞後遺症により，呼吸中枢が傷害されSASが生じることも知られている。大脳半球の障害では，急性期にはチェーン・ストークス呼吸が認められる。

宮本ら[42]は脳梗塞患者における病巣部位とPSG結果について比較検討を行っている。その結果，脳梗塞患者全体の56％にSDBが合併していると報告している。そのうち3/4がCSA優位であったとしている。このことより脳卒中を発症すると，心不全同様にCSA優位のSASが生じると考えられる。しかしながら，現状ではこの脳卒中後の無呼吸に対して治療を行うべきかについてはこれまで十分な検討は行われてきていない。一般的にはCSAは自覚症状が乏しく，血中酸素濃度の低下の程度も軽度であることより，あまり治療対象にされてこなかった。しかしながら，心不全に合併する無呼吸に対するCPAP治療やHOT療法の効果に関する報告が散見されるようになっていることより，今後は脳卒中に合併するSDBに対する治療介入の治療効果についてさらなる研究が必要と考えられる。

7 おわりに

わが国では高齢化社会に伴い心疾患の発症頻度は年々増加傾向にある。また若年にはメタボリックシンドロームや肥満などの病態が深く関わるようになっている。心疾患の背景にSASが存在していることを認識し，治療介入することにより新しい心疾患に対する治療として期待できる。

引用文献

1) Silverberg DS, Oksenberg A, laina A. Sleep related breathing disorders are common contributing factors to the production of essential hypertension but are neglected, underdiagnosed, and undertreated. Am J

Hypertens 1997; 10: 1319-25.
2) Logan AG, Perlikowski SM, Mente A, et al. High prevalence of unrecognized sleep apnoea in drug-resistant hypertension. J Hypertens 2001; 19: 2271-7.
3) Peker Y, Hedner J, Norum J, et al. Increased incidence of cardiovascular disease in middle-aged men with obstructive sleep apnea : a 7-year follow-up. Am J Respir Crit Care Med 2002; 166: 159-65.
4) Nieto FJ, Young TB, Lind BK, Study. Association of sleep-disordered breathing, sleep apnea, and hypertension in a large community-based study. Sleep Heart Health JAMA 2000; 283: 1829-36.
5) Young T, Peppard P, Palta M, et al. Population-based study of sleep-disordered breathing as a risk factor for hypertension. Arch Intern Med 1997; 157: 1746-52.
6) Peppard PE, Young T, Palta M, et al. Prospective study of the association between sleep-disordered breathing and hypertension. N Engl J Med 2000; 342: 1378-84.
7) Wolk R, Shamsuzzaman AS, Somers VK. Obesity, sleep apnea, and hypertension. Hypertension 2003; 42: 1067-74.
8) Tasali E, Ip MS. Obstructive sleep apnea and metabolic syndrome : alterations in glucose metabolism and inflammation. Proc Am Thorac Soc 2008; 5: 207-17.
9) Kapa S, Sert Kuniyoshi FH, Somers VK. Sleep apnea and hypertension : interactions and implications for management. Hypertension 2008; 51: 605-8.
10) Dorkova Z, Petrasova D, Molcanyiova A, et al. Effects of continuous positive airway pressure on cardiovascular risk profile in patients with severe obstructive sleep apnea and metabolic syndrome. Chest 2008; 134: 686-92.
11) Dopp JM, Reichmuth KJ, Morgan BJ. Obstructive sleep apnea and hypertension : mechanisms, evaluation, and management. Curr Hypertens Rep. 2007; 9: 529-34.
12) Vgontzas AN, Bixler EO, Chrousos GP. Sleep apnea is a manifestation of the metabolic syndrome. Sleep Med Rev 2005; 9: 211-24.
13) Shinohara E, Kihara S, Yamashita S, et al. Visceral fat accumulation as an important risk factor for obstructive sleep apnoea syndrome in obese subjects. J Intern Med 1997; 241: 11-8.
14) Punjabi NM, Sorkin JD, Katzel LI, et al. Sleep-disordered breathing and insulin resistance in middle-aged and overweight men. Am J Respir Crit Care Med 2002; 165: 677-82.
15) Ip MS, Lam B, Ng MM, et al. Obstructive sleep apnea is independently associated with insulin resistance. Am J Respir Crit Care Med 2002; 165: 670-6.
16) Babu AR, Herdegen J, Fogelfeld L, et al. Type 2 diabetes, glycemic control, and continuous positive airway pressure in obstructive sleep apnea. Arch Intern Med 2005; 165: 447-52.
17) Punjabi NM, Shahar E, Redline S, et al; Sleep Heart Health Study Investigators. Sleep-disordered breathing, glucose intolerance, and insulin resistance : the Sleep Heart Health Study. Am J Epidemiol 2004; 160: 521-30.
18) Minoguchi K, Yokoe T, Tazaki T, et al. Increased carotid intima-media thickness and serum inflammatory markers in obstructive sleep apnea. Am J Respir Crit Care Med 2005; 172: 625-30.
19) Chin K, Nakamura T, Shimizu K, et al. Effects of nasal continuous positive airway pressure on soluble cell adhesion molecules in patients with obstructive sleep apnea syndrome. Am J Med 2000; 109: 562-7.
20) Schulz R, Hummel C, Heinemann S, et al. Serum levels of vascular endothelial growth factor are elevated in patients with obstructive sleep apnea and severe night time hypoxia. Am J Respir Crit Care Med 2003; 167: 92-3.
21) Carpagnano GE, Kharitonov SA, Resta O, et al. Increased 8-isoprostane and interleukin-6 in breath

condensate of obstructive sleep apnea patients. Chest 2002; 122: 1162-7.
22) Yokoe T, Minoguchi K, Matsuo H, et al. M Elevated levels of C-reactive protein and interleukin-6 in patients with obstructive sleep apnea syndrome are decreased by nasal continuous positive airway pressure. Circulation 2003; 107: 1129-34.
23) Mooe T, Rabben T, Wiklund U, et al. Sleep-disordered breathing in men with coronary artery disease. Chest 1996; 109: 659-63.
24) 臼井研吾. 虚血性心疾患患者における睡眠時無呼吸症候群の合併に関する研究. 愛知医大医学誌 1999; 27: 33-41.
25) Moruzzi P, Sarzi-Braga S, Rossi M, et al. Sleep apnoea in ischaemic heart disease：differences between acute and chronic coronary syndromes. Heart 1999; 82: 343-7.
26) Tsukamoto K, Ohara A. Temporal worsening of sleep-disordered breathing in the acute phase of myocardial infarction. Circ J 2006; 70: 1553-6.
27) Narkiewicz K, Montano N, Cogliati C, et al. Altered cardiovascular variability in obstructive sleep apnea. Circulation 1998; 98: 1071-7.
28) Otsuka N, Ohi M, Chin K, et al. Assessment of cardiac sympathetic function with iodine-123-MIBG imaging in obstructive sleep apnea syndrome. J Nucl Med 1997; 38: 567-72.
29) Veale D, Chailleux E, Hoorelbeke-Ramon A, et al. Mortality of sleep apnoea patients treated by nasal continuous positive airway pressure registered in the ANTADIR observatory. Association Nationale pour le Traitement A Domicile de l'Insuffisance Respiratoire chronique. Eur Respir J 2000; 15: 326-31.
30) Milleron O, Pilliére R, Foucher A, et al. Benefits of obstructive sleep apnoea treatment in coronary artery disease：a long-term follow-up study. Eur Heart J 2004; 25: 728-34.
31) Cassar A, Morgenthaler TI, Lennon RJ, et al. Treatment of obstructive sleep apnea is associated with decreased cardiac death after percutaneous coronary intervention. J Am Coll Cardiol 2007; 50: 1310-4.
32) Yumino D, Tsurumi Y, Takagi A, et al. Impact of obstructive sleep apnea on clinical and angiographic outcomes following percutaneous coronary intervention in patients with acute coronary syndrome. Am J Cardiol 2007; 99: 26-30.
33) Kenchaiah S, Evans JC, Levy D, et al. Obesity and the risk of heart failure. N Engl J Med 2002; 347: 305-13.
34) Shahar E, Whitney CW, Redline S, et al. Sleep-disordered breathing and cardiovascular disease：cross-sectional results of the Sleep Heart Health Study. Am J Respir Crit Care Med 2001; 163: 19-25.
35) Kaneko Y, Floras JS, Usui K, et al. Cardiovascular effects of continuous positive airway pressure in patients with heart failure and obstructive sleep apnea. N Engl J Med 2003; 348: 1233-41.
36) Bradley TD, Logan AG, Kimoff RJ, et al; CANPAP investigators. Continuous positive airway pressure for central sleep apnea and heart failure. N Engl J Med 2005; 353: 2025-33.
37) Arzt M, Floras JS, Logan AG, et al; CANPAP Investigators. Suppression of central sleep apnea by continuous positive airway pressure and transplant-free survival in heart failure：a post hoc analysis of the Canadian Continuous Positive Airway Pressure for Patients with Central Sleep Apnea and Heart Failure Trial (CANPAP). Circulation 2007; 115: 3173-80.
38) Seino Y, Imai H, Nakamoto T, et al; CHF-HOT. Clinical efficacy and cost-benefit analysis of nocturnal home oxygen therapy in patients with central sleep apnea caused by chronic heart failure. Circ J 2007; 71: 1738-43.
39) Teschler H, Döhring J, Wang YM, et al. Adaptive pressure support servo-ventilation: a novel treatment for Cheyne-Stokes respiration in heart failure. Am J Respir Crit Care Med 2001; 164: 614-9.
40) Arzt M, Young T, Finn L, et al. Association of sleep-disordered breathing and the occurrence of stroke. Am

J Respir Crit Care Med 2005; 172: 1447-51.
41）Yaggi HK, Concato J, Kernan WN, et al. Obstructive sleep apnea as a risk factor for stroke and death. N Engl J Med 2005; 353: 2034-41.
42）宮本智之，宮本雅之，西林百佳．睡眠時無呼吸症候群の関連疾患6．治療学 2006; 40: 52-6.

（聖マリアンナ医科大学循環器内科　長田尚彦）

2 SASと不整脈，突然死・予後

1 はじめに

　睡眠時無呼吸症候群（sleep apnea syndrome：SAS）は約50％に不整脈を合併し[1]，明らかな固有伝導障害や器質的心疾患を認めなくとも洞停止，房室ブロックなどの徐脈性不整脈や心房細動，心室期外収縮・頻拍などの頻脈性不整脈を生じうる。米国の大規模コホート研究であるSleep Heart Health Study（SHHS）[2]からの横断研究より重症SASでは就寝中の不整脈の頻度が2～4倍になることが判明した。また，近年SASと突然死の関連性を示唆する報告もあるため，SASの診断と治療は生活の質（quality of life：QOL）のみならず，予後の点からも重要であり，循環器疾患全般の診療においては，SAS合併の有無に留意した積極的な介入が必要である。

2 SASの催不整脈作用

　健常人でも睡眠中に洞性不整脈，洞停止や房室ブロックなどの徐脈性不整脈を認めるが，SASはその病態を助長し，伝導障害をさらに悪化させる。また，SASは心筋虚血[3]や心筋リモデリング[4]を促進し不整脈発生の基質を形成する。中途覚醒，低酸素血症，アシドーシスによる交感神経活動の亢進や自律神経のゆらぎは頻脈性不整脈の素因となり[5]，自動能の亢進や撃発活動を引き起こし，リエントリーの成立を促進する。さらにSASによる胸腔内圧陰圧化や壁内外圧差（transmural pressure）が後負荷を増大させ心筋の伸展を促進し，心筋の機械的伸展刺激に伴う電気的フィードバックを介した関与も考えられる[6]。また再分極相に与える影響も示されており[7]，SASは不整脈の発生においてその基質，誘因，修飾因子の全てに影響を与え，その結果，不整脈発生に大きく関与しているものと推測される（図1）。

3 SASと徐脈性不整脈

　SASの約5～10％[1]に夜間睡眠中の徐脈性不整脈の合併が報告されている。主にレム期にみられ[8]，夜間の繰り返される無呼吸と低酸素血症により副交感神経が亢進し，徐脈性不整脈が発生するとされる[1,9]。睡眠中には無呼吸周期と連動して周期的な心拍変動がみられるが，SASに伴う徐脈はアトロピンにより抑制され[10]，電気生理検査で洞結節・房室結節機能低下を伴わないため副交感神経を介する機能的なものであると考えられる[11]。

　Guilleminaultら[1]は，SAS 400名でSASと不整脈の関係について検討しているが，洞停止や房室ブロックなどの徐脈は酸素飽和度（saturation：Sat）72％以下でみられ，そのうちの93％はSat 65％以下であった。また，Zwillichら[9]は無呼吸中の徐脈が酸素投与下では認めなかったと報告し，徐脈に対する低酸素血症の影響を示している。一方，徐脈が4％の軽度の不飽和化（desaturation）でもみられ[12]，desaturationとは独立してレム期に認められるとの報告もあり[8]，SASの関与とは別にレム

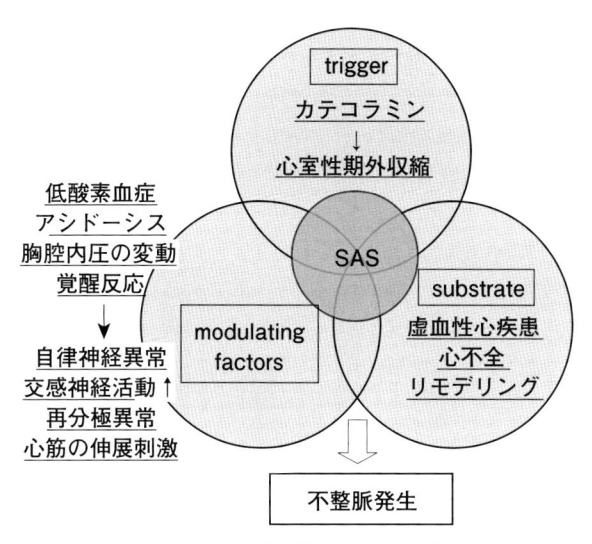

図1 SASの不整脈発生に関与する因子
不整脈発生には催不整脈作用としての基質(substrate)，誘因(trigger)と修飾因子(modulating factors)の3つの要素(Coumel's triangle)が必要となる。

期の自律神経活動の影響も示唆されている(REM sleep-related brady-arrhythmia syndrome)[13]。

大部分の徐脈はSASに対する適切な治療により改善する可逆的な病態であり，気管切開や酸素療法，持続陽圧呼吸療法(continuous positive airway pressure：CPAP)を用いた治療による徐脈の改善が報告されている[1)9)14]。2008年のデバイス治療に関するthe American College of Cardiology (ACC)/American Heart Association (AHA)/the Heart Rhythm Society (HRS)のガイドライン[15]でもSASと関連する無症候性徐脈へのペースメーカー植え込みはclass Ⅲと明記されている。ペースメーカー植え込み患者にSASが約60〜70%と高率に認められたとの報告もあるため[16]，夜間就寝中に徐脈を呈する場合には潜在するSASの可能性を考慮し，スクリーニングを行う必要がある[17]。

4 SASと心房細動

SHHS[2]の報告では，心房細動の合併は重症SAS群で4.8%と非SAS群の0.9%に比べ有意に多く，オッズ比で4.02であった(図2)。心房細動の既往がない3,542人のコホート研究では65歳未満の閉塞型睡眠時無呼吸(obstructive sleep apnea：OSA)は心房細動の新規発症が多く(ハザード比2.18)，OSAと関連の深い肥満とdesaturationは独立した危険因子であった[18]。さらに除細動後の心房細動の再発率は未治療OSAで高く，再発群では夜間desaturationがより顕著であった[19]。逆にGamiら[20]の心房細動症例におけるOSAの検討では，心房細動151名の49%でOSAを認め，非心房細動312名の32%より有意に多く，心房細動はOSAの独立した関連因子であったと報告している。

心房細動発生機序についてはOSAによる低酸素，メカニカルストレス，炎症，自律神経障害や拡張障害が心筋に対して機能的・器質的な修飾を加え，心房細動を誘導すると考えられる。また，中枢型睡眠時無呼吸(central sleep apnea：CSA)症例は心房細動を高率に合併し[21]，心不全における心房細動はCSAの独立因子であることから心房細動による血行動態増悪がCSAの誘因となると考え

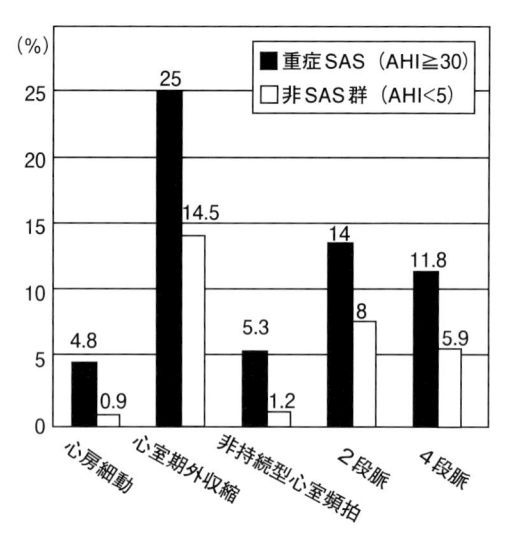

図2 SASによる不整脈合併率
AHI≧30の重症SASでは不整脈合併リスクが2〜4倍となる。
〔文献2) Mehra R, Benjamin EJ, Shahar E, et al. Association of nocturnal arrhythmias with sleep-disordered breathing : The Sleep Heart Health Study. Am J Respir Crit Care Med 2006; 173: 910-6より引用, 改変〕

られる[22)23)]。心房細動に対するSASの関与は年齢, 性別, 高血圧, 虚血性心疾患, 心不全や肥満とは独立していることが示されており, SASは心房細動の治療戦略において重要であると考える。

SAS治療による心房細動抑制効果については, Guilleminaultら[1)]は8例の夜間発作性心房細動を有する重症OSAに対し気管切開を施行し, 心房細動の再発を認めなかったと報告している。また, CPAP治療による心房細動除細動後の1年後の再発率の検討では, 非CPAP治療群の82%に対し, CPAP治療群では42%と有意に少なく, 洞調律維持に関するCPAP治療の有用性が示されている[19)]。

5 SASと心室性不整脈

Guilleminaultら[1)]はSAS 400名で夜間に心室性期外収縮(premature ventricular contraction : PVC)は20%, 非持続型心室頻拍(nonsustained ventricular tachycardia : nsVT)は3%に認めたと報告しており, SHHSの報告では重症SAS群における夜間のPVCは2倍, nsVTは4倍の頻度であり[2)](図2), 特に夜間の心室性不整脈の出現に関係していると考えられる。Shepardら[24)]のポリソムノグラフィー(polysomnography : PSG)下の検討ではSat＜60%でPVCの出現リスクが高まり, Javaheriら[25)]の心不全81名の検討では, 心室性不整脈出現頻度と無呼吸低呼吸指数(apnea-hypopnea index : AHI)は正の相関関係であり, SAS重症度との関連性も示唆されている。

植え込み型除細動器(implantable cardioverter defibrillator : ICD)植え込み後の低心機能における睡眠呼吸障害(sleep-disordered breathing : SDB)と致死性不整脈の検討では半年間の試験期間中のICD作動率がSDB群で有意に高く, SDBはICD作動に関する独立した危険因子であった(ハザード比4.02)(図3)。また, 非SDB群は午前中に作動が多かったのに対して, SDB群では夜間睡眠中に多く認められた(図3)[26)]。Fichterら[27)]のICD植え込み後のSAS症例での検討では心室性不整脈の出現

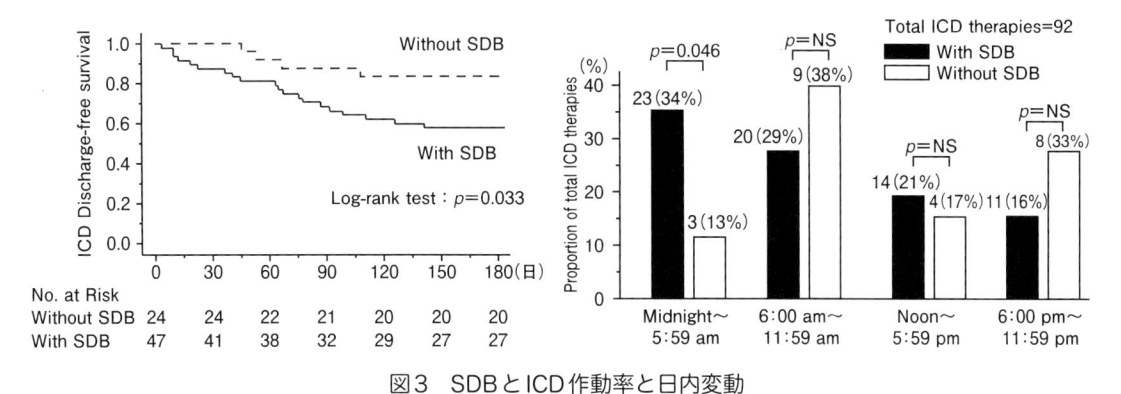

図3 SDBとICD作動率と日内変動
6カ月の観察期間中にSAS群でICD作動が多く, 夜間優位であった.
〔文献26〕Serizawa N, Yumino D, Kajimoto K, et al. Impact of sleep-disordered breathing on life-threatening ventricular arrhythmia in heart failure patients with implantable cardioverter-defibrillator. Am J Cardiol 2008; 102: 1064-8より引用〕

は正常呼吸期より無呼吸期に多かったと報告している. さらに, SASの重症度と心室頻拍(ventricular tachycardia：VT)発生の素地となるQT dispersionが正相関を示し[7], 治療により改善するとの報告もあり[28], SASはVTの発生閾値を低下させる一要因であると推測される.

SAS治療による心室性不整脈への効果に関しては気管切開によるPVC/VTが減少・消失[1], 心不全への酸素療法によるPVCの減少[29], 心不全に対するCPAP responder群でPVCの減少が報告されている[30]. 収縮障害心不全に対するCPAPランダム化割り付け試験では, 1カ月後にCPAP群で尿中ノルエピネフリン濃度低下, 左室駆出率(ejection fraction：EF)の改善とともにPVCの58%減少を認め, CPAP治療による交感神経抑制や心筋逆リモデリング(reverse remodeling)を介した抗不整脈効果を示している[31]. 以上よりSAS治療は不整脈発生としてのSASの基質, 再分極相に与える影響や誘因としてのPVC抑制効果を認めるため, 突然死につながるVT発生などの病態が改善する可能性があり, 今後のさらなる研究が期待される.

6 SASと突然死

常習性いびきの肥満[32]やピックウィック症候群(pickwickian syndrome)[33]などのSASと関連した疾患で睡眠中に突然死すると報告されており, SASに関する報告も散見される. PSG施行後の予後調査では観察期間中の死亡率に有意差はなく, SAS群で睡眠中の死亡は認めなかったが, 後ろ向き調査であり, SAS群に減量やCPAP, 外科的治療例が74%含まれていた[34]. SASへのCPAP介入による長期予後を検討した前向き試験では, 平均7.5年の観察期間にCPAP非治療群で心臓血管死が有意に多かった. 突然死についてはCPAP非治療群で7%認められたのに対し, CPAP治療群には認められず, SASと突然死との関連が示唆された[35].

一般人口における突然死は午前中と夕方にピークがあるが, SASにおいてはその日内変動のピークがシフトする可能性が指摘されている. Gamiら[36]はPSG施行後に突然死した症例の発症時間を検証し, OSA群の約半数が午前0〜6時に突然死したのに対し, 非OSA群は21%であった(図4). さらに, OSA群でこの時間帯に突然死を発症するリスクは他の時間帯の2.57倍であり, OSAの重症度に相関

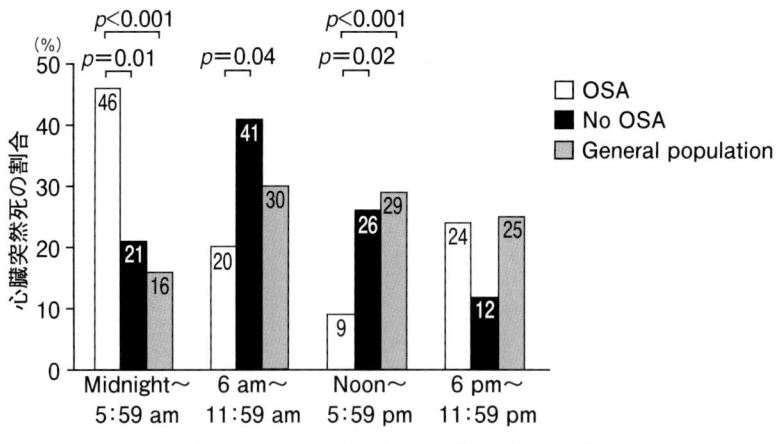

図4 OSAによる心臓突然死の日内変動
OSA群の突然死発症は深夜〜午前6時が最も多かった。
〔文献36）Gami AS, Howard DE, Olson EJ, et al. Day-nigth pattern of sudden death in obstructive sleep apnea. N Engl J Med 2005; 352: 1206-14 より引用，改変〕

して午前0〜6時の時間帯に突然死を発症していた[36]。この研究は母集団の数が不明であり，高齢者，虚血性心疾患や心不全の合併症も多いため，この研究結果を一般化することには注意が必要だが，その後突然死の基礎疾患となる心筋梗塞[37]や致死性不整脈[26]の発生についても同様に発症ピークが午前中から夜間にシフトすると報告されており（図3），急性冠症候群[37,38]や心不全[39]，大血管疾患[40,41]などの突然死の基礎疾患への影響も報告されている。以上よりSASがこれらの基礎疾患の病態増悪を介した突然死への関与が考えられる。

　突然死に対するSAS治療効果は不明であるが，大規模観察研究においてOSAに対するCPAP治療の心血管疾患による死亡抑制効果が示され[42]，前向き試験でもOSAに対するCPAP治療群で突然死を認めなかったとの報告もあり[35]，突然死を起しうる基礎疾患の予後改善を介した突然死予防効果が期待される。

引用文献

1) Guilleminault C, Connolly SJ, Winkle RA. Cardiac arrhythmia and conduction disturbances during sleep in 400 patients with sleep apnea syndrome. Am J Cardiol 1983; 52: 490-4.
2) Mehra R, Benjamin EJ, Shahar E, et al. Association of nocturnal arrhythmias with sleep-disordered breathing : The Sleep Heart Health Study. Am J Respir Crit Care Med 2006; 173: 910-6.
3) Mooe T, Franklin KA, Wiklund U, et al. Sleep-disordered breathing and myocardial ischemia in patients with coronary artery disease. Chest 2000; 117: 1597-602.
4) Chami HA, Devereux RB, Gottdiener JS, et al. Left ventricular morphology and systolic function in sleep-disordered breathing : the Sleep Heart Health Study. Circulation 2008; 117: 2599-607.
5) Narkiewicz K, van de Borne PJ, Pesek CA, et al. Selective potentiation of peripheral chemoreflex sensitivity in obstructive sleep apnea. Circulation 1999; 99: 1183-9.
6) Franz MR. Mechano-electrical feedback in ventricular myocardium. Cardiovasc Res 1996; 32: 15-24.
7) Dursunoglu D, Dursunoglu N, Evrengul H, et al. QT interval dispersion in obstructive sleep apnoea

syndrome patients without hypertension. Eur Respir J 2005; 25: 677-81.
8) Koehler U, Becker HF, Grimm W, et al. Relations among hypoxemia, sleep stage, and bradyarrhythmia during obstructive sleep apnea. Am Heart J 2000; 139: 142-8.
9) Zwillich C, Devlin T, White D, et al. Bradycardia during sleep apnea. Characteristics and mechanism. J Clin Invest 1982; 69: 1286-92.
10) Guilleminault C, Connolly S, Winkle R, et al. Cyclical variation of the heart rate in sleep apnoea syndrome. Mechanisms, and usefulness of 24h electrocardiography as a screening technique. Lancet 1984; 1: 126-31.
11) Grimm W, Hoffmann J, Menz V, et al. Electrophysiologic evaluation of sinus node function and atrioventricular conduction in patients with prolonged ventricular asystole during obstructive sleep apnea. Am J Cardiol 1996; 77: 1310-4.
12) Koehler U, Fus E, Grimm W, et al. Heart block in patients with obstructive sleep apnoea : pathogenetic factors and effects of treatment. Eur Respir J 1998; 11: 434-9.
13) Janssens W, Willems R, Pevernagie D, et al. REM sleep-related brady-arrhythmia syndrome. Sleep Breath 2007; 11: 195-9.
14) Grimm W, Koehler U, Fus E, et al. Outcome of patients with sleep apnea-associated severe bradyarrhythmias after continuous positive airway pressure therapy. Am J Cardiol 2000; 86: 688-92, A689.
15) Epstein AE, DiMarco JP, Ellenbogen KA, et al. ACC/AHA/HRS 2008 Guidelines for Device-Based Therapy of Cardiac Rhythm Abnormalities : a report of the American College of Cardiology/American Heart Association Task Force on Practice Guidelines (Writing Committee to Revise the ACC/AHA/NASPE 2002 Guideline Update for Implantation of Cardiac Pacemakers and Antiarrhythmia Devices) developed in collaboration with the American Association for Thoracic Surgery and Society of Thoracic Surgeons. J Am Coll Cardiol 2008; 51: e1-62.
16) Garrigue S, Pepin JL, Defaye P, et al. High prevalence of sleep apnea syndrome in patients with long-term pacing : the European Multicenter Polysomnographic Study. Circulation 2007; 115: 1703-9.
17) Stegman SS, Burroughs JM, Henthorn RW. Asymptomatic bradyarrhythmias as a marker for sleep apnea : appropriate recognition and treatment may reduce the need for pacemaker therapy. Pacing Clin Electrophysiol 1996; 19: 899-904.
18) Gami AS, Hodge DO, Herges RM, et al. Obstructive sleep apnea, obesity, and the risk of incident atrial fibrillation. J Am Coll Cardiol. 2007; 49: 565-71.
19) Kanagala R, Murali NS, Friedman PA, et al. Obstructive sleep apnea and the recurrence of atrial fibrillation. Circulation 2003; 107: 2589-94.
20) Gami AS, Pressman G, Caples SM, et al. Association of atrial fibrillation and obstructive sleep apnea. Circulation 2004; 110: 364-7.
21) Leung RS, Huber MA, Rogge T, et al. Association between atrial fibrillation and central sleep apnea. Sleep 2005; 28: 1543-6.
22) Sin DD, Fitzgerald F, Parker JD, et al. Risk factors for central and obstructive sleep apnea in 450 men and women with congestive heart failure. Am J Respir Crit Care Med 1999; 160: 1101-6.
23) Ferrier K, Campbell A, Yee B, et al. Sleep-disordered breathing occurs frequently in stable outpatients with congestive heart failure. Chest 2005; 128: 2116-22.
24) Shepard JW, Garrison MW, Grither DA, et al. Relationship of ventricular ectopy to oxyhemoglobin desaturation in patients with obstructive sleep apnea. Chest 1985; 88: 335-40.

25) Javaheri S, Parker TJ, Liming JD, et al. Sleep apnea in 81 ambulatory male patients with stable heart failure. Types and their prevalences, consequences, and presentations. Circulation 1998; 97: 2154-9.
26) Serizawa N, Yumino D, Kajimoto K, et al. Impact of sleep-disordered breathing on life-threatening ventricular arrhythmia in heart failure patients with implantable cardioverter-defibrillator. Am J Cardiol 2008; 102: 1064-8.
27) Fichter J, Bauer D, Arampatzis S, et al. Sleep-related breathing disorders are associated with ventricular arrhythmias in patients with an implantable cardioverter-defibrillator. Chest 2002; 122: 558-61.
28) Nakamura T, Chin K, Hosokawa R, et al. Corrected QT dispersion and cardiac sympathetic function in patients with obstructive sleep apnea-hypopnea syndrome. Chest 2004; 125: 2107-14.
29) Suzuki J, Ishihara T, Sakurai K, et al. Oxygen therapy prevents ventricular arrhythmias in patients with congestive heart failure and sleep apnea. Circ J 2006; 70: 1142-7.
30) Javaheri S. Effects of continuous positive airway pressure on sleep apnea and ventricular irritability in patients with heart failure. Circulation 2000; 101: 392-7.
31) Ryan CM, Usui K, Floras JS, et al. Effect of continuous positive airway pressure on ventricular ectopy in heart failure patients with obstructive sleep apnoea. Thorax 2005; 60: 781-85.
32) Seppala T, Partinen M, Penttila A, et al. Sudden death and sleeping history among Finnish men. J Intern Med 1991; 229: 23-8.
33) MacGregor MI, Block AJ, Ball WC, Jr. Topics in clinical medicine : serious complications and sudden death in the pickwickian syndrome. Johns Hopkins Med J 1970; 126: 279-95.
34) Gonzalez-Rothi RJ, Foresman GE, Block AJ. Do patients with sleep apnea die in their sleep? Chest 1988; 94: 531-8.
35) Doherty LS, Kiely JL, Swan V, et al. Long-term effects of nasal continuous positive airway pressure therapy on cardiovascular outcomes in sleep apnea syndrome. Chest 2005; 127: 2076-84.
36) Gami AS, Howard DE, Olson EJ, et al. Day-night pattern of sudden death in obstructive sleep apnea. N Engl J Med 2005; 352: 1206-14.
37) Kuniyoshi FH, Garcia-Touchard A, Gami AS, et al. Day-night variation of acute myocardial infarction in obstructive sleep apnea. J Am Coll Cardiol 2008; 52: 343-6.
38) Yumino D, Tsurumi Y, Takagi A, et al. Impact of obstructive sleep apnea on clinical and angiographic outcomes following percutaneous coronary intervention in patients with acute coronary syndrome. Am J Cardiol 2007; 99: 26-30.
39) Wang H, Parker JD, Newton GE, et al. Influence of obstructive sleep apnea on mortality in patients with heart failure. J Am Coll Cardiol 2007; 49: 1625-31.
40) Sampol G, Romero O, Salas A, et al. Obstructive sleep apnea and thoracic aorta dissection. Am J Respir Crit Care Med 2003; 168: 1528-31.
41) Serizawa N, Yumino D, Takagi A, et al. Obstructive sleep apnea is associated with greater thoracic aortic size. J Am Coll Cardiol 2008; 52: 885-6.
42) Marin JM, Carrizo SJ, Vicente E, et al. Long-term cardiovascular outcomes in men with obstructive sleep apnoea-hypopnoea with or without treatment with continuous positive airway pressure : an observational study. Lancet 2005; 365: 1046-53.

（東京女子医科大学循環器内科　芹澤直紀）

3 SASとメタボリックシンドローム

1 はじめに

　これまで動脈硬化による心血管病のリスクファクターである，肥満，高血圧，耐糖能異常，脂質代謝異常が同一個体に重積する病態は，syndrome X，死の四重奏などの名称で呼ばれてきたが，近年はメタボリックシンドローム (metabolic syndrome：Mets) で統一されるようになった。Metsは，現代人に特有の運動不足や動物性脂肪の過剰摂取などの摂食過剰に加齢や遺伝的因子が影響して引き起こされる。そのリスクファクターの重積する病態として，インスリン抵抗性と肥満が想定され，その基本病態についてはさまざまな議論がなされている。これらMetsの病態と閉塞型睡眠時無呼吸症候群 (obstructive sleep apnea syndrome：OSAS) には多くの共通点があると考えられる。両疾患とも最近になって注目されるようになったことが挙げられ，OSAS患者においても高血圧，インスリン抵抗性，脂質代謝異常などの心血管危険因子との関連があり，OSASと心血管病を考慮するうえでMetsは非常に重要な概念であると思われる。

2 メタボリックシンドロームについて

　近年，本邦のメタボリックシンドローム診断基準検討委員会だけでなく欧米のNational Cholesterol Education Program (NCEP) やInternational Diabetes Federation (IDF) からもMetsの概念や診断基準が相次いで発表された。そこでは，Metsについて高血圧，糖尿病，脂質代謝異常など，これまでの心血管病のリスクとされた生活習慣病が重なり合った状態ではなく，これらすべての病を引き起こしてくる基盤として内臓脂肪蓄積を病態の上流に位置づけている。そして，このMetsの状態は心血管病の高リスクとして認識するよう勧告されたのである。本邦のMets診断基準では，内臓脂肪蓄積（ウエスト周囲径で評価）を必須項目とし，2項目以上の代謝異常を合併するものと定義された（表1）[1]。内臓脂肪蓄積によって生じる脂肪細胞由来の生理活性物質であるアディポサイトカイン分泌異常がMetsの病態形成に大きく関与している[2]。抗動脈硬化作用を有するアディポサイトカイン，アディポネクチンは内臓脂肪が蓄積することにより減少する。そして血中アディポネクチン濃度が低いと臨床的に冠動脈疾患のリスクが高いことが示されている。

3 OSASとMetsの関連性について

　OSASと心血管病変の関係の中でMetsは重要な役割を果たしている。そのためOSAS患者におけるMetsの頻度やその関連を解明することは重要である。最近の研究では肥満と独立してOSASはMetsと関連があることが示されている[3,4]。さらに最近日本で行われた研究では日本人においてもOSAS患者においてMetsの頻度が高いことが示されている[5]。また，加齢はOSASの予後に影響を与えることが知られ，過去の研究では若中年のOSAS患者において死亡率が高いことが示されている

表1 Metsの診断基準
本研究では2005年に発表された日本内科学会の診断基準を用いた。

内臓脂肪蓄積	
ウエスト周囲径	男性≧85cm 女性≧90cm
上記に加えて以下のうち2項目以上	
高トリグリセライド血症	≧150mg/dl
かつ/または	
低HDLコレステロール血症（男女とも）	＜40mg/dl
収縮期血圧	≧130mmHg
かつ/または	
拡張期血圧	≧85mmHg
空腹時高血糖	≧110mg/dl

※高TG血症，低HDL-C血症，高血圧，糖尿病に対する薬剤治療を受けている場合は，それぞれの項目に含める．

〔文献1) Definition and the diagnostic standard for metabolic syndrome: Committee to Evaluate Diagnostic Standards for Metabolic Syndrome. Nippon Naika Gakkai Zasshi 2005; 94: 794-809より引用〕

が，高齢のOSAS患者では死亡率の増加は認められない[6]。このように多くの研究でOSASと心血管病変の危険因子に関係があることが示されてきたが，それらのほとんどが中年を対象とした研究である。OSASとMetsの頻度は加齢とともに増加するが，その関係について年齢別に解析している研究はほとんどない。そのため，われわれは日本人OSAS患者におけるOSASとMetsの関係を年齢別に解析することにより，若年者におけるSASとMetsの関係の検討を行ったので報告する。

本研究は虎の門病院睡眠センターに2005年6月から2006年5月にかけて入院しSASと診断された543名の連続症例を対象とした。OSAS患者と高血圧の関係を年齢別に解析した研究で用いられた基準により，残り483名を60歳未満と60歳以上の2群に分類した[7]。患者は当院睡眠センターでポリソムノグラフィー(polysomnography：PSG)を受け，他の研究で用いられている診断基準を用いて，軽症〔5.0≦無呼吸低呼吸指数(apnea-hypopnea index：AHI)＜20.0〕，中等症(20.0≦AHI＜40.0)，重症(40.0≦AHI)の3群に分類した[8]。

その結果，本研究に参加した483名のなかで，60歳未満は338(男性332，女性16)名，60歳以上は145(男性125，女性20)名であった(図1)。表2，表3にそれぞれの群の患者背景を示す。60歳未満は軽症45名，中等症111名，重症182名，60歳以上では軽症25名，中等症52名，重症68名であった。年齢は両方の群において軽症・中等症・重症に有意な差は認められなかった。両方の群においてOSASの重症度が増加するに従い，肥満指数(body mass index：BMI)・ウエスト周囲径は増加した。喫煙歴・飲酒歴に関しては，60歳未満において軽症および中等症で飲酒が多かったが，それ以外に有意な差は認められなかった。現在使用中の薬剤・既往歴に関しては，60歳未満において軽症で脳血管障害が多かったが，それ以外に有意な差は認められなかった。

血圧に関しては，60歳未満においてSASの重症度が増加するに従い，収縮期血圧，拡張期血圧ともに上昇した。しかし60歳以上において，収縮期血圧，拡張期血圧ともに軽症・中等症・重症に有意な差は認められなかった。空腹時血糖，ヘモグロビンA1c，中性脂肪，総コレステロール，HDL-コレステロールに関しては，60歳未満において軽症・中等症でヘモグロビンA1cが低かったが，それ以外に有意な差は認められなかった。

表2 60歳未満のOSAS患者338名の患者背景

	軽症OSA	中等症OSA	重症OSA
人数	45	111	182
男性の比率	40 (88.9%)	108 (97.3%)	174 (95.6%)
年齢 (歳)	47.9 ± 8.3	47.5 ± 9.1	46.5 ± 8.3
BMI (kg/m^2)	25.1 ± 3.7	26.9 ± 4.4	28.8 ± 4.6 *†
WC (cm)	89.9 ± 10.1	94.9 ± 11.3 *	98.6 ± 11.1 *†
SBP (mmHg)	119.2 ± 13.3	124.7 ± 15.1	127.8 ± 14.6 *
DBP (mmHg)	68.9 ± 10.5	72.9 ± 12.2	75.8 ± 11.4 *
TC (mg/dl)	193.8 ± 33.8	195.9 ± 33.0	202.6 ± 33.5
TG (mg/dl)	163.6 ± 102.8	192.4 ± 176.3	198.9 ± 142.2
HDL-C (mg/dl)	47.6 ± 13.7	47.1 ± 13.5	46.0 ± 9.3
BG (mg/dl)	97.6 ± 15.4	103.7 ± 23.0	105.1 ± 24.6
HbA1c (%)	5.1 ± 0.5	5.5 ± 1.0	5.6 ± 0.9 *
AHI (回/時)	13.5 ± 4.6	30.6 ± 5.7 *	62.4 ± 17.1 *†
喫煙			
Never	33 (73.3%)	72 (64.9%)	106 (58.2%)
Current	11 (24.4%)	36 (32.4%)	65 (35.7%)
Former	1 (2.2%)	3 (2.7%)	11 (6.0%)
飲酒習慣	32 (71.7%)	77 (69.4%)	100 (54.9%)
薬物治療			
Antihypertensive	8 (17.8%)	27 (24.3%)	58 (31.9%)
Fibrate	1 (2.2%)	3 (2.7%)	8 (4.4%)
Statin	3 (6.7%)	8 (7.2%)	14 (7.7%)
OHA	0 (0.0%)	8 (7.2%)	8 (4.4%)
Insulin	0 (0.0%)	0 (0.0%)	2 (1.1%)
Prevalence (previously diagnosed)			
Type 2 DM	0 (0.0%)	8 (7.2%)	10 (5.5%)
CAD	1 (2.2%)	3 (2.7%)	7 (3.8%)
CVA	2 (4.4%)	0 (0.0%)	3 (0.9%)

※ Continuous variables were expressed as means ±standard deviation and assessed by analysis of variance with Bonferroni test. Categorical variables were expressed as number (percentage) and assessed by chi-square test.

ORANGE COLOR $p < 0.05$ across AHI categories

* : $p < 0.05$ vs mild, † : $p < 0.05$ vs moderate

AHI : apnea-hypopnea index, CAD : coronary artery disease, CVA : cerebrovascular accident

表3 60歳以上のOSAS患者145名の患者背景

	軽症OSA	中等症OSA	重症OSA
人数	25	52	68
男性の比率	20 (80.0%)	41 (78.8%)	64 (94.1%)
年齢 (歳)	66.9 ± 5.3	66.4 ± 4.8	67.3 ± 5.9
BMI (kg/m^2)	24.2 ± 2.7	25.4 ± 2.8	26.1 ± 3.2 *
WC (cm)	86.1 ± 8.5	90.1 ± 9.6	93.6 ± 8.8 *
SBP (mmHg)	124.9 ± 18.5	127.8 ± 22.2	130.4 ± 17.8
DBP (mmHg)	70.2 ± 9.6	70.6 ± 11.5	72.2 ± 11.4
TC (mg/dl)	202.5 ± 30.3	196.2 ± 28.7	193.2 ± 29.9
TG (mg/dl)	123.8 ± 53.4	135.7 ± 76.2	133.9 ± 67.9
HDL-C (mg/dl)	50.6 ± 9.0	50.0 ± 8.1	48.7 ± 11.4
BG (mg/dl)	102.6 ± 23.9	98.2 ± 13.2	104.3 ± 20.8
HbA1c (%)	5.7 ± 1.4	5.4 ± 0.4	5.6 ± 0.9
AHI (回/時)	13.9 ± 4.0	30.1 ± 5.7 *	57.0 ± 12.5 *†
喫煙			
Never	18 (72.0%)	40 (76.9%)	51 (75.0%)
Current	5 (20.0%)	7 (13.5%)	11 (16.2%)
Former	2 (8.0%)	5 (9.6%)	6 (8.8%)
飲酒習慣	11 (44.0%)	30 (57.7%)	34 (50.0%)
薬物治療			
Antihypertensive	12 (48.0%)	30 (57.7%)	43 (63.2%)
Fibrate	0 (0.0%)	0 (0.0%)	1 (1.5%)
Statin	4 (16.0%)	11 (21.2%)	15 (22.1%)
OHA	1 (4.0%)	2 (3.8%)	3 (4.4%)
Insulin	0 (0.0%)	1 (1.9%)	4 (5.9%)
Prevalence (previously diagnosed)			
Type 2 diabetes	1 (4.0%)	3 (5.8%)	7 (103%)
CAD	2 (8.0%)	11 (21.2%)	7 (10.3%)
CVA	1 (4.0%)	4 (7.7%)	12 (17.6%)

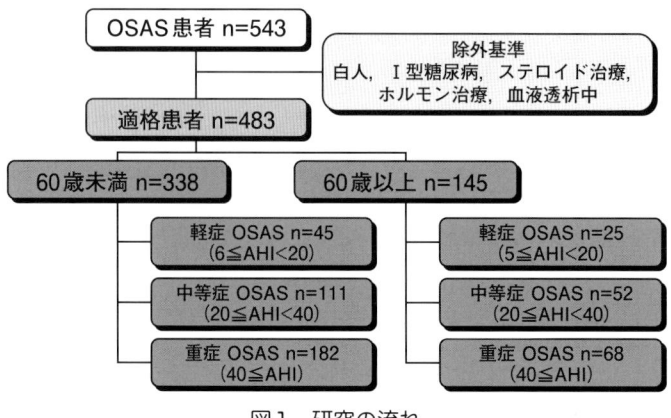

図1 研究の流れ

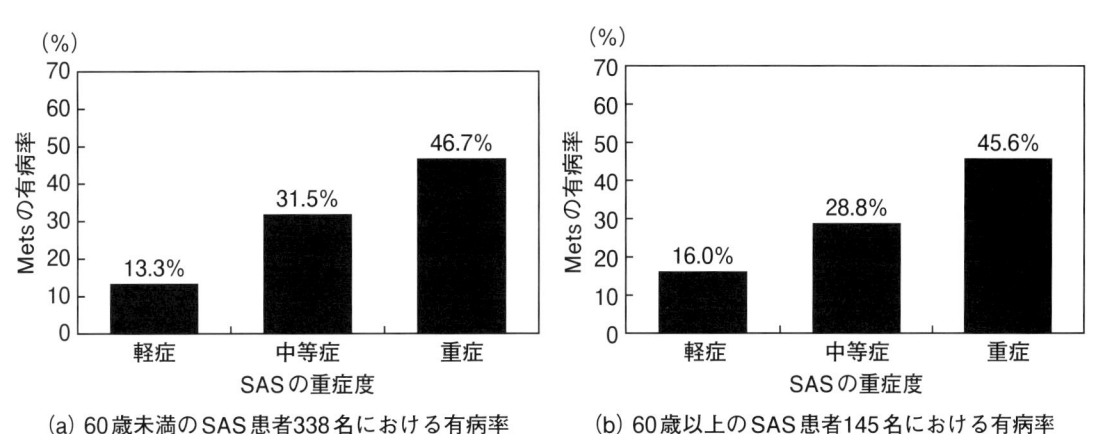

(a) 60歳未満のSAS患者338名における有病率　　(b) 60歳以上のSAS患者145名における有病率

図2　年齢別SAS患者におけるMetsの有病率

表4　60歳未満および60歳以上におけるMetsの危険因子に関するロジスティック回帰分析

	60歳未満		60歳以上	
	OR (95% CI)	p value	OR (95% CI)	p value
年齢 (per 10歳)	1.6 (1.2〜2.2)	0.004	0.8 (0.4〜1.8)	0.559
男性 (vs. 女性)	2.2 (0.6〜8.1)	0.232	2.2 (0.5〜9.5)	0.300
BMI (per 1kg/m²)	1.1 (1.1〜1.2)	<0.001	1.3 (1.1〜1.5)	<0.001
喫煙				
現在喫煙 (vs. 非喫煙)	1.2 (0.7〜1.9)	0.567	0.6 (0.2〜1.8)	0.383
過去喫煙 (vs. 非喫煙)	1.7 (0.6〜5.2)	0.330	0.8 (0.2〜3.1)	0.717
飲酒	0.9 (0.5〜1.5)	0.716	0.4 (0.2〜1.0)	0.055
SAS				
中等症 (vs. 軽症)	2.4 (0.9〜6.4)	0.077	1.4 (0.4〜5.3)	0.594
重症 (vs. 軽症)	3.9 (1.5〜10.0)	0.005	2.9 (0.8〜10.1)	0.101

　Metsの有病率・OSASとの関係について示す。Metsの有病率は60歳未満338名中126名(37.3%)，60歳以上145名中50名(34.5%)であった。図2に年齢および重症度別のMetsの有病率示す。60歳未満では，年齢，性別，BMI，飲酒歴，喫煙歴を補正した多変量ロジスティック回帰分析における軽症に対するオッズ比は中等症で2.4 (95% CI 0.9〜6.4, p=0.077)，重症で3.9 (95% CI 1.5〜10.0, p=0.005) であった(表4)。しかし，60歳以上では，軽症に対するオッズ比は中等症で1.4 (95% CI 0.4〜5.3, p=0.594)，重症2.9 (95% CI 0.8〜10.1, p=0.101) であった。また，60歳未満では年齢とBMIが独立してMetsと関係し，60歳以上では，BMIが独立してMetsと関係していた(表4)。

　われわれが調べうる限り，本研究はOSASとMetsの関係を年齢別に分けて解析した初めての研究である。本研究で60歳以上と比較して60歳未満ではOSASとMetsはより強い関係があることが分かった。このことはSASとさまざまな心血管病変の危険因子の複雑な関係の解明に有用であり，SASに関連がある心血管病変に対する危険性が高い患者を同定するのに役立つと思われる。本研究の結果は若中年者と高齢者ではOSASはMetsに関して異なる臨床的意義があることを示唆している。現状ではOSASと診断される患者の多くは中高年であり，OSASとMetsの関連が若年者において強いこ

とを考慮すると，より早期からのOSASのスクリーニングおよび治療的介入が必要であると思われた。

4 おわりに

MetsはOSASと同様に動脈硬化性疾患との関与があり，OSASはMetsの一病態ととらえることができるかもしれない。いずれの病態も動脈硬化性の心血管病を発症する以前から合併しており，より早期からの介入が求められている。今後，さまざまな取り組みによりOSASとMetsの概念がより普及することが，最終的には心血管予防の重要なアプローチと認識されることになるだろう。

引用文献

1) Definition and the diagnostic standard for metabolic syndrome：Committee to Evaluate Diagnostic Standards for Metabolic Syndrome. Nippon Naika Gakkai Zasshi 2005; 94: 794-809.
2) Matsuzawa Y, Funahashi T, Kihara S, et al. Adiponectin and metabolic syndrome. Arterioscler Thromb Vasc Biol 2004; 24: 29-33.
3) Coughlin SR, Mawdsley L, Mugarza JA, et al. Obstructive sleep apnoea is independently associated with an increased prevalence of metabolic syndrome. Eur Respir J 2004; 25: 735-41.
4) Lam JC, Lam B, Lam CL, et al. Obstructive sleep apnea and the metabolic syndrome in community-based Chinese adults in Hong Kong. Respir Med 2006; 100: 980-7.
5) Sasanabe R, Banno K, Otake K, et al. Metabolic syndrome in Japanese patients with obstructive sleep apnea syndrome. Hypertens Res 2006; 29: 315-22.
6) Lavie P, Lavie L, Herer P. All-cause mortality in males with sleep apnoea syndrome：declining mortality rates with age. Eur Respir J 2005; 25: 514-20.
7) Haas DC, Foster GL, Nieto FJ, et al. Age-dependent associations between sleep-disordered breathing and hypertension. Importance of discriminating between systolic/diastolic hypertension and isolated systolic hypertension in the Sleep Heart Health Study. Circulation 2005; 111: 614-21.
8) Makino S, Handa H, Suzukawa K, et al. Obstructive sleep apnoea syndrome, plasma adiponectin levels, and insulin resistance. Clin Endocrinol 2006; 64: 12-9.

（順天堂大学医学部循環器内科　土肥智貴）

4 睡眠時低換気症候群と肥満低換気症候群

1 SHVSとOHSの位置づけ

睡眠時低換気症候群(sleep hypoventilation syndrome：SHVS)は，1999年に発表されたAmerican Academy of Sleep Medicine (AASM)[1]により定義され，2005年に発表されたInternational Classification of Sleep Disorders, 2nd ed (ICSD-2)では睡眠時低換気/低酸素症候群や身体疾患による睡眠時低換気/低酸素血症として分類されている[2]。肥満低換気症候群(obesity hypoventilation syndrome：OHS)は，日本独自に診断基準が定義されているが，これらの分類に明記されてはいない。参考までにAASMではSHVSの中に含まれ，ICSD-2では神経疾患と胸壁による睡眠時低換気/低酸素血症に含まれており，高度肥満に高炭酸ガス血症，睡眠時低酸素血症を伴うもので，睡眠時無呼吸の有無は問われていない。ただし閉塞型睡眠時無呼吸症候群(obstructive sleep apnea syndrome：OSAS)の合併率は高いとされている。本項では，睡眠時無呼吸症候群(sleep apnea syndrome：SAS)を並存したOHSを中心に述べていく。

2 OHSの概念と病態生理

OHSの本態は過度の肥満による肺胞低換気(高炭酸ガス血症と低酸素血症)であり，睡眠中にはさらに増悪する。また多くで閉塞型睡眠時無呼吸低呼吸症候群(obstructive sleep apnoea hypopnoea syndrome：OSAHS)を合併したものとして考えられている。OHSはOSAHS患者の9〜38％に合併し，古典的には1956年にピックウィック症候群として臨床像がまとめられており，高度肥満，傾眠，周期性呼吸，チアノーゼ，筋攣縮，2次性多血症，右室肥大，右心不全の8徴候を含むものと定義された[3]。近年ではピックウィック症候群は，OHSに右心不全や右室肥大を伴ったものと考えられている。OHSによる慢性高炭素ガス血症の病態としては，過剰な肥満により起こる①レプチン抵抗性，②機械的負荷の上昇による呼吸筋力の減弱，③OSAHSの3つの機序により，高炭酸ガス換気応答および低酸素換気応答の低下がもたらされるためと考えられている(図1)[4]。高度肥満になると覚醒時にPa_{CO_2}は正常でも，胸郭コンプライアンスの低下と肺容量の減少により，睡眠中に起こる生理的換気量の減少，レム睡眠での呼吸筋抑制などにより無呼吸や低呼吸がなくとも低酸素血症，高炭酸ガス血症を起こす。慢性化すれば換気応答が低下し覚醒時にも高炭酸ガス血症となる。無呼吸が合併すれば睡眠中の低酸素血症と高炭酸ガス血症はさらに増悪することになる。

3 SHVSとOHSの診断

前述したようにOHSの診断基準は，AASMやICSD-2で定義されていないが，本邦では2001に厚生省研究班が診断基準を提唱した(表1)[5]。また世界的にはOHSの診断基準は，①肥満〔肥満指数(body mass index：BMI)≧30kg/m²〕，②慢性的な肺胞低換気によって引き起こされた日中の高炭酸

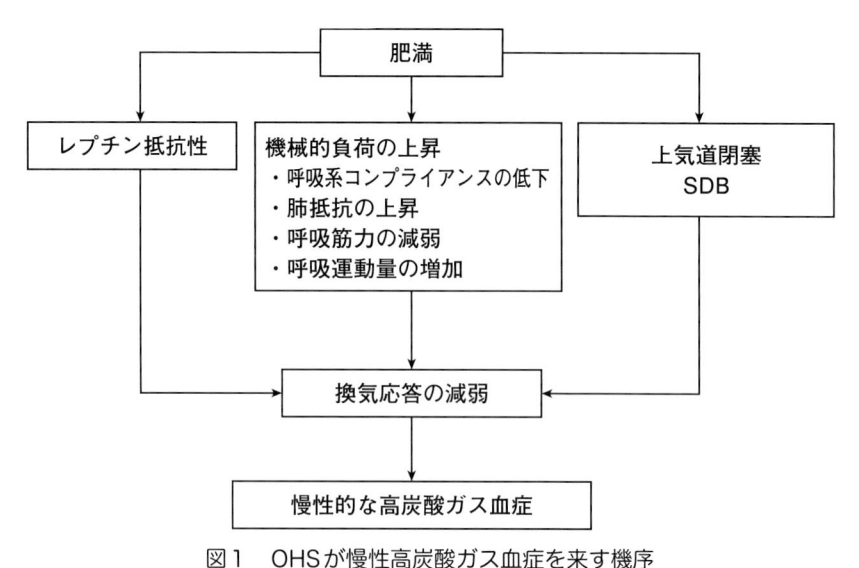

```
                    ┌──────┐
                    │ 肥満 │
                    └──────┘
           ┌───────────┼───────────┐
    ┌──────────┐ ┌──────────────┐ ┌──────────┐
    │レプチン  │ │機械的負荷の  │ │上気道閉塞│
    │抵抗性    │ │上昇          │ │SDB       │
    └──────────┘ │・呼吸系コン  │ └──────────┘
                 │  プライアンス│
                 │  の低下      │
                 │・肺抵抗の上昇│
                 │・呼吸筋力の  │
                 │  減弱        │
                 │・呼吸運動量  │
                 │  の増加      │
                 └──────────────┘
                        │
                 ┌──────────────┐
                 │換気応答の減弱│
                 └──────────────┘
                        │
                 ┌──────────────┐
                 │慢性的な高炭酸│
                 │ガス血症      │
                 └──────────────┘
```

図1 OHSが慢性高炭酸ガス血症を来す機序

〔文献4〕Mokhlesi B, Kryger MH, Grunstein RR. Assessment and management of patients with obesity hypoventilation syndrome. Proc Am Thorac Soc 2008; 15: 218-25より引用，改変〕

ガス血症と低酸素血症（$Pa_{CO_2} \geq 45Torr$ と $Pa_{O_2} < 70Torr$），③睡眠呼吸障害（sleep-disordered breathing：SDB），④他の高炭酸ガス血症になる原因を除外する（重症な閉塞型気道疾患，重症な間質性肺疾患，重症な胸壁疾患，重症な甲状腺機能低下症，神経筋疾患，先天性中枢型肺胞低換気症候群）として認知されている[6]。一方，AASMにより定義されたSHVSの基準を示す（表2）[1]。

ICSD-2の神経疾患と胸壁による睡眠時低換気／低酸素血症の，ポリソムノグラフィー（polysomnography：PSG）所見では，頻回の覚醒，レム睡眠の減少が認められる。閉塞型無呼吸や低呼吸が認められる場合には，睡眠が乱れ，酸素飽和度がさらに低下する。低酸素血症のために不整脈・痙攣などの所見が睡眠中に確認されることがある。一般に低酸素血症は持続性であり，レム睡眠中に特に悪化する。低換気を判定するため経皮CO_2モニターや，呼気CO_2モニターなどの持続的CO_2測定で高炭酸ガス血症の存在や覚醒時の値よりも増加していることを確認することが望ましい。

4 OHSの臨床的特徴

OHSは肥満度や年齢，性別をマッチさせた肥満対象被験者と比較して，うっ血性心不全（オッズ比9.0），狭心症（オッズ比9.0），肺性心（オッズ比9.0）になりやすいことが報告されている[7]。また，当然ながら高度肥満を合併することや，OSAHSによる間歇的低酸素曝露により，さまざまな代謝異常をもたらし，高血圧を初めとするメタボリックシンドロームや脳・心血管障害などの危険因子であり，併せて注意する必要がある。

表1 OHSの診断基準

①高度の肥満（BMI≧30kg/m^2）
②日中の高度の傾眠
③慢性の高炭酸ガス血症（Pa$_{CO_2}$≧45Torr）
④SDBの重症度が重症以上（AHI≧30回/時, Sa$_{O_2}$最低値≦75%, Sa$_{O_2}$<90%の時間が45分以上または全睡眠時間の10%以上, Sa$_{O_2}$<80%が全睡眠時間の10分以上などを目安に総合的に判断する）

〔文献5）栗原喬之．総括報告．厚生省特定疾患呼吸不全調査研究班，平成9年度研究報告書 1998；1-11より引用，改変〕

表2 SHVSの診断基準

次のAおよびBを満たす
　A.次の1つ以上を満たす
　　・肺性心
　　・肺高血圧
　　・他の原因が明らかでない過度の昼間の眠気
　　・多血症
　　・覚醒中の高炭酸ガス血症（Pa$_{CO_2}$>45Torr）
　B.夜間のモニタリングで次の1つ以上を満たす
　　1.睡眠中に覚醒時臥位よりも10Torr以上Pa$_{CO_2}$が上昇する
　　2.無呼吸や低呼吸では説明できない酸素飽和度の低下

〔文献1）American Academy of Sleep Medicine Task Force. Sleep-related breathing disorders in adults: Recommendations for syndrome definition and measurement techniques in clinical reseach. Sleep 1999; 22: 667-89より引用，改変〕

5 OHSの治療

1）減量

　OHSの原因である肥満の改善はOSAHSの改善にもつながるため必須であり，基本的治療に挙げられ，7～24kgの減量が達成された場合，呼吸障害指数（respiratony disturbance index：RDI）が14～50回/時減少するとの報告がある[8]。治療上の注意点としては，食事療法と運動療法を併用することが最も効果的であるが，運動療法を安全に実施するには経鼻的持続気道陽圧呼吸（nasal continuous positive airway pressure：nasal CPAP）療法や非侵襲的陽圧換気（noninvasive positive pressure ventilation：NPPV）療法により睡眠時の無呼吸低呼吸指数（apnea-hypopnea index：AHI）を20回/時以下まで改善させたうえで行い，また右心不全や右心肥大などによる運動療法の禁忌がないかを確認し，運動療法時には十分な水分摂取が脳梗塞や心筋梗塞予防のために必要である[9]。

2）nasal CPAP療法，NPPV療法

　nasal CPAP療法はOHSに合併するOSAHSの治療の第一選択であるが，詳細は他章に紹介されているのでそちらを参照されたい。nasal CPAP療法はOHSに対しても有効であり，機序は明らかではないが，肺胞低換気も改善し，日中覚醒時の高炭酸ガス血症や低酸素血症を改善させることも期待で

きる．NPPV療法も呼気相と吸気相をそれぞれ別に設定することにより上気道閉塞を解除しながら，換気補助を行うものであり，肺胞低換気を容易に改善しOHSに対して有効である．しかし，導入にあたっては，良いコンプライアンスを得るためにも慎重に圧設定を行い，時間をかけて機器に慣れさせる必要がある．NPPV療法のタイトレーションを行うことが必要になるが，そのためには経皮CO_2モニターや，呼気CO_2モニターなどの持続的CO_2測定が必要になるため，NPPV療法はCPAP療法に比べて難しい．また，標準化された方法も確立されていない．多くの研究で行われている方法は，無呼吸や低呼吸，フローリミテーションがなくなるまで呼気気道陽圧(expiratory PAP：EPAP)を増加し，吸気気道陽圧(inspiratory PAP：IPAP)はEPAPより少なくとも8～10cmH_2O上に設定する．大半のOHS患者に必要な設定圧は16～20cmH_2OのIPAPと6～10cmH_2OのEPAPである．ただし，OHSに対する効果はnasal CPAPと比較して同等であるとの報告もあり[10]，現時点での第一選択はnasal CPAP療法である．

NPPV療法を選択する場合は，呼吸性アシドーシスを伴う場合，CPAP療法を行っても睡眠中の低酸素血症や高炭酸ガス血症を十分に改善できない場合，さらにOHS患者は高度肥満のため上気道の閉塞圧が高く，至適CPAP圧が15cmH_2O以上の高圧になることがしばしばあり，そのため違和感や不快感，エアリークのため継続使用が困難になる場合などである．

6 OHSの予後

近年の報告では，無治療のOHSの死亡率は18カ月で23%であり，BMIや年齢，性別，腎機能を調整した対象患者が9%で，NPPV療法を長期行ったOHS患者では3%であった[11]．OSAHSに対するnasal CPAP療法の長期効果も確立していることからnasal CPAP療法やNPPV療法の長期使用がOHSの予後を改善するものと考えられる．

引用文献

1) American Academy of Sleep Medicine Task Force. Sleep-related breathing disorders in adults：Recommendations for syndrome definition and measurement techniques in clinical reseach. Sleep 1999; 22: 667-89.
2) American Academy of Sleep Medicine：International Classification of Sleep Disorders, 2nd ed, Diagnostic and Coding Manual, Illinois, 2005.
3) Bickelman AG, Burwell CS, Robin ED, et al. Extreme obesity associated with alveolar hypoventilation：Pickwickian syndrome. Am J Med 1956; 21: 811-8.
4) Mokhlesi B, Kryger MH, Grunstein RR. Assessment and management of patients with obesity hypoventilation syndrome. Proc Am Thorac Soc 2008; 15: 218-25.
5) 栗原喬之．総括報告．厚生省特定疾患呼吸不全調査研究班，平成9年度研究報告書 1998; 1-11.
6) Mokhlesi B, Tulaimat A. Recent advances in obesity hypoventilation syndrome. Chest 2007; 132: 1322-36.
7) Berg G, Delaive K, Manfreda J, et al. The use of health-care resources in obesity-hypoventilation syndrome. Chest 2001; 120: 377-83.
8) Strobel RJ, Rosen RC. Obesity and weight loss in obstructive sleep apnea：a critical review. Sleep 1996; 19: 104-15.
9) 肥満症治療ガイドライン作成委員会，編．肥満症治療ガイドライン2006．肥満研究 2006; 12: 71-3.

10) Piper AJ, Wang D, Yee BJ, et al. Randomised trial of CPAP vs bilevel support in the treatment of obesity hypoventilation syndrome without severe nocturnal desaturation. Thorax 2008; 63: 395-401.
11) Nowbar S, Burkart KM, Gonzales R, et al. Obesity-associated hypoventilation in hospitalized patients: prevalence, effects, and outcome. Am J Med 2004; 116: 1-7.

〔東邦大学医療センター大森病院呼吸器内科　佐藤大輔,　髙井雄二郎〕

第7章

治 療

1 Nasal CPAP療法とその他の陽圧治療

1 はじめに

　睡眠呼吸障害 (sleep-disordered breathing：SDB) に対し，夜間陽圧治療が行われている。一般人口におけるSDBのほとんどは，閉塞性睡眠時無呼吸 (obstructive sleep apnea：OSA) である。1981年にSullivanら[1]がOSAに対してnasal maskによる持続陽圧気道圧 (continuous positive airway pressure：CPAP) 療法を用いたという報告[1]を行って以来，CPAP療法のさまざまな有用性を示す報告がなされ，現在では中等症以上のOSAに対しての第一選択となっている。本稿では，OSAに対する経鼻的持続気道陽圧呼吸 (nasal CPAP) 療法を中心に概説する。また，最近，注目されている心不全に合併したチェーン・ストークス呼吸を伴う中枢性睡眠時無呼吸 (central sleep apnea with Cheyne-Stokes respiration：CSR-CSA) に対する新しい陽圧治療であるadaptive servo-ventilation (ASV) 療法についても言及する。

2 CPAP療法の原理

　OSAの原因となる上気道の閉塞は，吸気努力によって生じる陰圧が，上気道開大筋群の緊張などにより上気道の開存を維持しようとする力より大きくなった時に生じる (図1a, b)。CPAP療法では，nasal maskなどのインターフェイスを介して陽圧を上気道に送り込み，上気道を陽圧状態に保つことで，閉塞起点となっている軟口蓋や舌などを押し上げ，気道の開存を維持し，OSAの発症を防ぐ (図1c)。このような直接的な効果に加え，CPAPによる肺容量の増加が上気道の開大につながることも報告されている[2]。

3 CPAP療法の意義

　OSAに伴う日中の眠気，中途覚醒，起床時頭痛，夜間頻尿などの自覚症状は，CPAP療法によって改善しうる。CPAP療法により，OSA患者の日中の活動性[3]や，生活の質 (quality of life：QOL)[4]が改善し，また，OSA患者の自損事故発生率が減る[5]ことが示されている。その他のCPAP療法の重要な意義として，OSAに伴う合併症の予防がある。CPAP療法には，高血圧に対する降圧作用[6]~[7]やインスリン抵抗性改善[8]などの報告がなされており，CPAP療法は心血管イベントの発生リスク低減の

(a) 覚醒時（吸気時）　　(b) 閉塞型無呼吸　　(c) Nasal CPAP療法

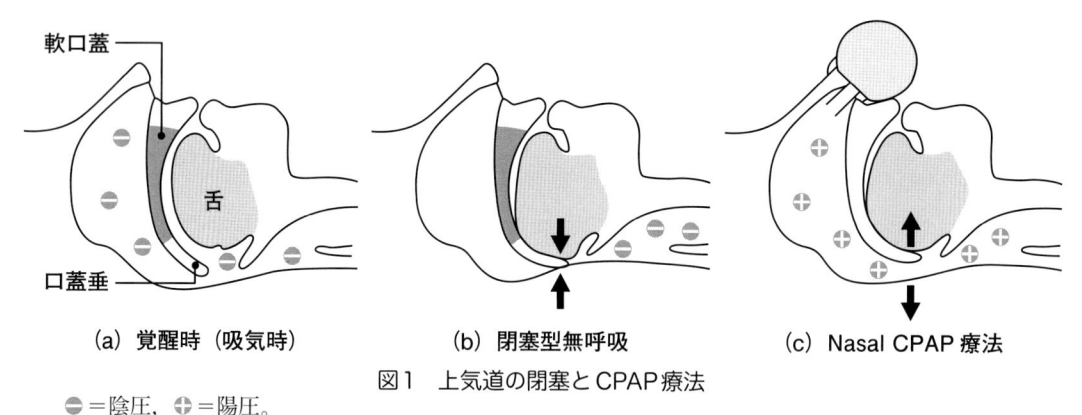

図1　上気道の閉塞とCPAP療法

⊖＝陰圧，⊕＝陽圧。
〔前野健一，成井浩司．睡眠時無呼吸症候群　日本での現状は？　Expert Nurse 2008; 24: 26-8より引用，改変〕

ツールの一つとして，生命予後の改善(図2)に貢献しうる[9]。

4 CPAP療法に使用する機器

　OSAに対する陽圧治療の目的は，上気道閉塞に対する気道確保にあるため，換気補助機能やバックアップ換気機能は必要なく，通常，CPAPモードのみのOSA治療専用機が使用される。機器一式(図3a)は本体，電源コード，ホース，マスクおよびマスク固定バンドなどからなり，家庭用電源で稼動する。モーターでファンを回して圧を発生させる装置(ブロアー)が搭載されており，フィルターを介して室内から空気を取り込んで加圧し，ホース，マスクを通じて患者へ供給する。近年，本体は小型軽量化し(図3b)，旅行，出張に持ち運ぶことが可能となった。また，一体式の専用加温加湿器(図3c)も併用可能になっている。メモリー機能がある機種では，本体もしくはICメモリーカードに記録されたデータを外来受診時にダウンロードすることで，使用頻度や使用時間などを確認することができる。機種によっては使用状況以外に，供給圧の経過やリークの程度，治療中の推定無呼吸低呼吸指数(apnea-hypopnea index：AHI)も確認でき，外来でのきめ細かい対応を可能にしている。

　CPAPには，fixed CPAPとauto CPAPの二つのモードがある。前者は，あらかじめ設定された一定の陽圧を供給するもので，処方する前に処方圧を決定(タイトレーション)することが必須となる。後者も同様に一定の陽圧を維持するものであるが，陽圧の程度が気道閉塞の度合いに応じて，設定された上限圧と下限圧の間で自動調節され経時的に変動する。自動調節は，マスクフローからの情報をもとにアルゴリズム(各社ごとに異なる)に従って行われ，閉塞型呼吸イベント(いびき，フロー・リミテーション，無呼吸，低呼吸)を検出したら圧を上昇させ，安定した呼吸が持続したら圧を下げ，その時々においての閉塞型呼吸イベントを消失させるのに必要な最低限の圧が供給することを目的としている。

　インターフェイス(マスク)にはさまざまな種類，サイズが存在し，症例ごとになるべく合ったものを供給できるようになってきた。種類としては，大きくnasal mask, nasal pillow, full face maskに分けられる(図4)。CPAP機器の呼吸回路は1本であり，呼気排出用のポートが必要で，通常，マスクそのものかホースとの接続部に存在している。このようなポートからのエアリークは必須のものであり，まったく問題ないことを患者に伝えておく必要がある。

図2 OSAの致死性心血管イベントの累積発生率

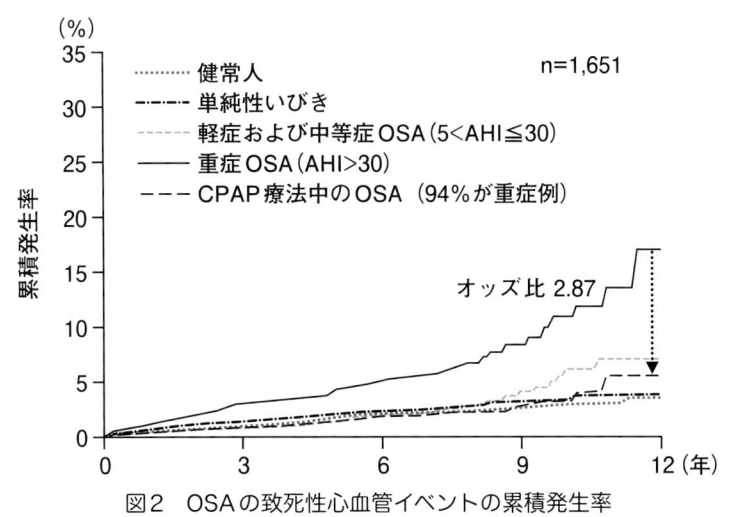

特に，重症OSA患者では，心血管イベントの発生が多い。しかしながら，CPAP療法により，非OSA患者や軽症OSA患者と同様にまでイベント発生を抑制されていた。

〔文献9）Marin JM, Carrizo SJ, Vicente E, et al. Long-term cardiovascular outcomes in men with obstructive sleep apnoea-hypopnoea with or without treatment with continuous positive airway pressure：an observational study. Lancet 2005; 365: 1046-53 より引用，改変〕

5 タイトレーションと設定

　ポリソムノグラフィー（polysomnography：PSG）や簡易ポリグラフィーによりOSAの診断後，CPAP療法を導入するのだが，症例ごとに至適治療圧を決定（タイトレーション）し，処方する必要がある。至適治療圧とは，通常，上気道閉塞が最も悪化しやすい仰臥位レム睡眠時でも無呼吸や低呼吸が生じず，かつ睡眠中に覚醒を誘発しない圧である。タイトレーションは，監視下PSG検査中に直接検査者が圧を調整するmanualタイトレーションとauto CPAPを用いたautoタイトレーションがある。Auto CPAPの進歩に伴って，最近では，メモリーされた使用中のデータから算出される推定至適圧を用いて，PSGなどによる確認を行うことなく処方圧を決定している施設も多い。しかしながら，CPAP機器によるイベントカウントの妥当性の検討がなされていない機種も多く，そのような機種を用いた場合は注意すべきである。心不全例や慢性心房細動例などでは，CPAP療法開始後にCSR-CSAが顕在化もしくは出現し，それに対しauto CPAPが不必要な圧上昇を行っていることがあるため[10]，特に基礎疾患を有する症例でCPAP療法開始後に呼吸イベントが残存する場合には，PSGなどで処方が適切であったかを確認するべきである。PSG下によるタイトレーションは，入院を要し煩雑であるが，AHIの有意な減少，動脈血酸素飽和度低下の改善，睡眠の質の改善など，CPAP療法の有効性を客観的に確認することは，CPAP療法を継続する上での大きなモチベーションとなりうるため，特に自覚症状のない症例で勧められる。

　Fixed CPAPで処方が高圧の場合，陽圧の抵抗感により，入眠が妨げられることがある。その場合許容可能な低圧から処方圧までを設定した時間をかけて漸増させるRamp設定を用いる。Fixed

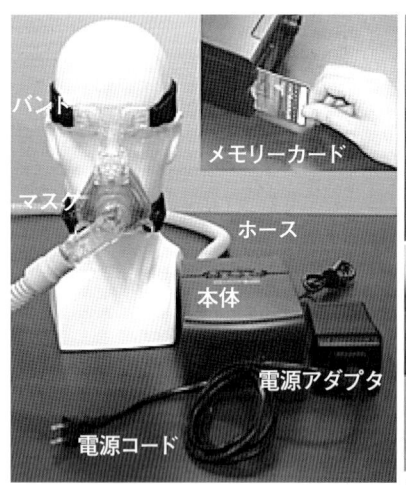

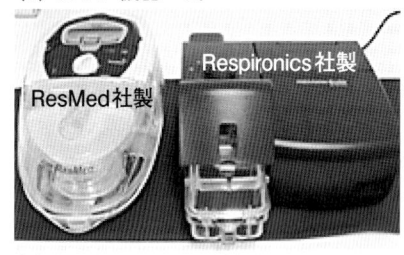

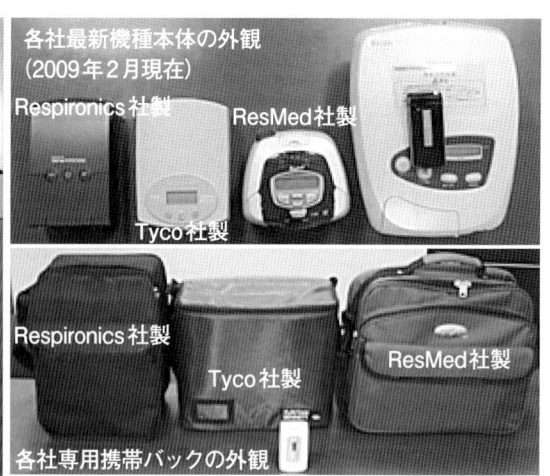

(a) CPAP機器一式
(b) CPAP機器本体(上段)と専用携帯バッグ(下段)
(c)専用加温加湿器装着時

図3 CPAP機器
メモリーカード式のCPAP機器では，外来受診時などのデータダウンロードに際して，患者が本体を持参する必要がなく，メモリーカードを持参するだけでよい．上段一番右は，右から2番目の2世代前の機種．本体の小型化が進んだことが分かる．

CPAPに比べauto CPAPは，平均供給圧が低下し，治療アドヒアランスを向上させたという報告もあるが，メタアナリシスではauto CPAPのアドヒアランス改善効果は示されなかった[11)～12)]．この違いは，各研究の患者背景や使用された各機種のアルゴリズムの違いによるのかもしれない．平均供給圧が15cmH₂O以上を超える場合やCPAP療法開始後も高CO_2血症が残存する場合などでは，二相性陽圧換気(bilevel positive airway pressure：bilevel-PAP)への変更を考慮する．Bilevel-PAPでは，吸気時と呼気時のそれぞれに独立した圧設定を行う．吸気時を吸気気道陽圧(inspiratory positive airway pressure：IPAP)，呼気時を呼気気道陽圧(expiratory positive airway pressure：EPAP)とし，その圧較差(IPAP−EPAP)が換気補助(pressure support)となる．陽圧による呼気時の抵抗が治療アドヒアランス低下の原因と考えられる症例には，bilevel-PAPかpressure-relief機構(設定された陽圧のレベルを呼気相の始まりにいったん低下させた後，徐々に設定レベルまで戻し，気道閉塞が起こりやすくなる呼気終末までには必要なレベルの陽圧が供給されるというもの)を有するCPAP機器への変更を考慮する．Bilevel-PAPやpressure-relief機構をCPAP療法開始時より用いることが，その後の治療アドヒアランスを改善させるというエビデンスは確立していないが，従来のCPAP療法を忍容しえなかった症例のアドヒアランスを改善させる可能性がある．

6 保険診療における適応と実際

本邦では1998年に保険収載され，保険適応基準は，PSGでAHI≧20を，もしくは簡易ポリグラフィ

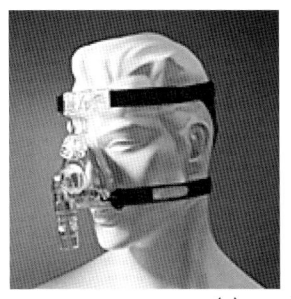

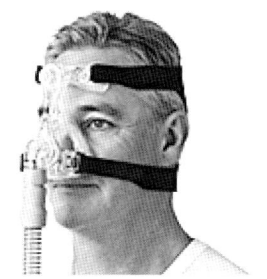

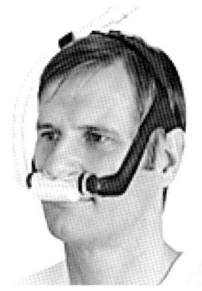

(a) nasal mask　　(b) nasal pillow

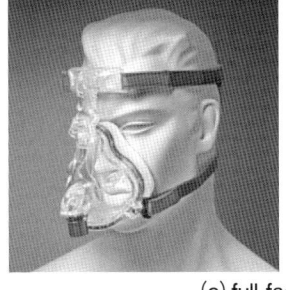

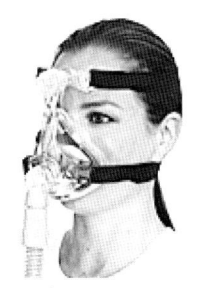

(c) full face mask

図4　各種インターフェイス
左がRespironics社製，右がResMed社製のものである。多くの場合，第1選択として，nasal maskが使用される。エアリークが多い場合や閉所恐怖症感がある場合などでnasal pillowを，鼻閉が強い場合や口呼吸によるリークが是正できない場合などにfull face maskを用いる。

でAHI≧40を認めた症例となっている。しかしながら，臨床上の重症度判定はAHIだけでは行わずに，総合的に判断すべきであり，日中の眠気の程度，その他の併存疾患(高血圧，糖尿病，心不全，虚血性心疾患，脳血管障害など)の有無，睡眠中の不整脈の存在などを含めて判断し，治療導入の適応を決定するべきである。最近，前向きコホート研究での長期観察の結果が報告され，健常者と比較して，重症[13]もしくは中等症[14]以上のSDBが，有意に生命予後(all-cause mortality)を悪化させていることが示されている。現在の米国のThe Centers for Medicare & Medicaid Servicesの保険適応基準では，パルスオキシメータ以外の簡易ポリグラフィーもしくはPSGにおいてAHI≧15では自覚症や基礎疾患の有無などに関係なく無条件で適応とされ，自覚症状や何らかの基礎疾患があった場合ではAHI≧5でも保険適応となっている(ただし，desaturationは4%以上でスコアリング)。本邦での日常診療における1例を図5に示す。

本邦では，保険診療の一環としてCPAP機器をレンタルで使用する。治療を継続するには，月に1回の外来受診が条件づけられており，定期通院困難を理由に中止を余儀なくされる場合もある一方で，月1回の外来受診時にCPAP機器からのダウンロードデータなどから実際の使用状況を確認でき(図6)，また，トラブルや副作用に対してすみやかに対応できるという利点もある。

7 CPAP療法の導入

Campos-Rodriguezら[15]により，CPAP療法のアドヒアランスによってOSA患者の生命予後が変わることが報告され，治療アドヒアランスの重要性があらためて示された。CPAP療法の最大の問題点は，その忍容性の低さにある。CPAP療法導入後1カ月間のアドヒアランスが，その後のアドヒアランスを決めるという報告[16]や，コメディカルによる積極的介入が，アドヒアランスを改善させる[17]といった報告などから，導入初期の医療従事者による適切な指導や介入が，アドヒアランス向上の

図5　OSAに対する診療の実際の1例

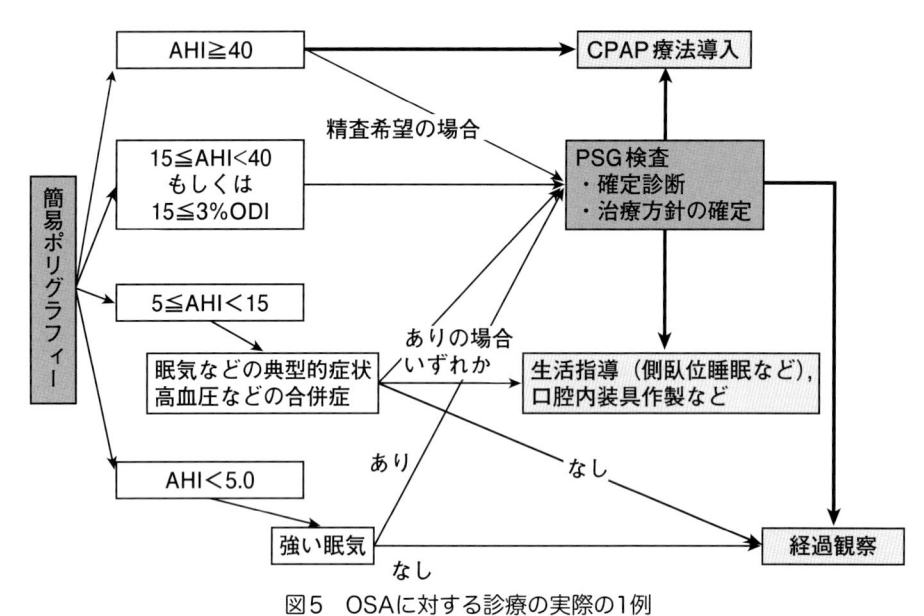

治療方針は，睡眠検査の結果に加え，日中の眠気の程度，併存疾患の有無などを含めて，総合的判断するべきである。

キーポイントと考えられる。CPAP導入時には，CPAP装置の使用法やマスクの装着法，日常の点検，メンテナンス方法のみを指導するのでなく，CPAP療法の必要性と意義，継続の必要性などについても十分に説明する必要がある。以前山田赤十字病院で行ったCPAP療法中止症例の検討[18]では，ドロップアウト症例の約半数が，導入後数日間のうちに中断を決意しており，そのほとんどの場合で，十分な準備や練習なく，いきなり就寝時よりCPAP療法を開始することにより，違和感や煩わしさなどの悪印象を強く自覚したことに起因すると考えられた。そこで，導入後数日間は，就寝に臨む前にCPAP療法の予行演習を十分に行っていただくことをお願いしている。最初は，完璧を求めるのでなく，まずは短時間でも良いので，できるだけ連日装用していただき，マスクと陽圧に慣れていただくことをお願いしている。

8 外来でのCPAP療法の実際

外来受診時には，眠気などの自覚症状の変化，CPAP使用時の違和感，不快感の有無などについて，患者より確認する。患者の訴えとダウンロードしたデータなどを参考にし，必要に応じて設定変更やマスクの再フィッティング，変更などを行う。原則として，80％以上の使用率で平均4時間以上使用するように指導する。OSAは基本的に肥満関連疾患で，すでに高血圧やメタボリックシンドロームなどの生活習慣病が併存していることが多く，CPAP療法が決してOSA治療のゴールではない。体重や血圧の推移，血糖値，コレステロール値の経過なども観察するべきである。肥満症例には，食事指導および運動指導し，減量を促す。肥満症例で体重減少した場合，平均供給圧の低下を認める症例がある。逆に，体重増加に伴って，圧不足を来し，推定AHIの上昇やいびきの出現を認め，処方圧の再考を要することがある。心不全合併症例においてダウンロードデータの推定AHIが上昇した

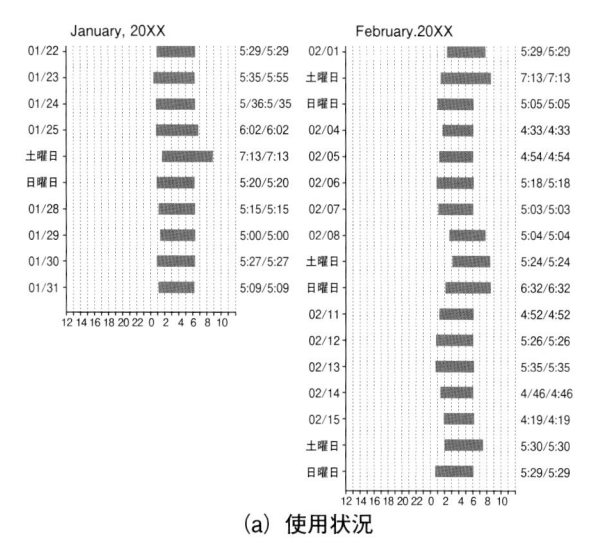

図6 外来受診時でダウンロードされたデータの1例

50代，男性。AHI 81.4/時の重症OSAに対し，CPAP療法（Auto CPAPモード，設定圧4〜12cmH$_2$O）を行っている。上段のトレンドグラフよりアドヒアランスは良好であることが分かる。平均使用時間は5時間26分であった（土日は平日より起床が遅めであることが分かる）。下段は，ある一晩の詳細データである。治療下の推定AHIは2.2/時で，十分に閉塞型呼吸イベントの発生は予防されている。問題となるリークは存在せず，マスクのフィッティング状況に問題のないことが分かる。

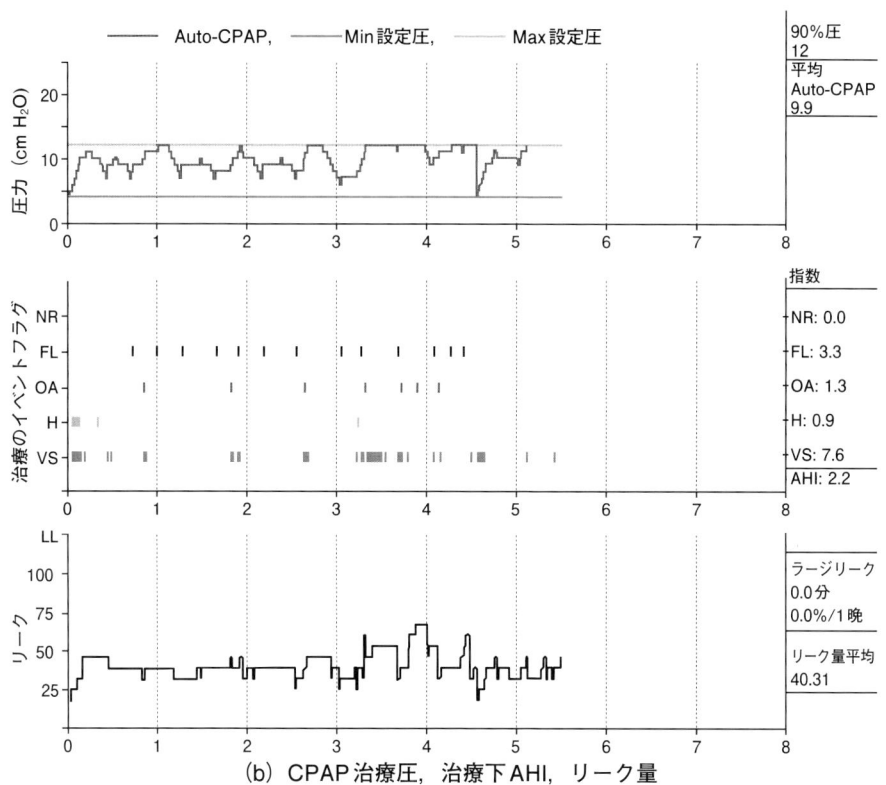

(a) 使用状況

(b) CPAP治療圧，治療下AHI，リーク量

場合，心不全の悪化に伴うCSR-CSAの増加によることがあり注意を要する。CPAP療法を試みて，圧力設定やマスクの調整を行っても有効でない時や忍容しえず継続不可能な時などは，口腔内装具や外科的手術（口蓋垂軟口蓋咽頭形成術など）などの他の治療も検討する。

一般的にCPAP療法の治療継続率は50〜80％といわれている。虎の門病院における1998〜2001年のCPAP導入患者824名におけるCPAP治療継続率は90.2％と良好であった。そこでの中止症例における中止理由を，図7に示す。効果を実感できず継続意欲を失ったことによるものが約30％を

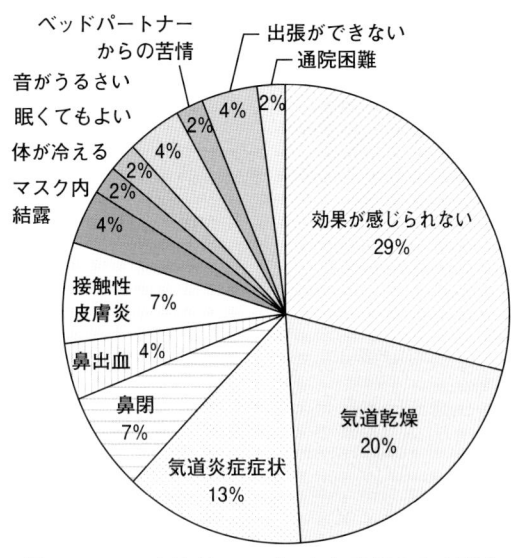

図7 CPAP療法ドロップアウト症例の中止理由

表1 CPAP療法に伴う副作用，トラブルとその対応策

副作用，トラブル	対応策
口鼻の乾燥，鼻出血，(寒冷に伴う)鼻炎症状	室内の加温(冬期のみ)，加湿，専用加温加湿器の併用
鼻閉，鼻炎症状(アレルギー性)	点鼻薬，内服，鼻粘膜焼灼術など，高精細フィルターの併用
結露に伴う不快感	室内の加温(冬期のみ)，ホースカバーの併用
マスクによる接触性皮膚炎	マスクの変更，ステロイド軟膏
マスク周囲からのエアリーク，圧迫による皮膚刺激症状	マスクフィッティング再指導，マスクの変更
口呼吸によるエアリークとそれに伴う口腔内乾燥	口テープやチンストラップの併用，full face maskへの変更
息の吐きにくさによる呼吸困難感	pressure-relief機構の使用，bilevel-PAPの使用
閉所恐怖症感，顔面圧迫感	nasal pillowへの変更

占めた．CPAP療法は根治療法でなく対症療法であり，治療アドヒアランスが不良であれば，治療していないことと同様のリスクが残ることを理解いただき，治療を適切に継続していくことでCPAP療法のメリットを得られることを強調する必要がある．治療アドヒアランスを低下させる主な要因と対処を表1に示す．CPAP療法に伴う重篤な合併症は非常にまれであるが，気胸，気脳症，眼圧上昇などの報告がある．気腫性病変を伴う肺疾患患者や繰り返す耳鼻科的感染症患者には相対的禁忌となりうる．

9 心不全合併CSR-CSAに対する陽圧治療

　CSR-CSAは，心不全に伴って二次的に生じる病態で，予後不良のマーカーとしても認識されている．CSR-CSAに対する治療選択を図8に示す．一般的にCSR-CSAの治療反応性は不均一で，

図8 心不全合併CSR-CSAに対する治療選択

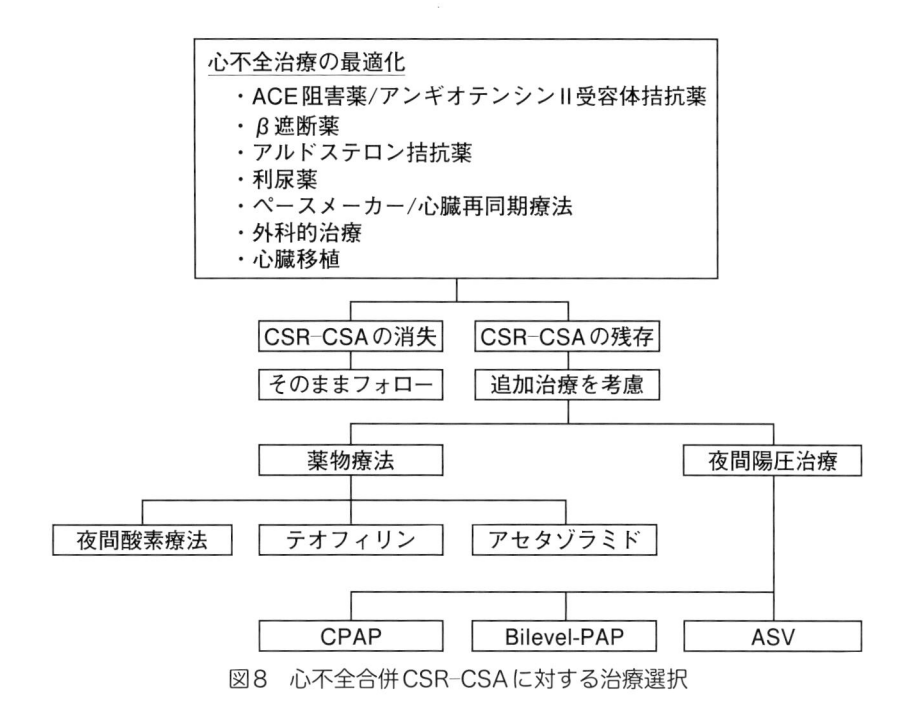

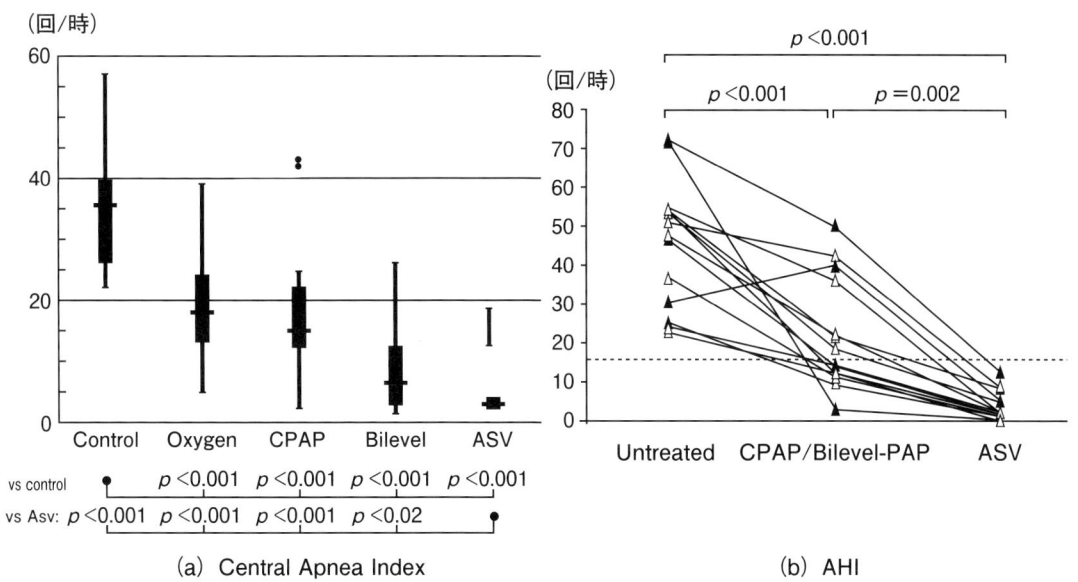

(a) Central Apnea Index

〔文献21〕Teschler H, Döhring J, Wang YM, et al. Adaptive pressure support servo-ventilation. A novel treatment for Cheyne-Stokes respiration in heart failure. Am J Respir Crit Care Med 2001; 164: 614-9より引用, 改変〕

(b) AHI

〔文献22〕Arzt M, Wensel R, Montalvan S, et al. Effects of dynamic bilevel positive airway pressure support on central sleep apnea in men with heart failure. Chest 2008; 134: 61-6より引用, 改変〕

図9 CSR-CSAに対する各治療の急性効果の比較

表2 ASV機器の比較

製品名	AutoSet™ CS/VPAP Adapt SV™ (ResMed社製)	BiPAP® autoSV™ (Respironics社製)
外観		
目標として用いる指標	分時換気量の90%	ピークフロー
目標レベル算出観察期間	直近3分間(移動平均)	直近4分間(移動平均)
バックアップ換気	Auto (15±α/分)	Autoモード/Fixedモード(off or 4〜30/分)
換気補助の圧波形	"ocean wave"様	矩形波, Rise timeを設定(0.1〜0.6秒)
EPAPの設定範囲	4〜10cmH$_2$O〔圧波形が矩形波でないため, EPAPでなくend expiration pressure (EEP)と表現される〕	4〜25cmH$_2$O
最小IPAPの設定範囲	3〜6cmH$_2$O+EEP	EPAP〜30cmH$_2$O
最大IPAPの設定範囲	8〜16cmH$_2$O+EEP (≦20cm H$_2$O)	最小IPAP〜30cmH$_2$O

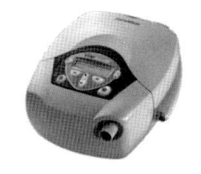

〔Maeno K, Kasai T. New adaptive servo-ventilation device for Cheyne-Stokes respiration. Theory and technology. Yearbook equipments and technology in noninvasive mechanical ventilation 2009 (in press)より引用, 改変〕

"responder"と"non-responder"が存在することが多く, OSAに比べて明らかに治療困難で, 現時点で確立された治療法は存在しない。CSR-CSAに対するCPAP療法は, 大規模ランダム化試験であるCanadian Continuous Positive Airway Pressure for Patients with Central Sleep Apnea and Heart Failure (CANPAP)研究において予後改善効果が証明されなかった[19]。AHI 19程度の呼吸イベントが残存し, 治療アドヒアランスの悪さが目立ったが, そのPost Hoc解析で, "responder"であれば, 予後を改善させる可能性が示唆された[20]。これらの結果より, 十分なAHIの低下効果と良好な忍容性をもち, より多くの症例が"responder"となる治療法が求められた。そこで, 現在, 最も期待されているのがASV療法である。従来の陽圧治療(CPAP, bilevel-PAP)に比べて, その急性効果は有意に有効であった(図9)[21)22)]。CPAP療法継続中でcentral-AHIが15以上残存する心不全症例に対し, ASV療法を3カ月間行った当院での検討では, ASV療法への切り替えで, 治療アドヒアランスは有意に向上, AHIは1.5程度まで軽減され, 左室駆出率やQOLにも有意な改善がみられた[23]。Philippeら[24]による心不全合併CSR-CSA症例に対するCPAP療法とASV療法を比較した前向きランダム化試験でも, 6カ月後において, ASV療法はCPAP療法と比べて高い忍容性を示し, 左室駆出率およびQOLの改善の点でもASV療法の方が有用であった。

　ASVでは, EPAPに加え, 最大IPAPと最小IPAPを設定する。CSRに伴う換気量の周期性変化に合わせて換気補助レベル最小IPAPと最大IPAPの範囲で自動調節し, 無呼吸発生時にはバックアップ換気を行って, 呼吸を安定化させる(図10)。本邦で現在使用可能なASV機器として, ResMed社製のものとRespironics社製のものがある。それぞれ異なった特徴, アルゴリズム, 作動様式を有し, タイトレーションの方法, 設定項目も若干異なるが, 本項ではその詳細については省く(表2)。ともに監視下PSGのもとでタイトレーションを行い, 治療効果を検討すべきである。閉塞型呼吸イベントを解消するために必要なEPAP値を決定する。最大IPAP値はEPAP値より+10cmH$_2$O程度とな

図10 チェーン・ストークス呼吸(CSR)に対するASV

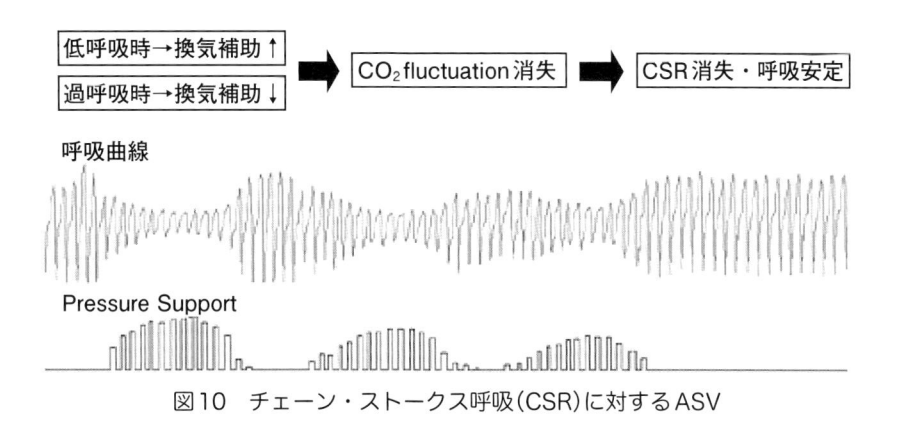

表3 SDBの陽圧治療機器の比較

	CPAP	Bilevel-PAP	ASV
経済的負担*	1,460点	1,460点／8,730点**	8,730点***
基本的な動作様式	設定された陽圧を維持する。	吸気時と呼気時のそれぞれに独立した圧設定を行う(吸気時：IPAP,呼気時：EPAP)。吸気時に同調して，一定レベルでの換気補助を行う。	EPAPおよび最大IPAP，最小IPAPを設定する。CSRに伴う換気量の周期性変化に合わせて換気補助レベルを自動調節することで，呼吸の安定化を目指す。

 *：2009年2月現在，月あたりの(指導管理料＋機器加算)保険点数(10点／円)で表示。
 **：保険上，CPAP機器扱いで，bi-level PAPが可能な機種が，CHEST社製で1機種とRespironics社製では別に存在する。その他の機種では在宅人工呼吸療法機器扱いとなる。
 ***：現在の保険制度上，ASV機器は在宅人工呼吸療法機器として扱われる。

ることが多い。われわれの経験上，Respironics社製のASV機器ではバックアップ換気の設定を，デフォルトのauto設定でなく，症例ごとに変更することが重要であると考えている。

　現在，ヨーロッパを中心に，心不全合併CSR-CSAに対するASV療法の予後に対する効果を評価するSERVE-HF研究という大規模多施設ランダム化試験が開始されている。この研究ではResMed社製ASV機器を使用し，2008年夏時点で80施設から1,000例以上の心不全患者が登録され，現在進行中である。また，カナダを中心にCANPAP研究のASV版の実施が積極的に検討されている。これらの研究結果は非常に重要である。ASV療法の予後改善効果が証明されれば，心不全合併CSR-CSAに対する第一選択はASV療法となるであろうが，否定的な結果であれば，CSR-CSAに対する陽圧治療そのものが消えることになるであろう。

10 おわりに

　最後に，SDBに対する陽圧治療機器の経済的負担を表3に示す。症例ごとに，背景や病態などを十分に検討し，治療選択を行うことが重要である。

引用文献

1) Sullivan CE, Issa FG, Berthon-Jones M, et al. Reversal of obstructive sleep apnoea by continuous positive airway pressure applied through the nares. Lancet 1981; 1: 862-5.
2) Hoffstein V, Zamel N, Phillipson EA. Lung volume dependence of pharyngeal cross-sectional area in patients with obstructive sleep apnea. Am Rev Respir Dis 1984; 130: 175-8.
3) Jing J, Huang T, Cui W, et al. Effect on quality of life of continuous positive airway pressure in patients with obstructive sleep apnea syndrome: a meta-analysis. Lung 2008; 186: 131-44.
4) Siccoli MM, Pepperell JC, Kohler M, et al. Effects of continuous positive airway pressure on quality of life in patients with moderate to severe obstructive sleep apnea: data from a randomized controlled trial. Sleep 2008; 31: 1551-8.
5) Findley L, Smith C, Hooper J, et al. Treatment with nasal CPAP decreases automobile accidents in patients with sleep apnea. Am J Respir Crit Care Med 2000; 161: 857-9.
6) Bazzano LA, Khan Z, Reynolds K, et al. Effect of nocturnal nasal continuous positive airway pressure on blood pressure in obstructive sleep apnea. Hypertension 2007; 50: 417-23.
7) Haentjens P, Van Meerhaeghe A, Moscariello A, et al. The impact of continuous positive airway pressure on blood pressure in patients with obstructive sleep apnea syndrome: evidence from a meta-analysis of placebo-controlled randomized trials. Arch Intern Med 2007; 167: 757-64.
8) Harsch IA, Schahin SP, Radespiel-Tröger M, et al. Continuous positive airway pressure treatment rapidly improves insulin sensitivity in patients with obstructive sleep apnea syndrome. Am J Respir Crit Care Med 2004; 169: 156-62.
9) Marin JM, Carrizo SJ, Vicente E, et al. Long-term cardiovascular outcomes in men with obstructive sleep apnoea-hypopnoea with or without treatment with continuous positive airway pressure: an observational study. Lancet 2005; 365: 1046-53.
10) 齋藤公正, 前野健一, 高松洋子, ほか. 慢性心房細動合併睡眠時無呼吸症例に対する陽圧治療. 心臓 2007; 39: 1112-7.
11) Haniffa M, Lasserson TJ, Smith I. Interventions to improve compliance with continuous positive airway pressure for obstructive sleep apnoea. Cochrane Database Syst Rev 2004; 4: CD003531.
12) Ayas NT, Patel SR, Malhotra A, et al. Auto-titrating versus standard continuous positive airway pressure for the treatment of obstructive sleep apnea: results of a meta-analysis. Sleep 2004; 27: 249-53.
13) Young T, Finn L, Peppard PE, et al. Sleep disordered breathing and mortality: eighteen-year follow-up of the Wisconsin sleep cohort. Sleep 2008; 31: 1071-8.
14) Marshall NS, Wong KK, Liu PY, et al. Sleep apnea as an independent risk factor for all-cause mortality: the Busselton Health Study. Sleep 2008; 31: 1079-85.
15) Campos-Rodriguez F, Pena-Grinam N, Reyes-Nunez N, et al. Mortality in obstructive sleep apnea-hypopnea patients treated with positive airway pressure. Chest 2005; 128: 624-33.
16) Kribbs NB, Pack AI, Kline LR, et al. Objective measurement of patterns of nasal CPAP use by patients with obstructive sleep apnea. Am Rev Respir Dis 1993; 147: 887-95.
17) Hoy CJ, Vennelle M, Kingshott RN, et al. Can intensive support improve continuous positive airway pressure use in patients with the sleep apnea/hypopnea syndrome? Am J Respir Crit Care Med 1999; 159: 1096-100.
18) 上之郷知子, 北村薫, 前野健一, ほか. 当院におけるCPAP継続困難であった患者の調査をして：今後の対策を考える. 第14回日本呼吸管理学会, 2004.
19) Bradley TD, Logan AG, Kimoff RJ, et al. Continuous positive airway pressure for central sleep apnea and

heart failure. N Engl J Med 2005; 353: 2025-33.
20) Arzt M, Floras JS, Logan AG, et al. Suppression of central sleep apnea by continuous positive airway pressure and transplant-free survival in heart failure : a post hoc analysis of the Canadian Continuous Positive Airway Pressure for Patients with Central Sleep Apnea and Heart Failure Trial (CANPAP). Circulation 2007; 115: 3173-80.
21) Teschler H, Döhring J, Wang YM, et al. Adaptive pressure support servo-ventilation. A novel treatment for Cheyne-Stokes respiration in heart failure. Am J Respir Crit Care Med 2001; 164: 614-9.
22) Arzt M, Wensel R, Montalvan S, et al. Effects of dynamic bilevel positive airway pressure support on central sleep apnea in men with heart failure. Chest 2008; 134: 61-6.
23) Kasai T, Dohi T, Maeno K, et al. Impact of adaptive servo ventilation in heart failure patients with central sleep apnea which is not sufficiently treated with continuous positive airway pressure [abstract]. Am J Respir Cirt Care Med 2009; 179: A5336.
24) Philippe C, Stoïca-Herman M, Drouot X, et al. Compliance with and effectiveness of adaptive servoventilation versus continuous positive airway pressure in the treatment of Cheyne-Stokes respiration in heart failure over a six month period. Heart 2006; 92: 337-42.

(虎ノ門スリープクリニック，国家公務員共済組合連合会虎の門病院睡眠センター　前野健一)

2 口腔内装置による治療

1 はじめに

　口腔内装置は，閉塞型睡眠時無呼吸症候群（obstructive sleep apnea syndrome：OSAS）患者の上下顎歯列に装着し，下顎あるいは舌の前方移動により上気道を拡大する（図1）。経鼻的持続気道陽圧呼吸（nasal continuous positive airway pressure：nasal CPAP）と比較すると簡便な治療法であるが，OSASに対する確立した保存的治療法である。

2 口腔内装置の歴史

　口腔内装置の基本構造は，下顎前方移動型（mandibular repositioning appliance：MRS）（図1a～c）と舌前方移動型（tongue retaining device：TRD）（図1d）に大別され，主流は前者である。MRSの原型は，1934年にRobinが用いたMonoblocと呼ばれる装置であるが，口腔内装置自体を世界に広く紹介する端緒となったのは，1982年のCartwright and Samelson[1]によるTRDの報告である。ちなみにSullivanら[2]は，その前年の1981年にnasal CPAPの治療効果を報告している。口腔内装置がOSASの治療に用いられはじめた1980年代前半から1990年代中頃までは，その治療効果は十分に認められておらず，American Academy of Sleep Medicine（AASM）による1995年の報告では，口腔内装置の適応はOSAS軽症例までに限定されていた[3]。1994年には13種類の口腔内装置が紹介されていたにすぎなかったが[4]，その後，装置の改良や新規開発と並行し，治療成績をサポートする多くの報告がなされ，2005年には中等症例まで適応が拡大された[5,6]。2009年現在，世界に約70種類以上の口腔内装置が存在するといわれ[7]，そのほとんどがMRSである[6]。MRSは図1aに示すように，下顎部分が前方位をとった状態で上顎部分に結合された構造をとる。現在では，下顎位を前方へ段階的に調節することが可能なMRS（図1b，c）も使用され，nasal CPAPの圧タイトレーションと同様の発想が応用されている。このような「下顎位のタイトレーション」は，口腔内装置の治療成績の向上に大きく貢献していると考えられる。一方，TRDは上下顎前歯部間の前方に付与されたソケット内に舌を挿入させ，舌を陰圧保持する装置である。TRDに関する報告は少なく，その治療効果はMRSに劣るといえる[8]。

3 口腔内装置の治療原理

　上気道の閉塞性の指標となる上気道断面積は，解剖学的な要因と上気道拡張筋の筋活動によって決定される[9〜11]。OSAS患者における覚醒時の上気道拡張筋の活動は，狭小化した上気道断面積を補償するように高まっているが，入眠によってこの活動は抑制される。OSAS発症の有無は，この筋活動の低下自体よりもむしろ，患者の上気道周辺に解剖学的異常が存在するか否かに大きく影響を受ける。ここでは，OSASの発症と口腔内装置の治療原理を解剖学的に考えてみる。図2に示すように上

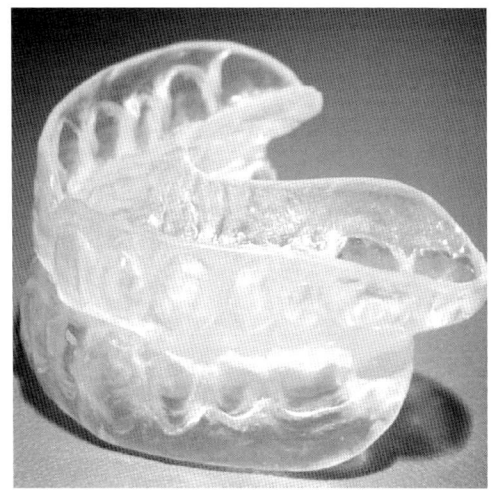

(a) 上下顎一体型(#501 ASO)

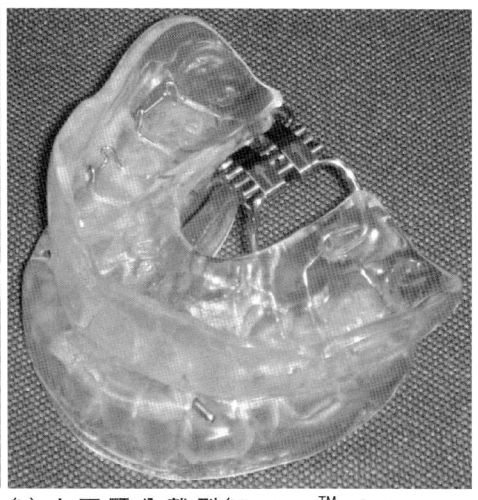

(b) 上下顎分離型(Klearway™, Great Lakes Orthodontics)のMRS

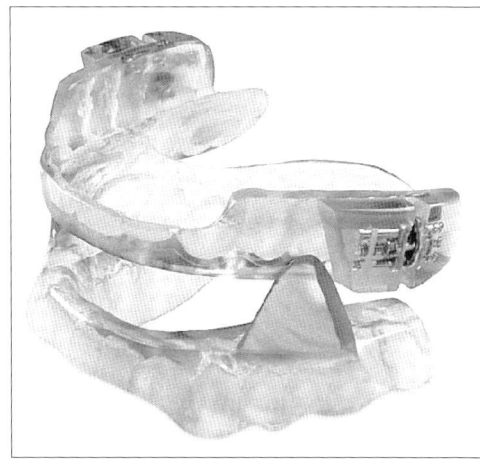

(c) 上下顎分離型(SomnoDent™, SomnoMed)のMRS

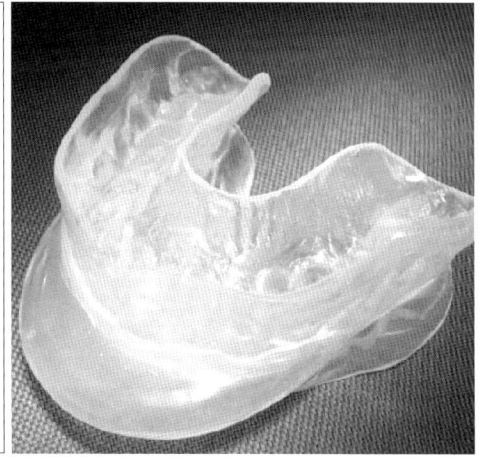

(d) Tongue retaining device (ASO)

図1　口腔内装置
　上下顎分離型MRSは，付与されたスクリューを拡大することにより下顎位の微細な前方調節(タイトレーション)が可能である。TRDには舌を陰圧保持するためのソケットが付与されている。

　気道は，歯列弓，下顎骨，頸椎などの頭蓋顔面領域の硬組織が形成する骨構造物が舌をはじめとする口腔領域の軟組織を取り囲み，その内側に位置する「つぶれやすい管」とみなすことができる[12]。
　骨構造物の大きさが変化しない場合，軟組織量が増大すると管の断面積は減少する。したがって，上気道断面積を小さくする要因は，①肥満，大きな舌，扁桃肥大(軟組織の絶対量増大)，②小下顎などにより骨構造物の容量が小さいこと(軟組織量の相対的増大)と考えられる。すなわち，骨構造物の大きさとその内部に存在する軟組織量とのバランスによって上気道開存性は決定される[9)10)12)13)]。MRSを用いた下顎前方移動は，骨構造物の容量を一時的に大きくすると考えることができ，相対的に軟組織量を減少させる結果，上気道断面積が増大する。一方，TRDによる舌前方移動は骨構造物内の軟組織の絶対量を減らし，軟組織圧を減少させると考えられる。単純化すると，口腔内装置は

OSAS患者における「軟組織量と骨構造物の大きさとの崩れたバランスを正常化し，上気道を拡大する」といえる。

4 口腔内装置の適応と治療成績

口腔内装置の適応を表1に示した。装着時の無呼吸低呼吸指数（apnea-hypopnea index：AHI）が10/時以下の時，治療効果ありと判断する場合，口腔内装置の治療成績は，軽〜中等症例では57〜81%，重症例では14〜61%であり，平均では52%と報告されている[6]。Hoffstein[14]による総説でも平均54%とほぼ同程度を示している。前述のように適応が拡大されたとはいえ，口腔内装置は，AHIを減少させる点においてnasal CPAPに明らかに劣るため，中等症例や重症例ではあくまでnasal CPAPが治療第一選択であるという認識は重要である。しかし中等症例や重症例においても，口腔内装置がOSASを劇的に改善することもあり，治療効果予測に関する研究が行われている[15]。

5 口腔内装置の利点と欠点

口腔内装置の利点は，非侵襲的かつ可逆的であること，つまり装置使用時に疼痛を伴うことも少なく，効能が認められない場合は治療前の状態に戻ることができる点にある。さらにコンプライアンスや長期使用率はnasal CPAPにまさり，患者はnasal CPAPよりも口腔内装置を好む傾向がある[6]。また簡便で携行しやすい。一方で，MRSは下顎を前方に移動した状態で歯や歯周組織に維持を求めるため，歯・歯周組織および顎関節に問題がある場合には使用することはできない。このような症例に

表1　口腔内装置の適応

①いびき症，OSAS軽症例であり，減量や体位変換によって症状の改善がみられない患者
②CPAPを必要としない軽・中等症例
③CPAPコンプライアンスの不良な中等・重症例
④ただし，歯・歯周組織および顎関節に問題がある場合には使用できないこともあり，装置作成にあたっては歯科医師の診断を必要とする。

〔文献7) American Academy of Dental Sleep Medicine (http://www.aadsm.org/). 最終アクセス2009年6月より一部追加，引用〕

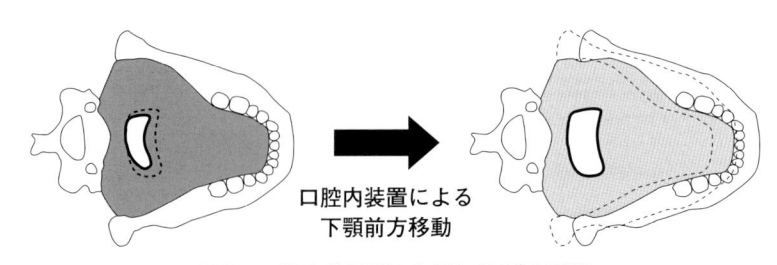

図2　口腔内装置が上気道に及ぼす影響
口腔内装置による下顎前方移動は，舌を含む口腔内軟組織を取り囲む硬組織の大きさを一時的に大きくする。したがって高まっていた軟組織圧（濃）は低下し（薄），上気道断面積は増大する（本文参照）。

は，下顎前方移動を必要としないTRDを積極的に用いる[8]。また，装置使用による副作用は一般に重大であることは少ないものの，頻繁に生じうる。典型的な副作用として，唾液過多，口腔内乾燥，顎関節・咀嚼筋の違和感や疼痛，歯・歯周組織の不快感や疼痛，起床時の咬合変化，長期使用に伴う咬合の不可逆的変化などが挙げられる[6]。したがって装置の作製および使用にあたっては，口腔内装置治療に明るい歯科医師の診断を必要とする。MRS使用に伴う副作用を最小限にする方法として，下顎を動かす簡単な運動の有効性が報告されているが[16]，このような試みはコンプライアンスと長期使用率を維持するうえでも重要であろう。

6 おわりに

図3に示すように，治療効果の高いOSAS治療法が必ずしも患者に受け入れられるというわけではない[17]。OSASの保存的治療における口腔内装置の位置づけは，あくまでnasal CPAPに次ぐ2番手の治療法であるが，nasal CPAPの適応とならない軽・中等症例や，nasal CPAPコンプライアンス不良例，nasal CPAPコンプライアンス良好例であっても業務などを含めた状況的要因によりnasal CPAPを使用しにくい患者(たとえば職業ドライバー等)などには，医師，歯科医師側が口腔内装置に関する情報を積極的に提供するという姿勢も必要であろう。装置の利点・欠点と個々の患者のニーズを勘案し，今後さらに，口腔内装置が利用されることが切望される。

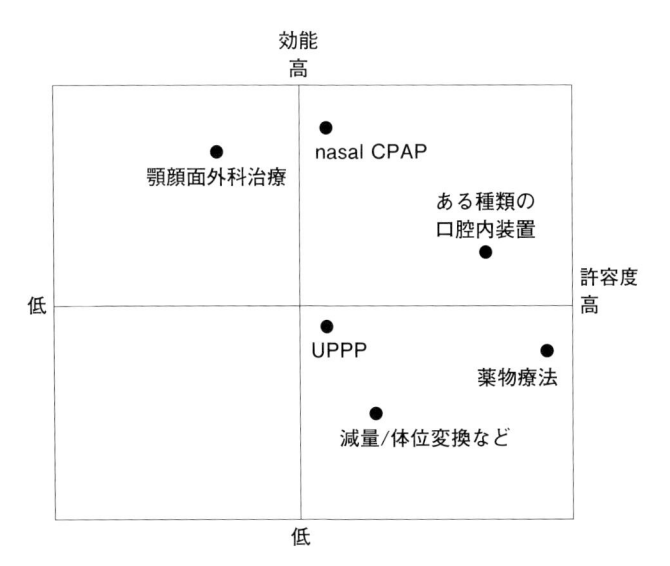

図3 各種OSAS治療法の受け入れられやすさと効能
〔文献17) Cistulli PA, Grunstein RR. Medical devices for the diagnosis and treatment of obstructive sleep apnea. Expert Rev Med Devices 2005; 2: 749-63より改変，引用〕

引用文献

1) Cartwright RD, Samelson CF. The effects of a nonsurgical treatment for obstructive sleep apnea. The tongue-retaining device. JAMA 1982; 248: 705-9.
2) Sullivan CE, Issa FG, Berthon-Jones M, et al. Reversal of obstructive sleep apnoea by continuous positive airway pressure applied through the nares. Lancet 1981; 1: 862-5.
3) Schmidt-Nowara W, Lowe A, Wiegand L, et al. Oral appliances for the treatment of snoring and obstructive sleep apnea：a review. Sleep 1995; 18: 501-10.
4) Lowe AA. Dental appliances for the treatment of snoring and obstructive sleep apnea. In: Kryger MH, Roth T, Dement WC, editors. Principles and practice of sleep medicine, 2nd ed. Philadelphia: WB Saunders, 1994: 722-35.
5) Kushida CA, Littner MR, Morgenthaler T, et al. Practice parameters for the treatment of snoring and obstructive sleep apnea with oral appliances：an update for 2005. Sleep 2006; 29: 240-3.
6) Ferguson KA, Cartwright R, Rogers R, et al. Oral appliances for snoring and obstructive sleep apnea：a review. Sleep 2006; 29: 244-62.
7) American Academy of Dental Sleep Medicine（http://www.aadsm.org/）．最終アクセス2009年6月．
8) 對木　悟，前田恵子，井上雄一．Tongue retaining deviceを用いた口腔内装置治療．睡眠医療 2009; 3: 270-4.
9) Isono S, Remmers JE, Tanaka A, et al. Anatomy of pharynx in patients with obstructive sleep apnea and in normal subjects. J Appl Physiol 1997; 82: 1319-26.
10) 磯野史朗．OSAHSの病態．4章-I　睡眠時呼吸障害の病態．井上雄一，山城義広，編著．睡眠時呼吸障害 Update2006．東京：日本評論社，2006: 28-35.
11) 對木　悟．Oral Appliance. 13章-III　睡眠時呼吸障害の治療．井上雄一，山城義広，編著．睡眠時呼吸障害 Update2006．東京：日本評論社，2006: 190-3.
12) Isono S, Tanaka A, Tagaito Y, et al. Influences of head positions and bite opening on collapsibility of the passive pharynx. J Appl Physiol 2004; 97: 339-46.
13) Tsuiki S, Isono S, Ishikawa T, et al. Anatomical balance of the upper airway and obstructive sleep apnea. Anesthesiology 2008; 108: 1009-15.
14) Hoffstein V. Review of oral appliances for treatment of sleep-disordered breathing. Sleep Breath 2007; 11: 1-22.
15) Cistulli PA, Gotsopulos H, Marklund M, et al. Treatment of snoring and obstructive sleep apnea with mandibular repositioning appliances. Sleep Med Rev 2004; 8: 443-57.
16) Ueda H, Almeida FR, Chen H, et al. Effect of 2 jaw exercises on occlusal function in patients with obstructive sleep apnea during oral appliance therapy：a randomized controlled trial. Am J Orthod Dentofacial Orthop 2009; 135: 430.
17) Cistulli PA, Grunstein RR. Medical devices for the diagnosis and treatment of obstructive sleep apnea. Expert Rev Med Devices 2005; 2: 749-63.

（財団法人神経研究所附属睡眠学センター研究部，東京医科大学睡眠学講座　對木　悟）

3 耳鼻咽喉科的手術的治療

1 はじめに

　現在，経鼻的持続気道陽圧呼吸(nasal continuous positive airway pressure：nasal CPAP)療法は治療効果が高く，長期の生存率改善が明らかとなったことで，閉塞型睡眠時無呼吸症候群(obstructive sleep apnea syndrome：OSAS)治療の第一選択とされている。一方，使用率，継続率が高くないことも報告され，CPAPだけでは，この治療がすべてうまくいくわけではないことを示している。

　OSASは，発症要因，合併症，さらには疾患自体が患者にもたらす生活の質(quality of life：QOL)の低下や社会的影響は患者ごとに多様であり，無呼吸低呼吸指数(apnea-hypopnea index：AHI)のみを評価に用いた診療では医療として奏効しない。睡眠呼吸障害(sleep-disordered breathing：SDB)の診療を行う実地医家には，AHIを減らすことだけではなく，合併症に対する内科的治療，過度の傾眠に対する精神心理学的アプローチなど，さまざまな診療科の視点からのアプローチについて理解し，よい連携医療を行うことが必要となる。同様に，SDB患者には上気道疾患が約30％合併する(図1)。

　SDB患者の上気道疾患は，上咽頭腫瘍や副鼻腔炎などSDBの診療以前に治療の必要な場合と，鼻閉，扁桃肥大などSDBの病態や治療に影響を与える場合があり，いずれにせよ，その対応についてもSDBの診療を行う実地医家すべてに理解が必要となる。

　厚生労働省研究班によるSDB診療連携ガイドライン治療アルゴリズムではSDB治療前に上気道疾患の診断と，治療の必要のある適応症例を選んで，手術治療を進めることが勧められている(図2)。一般診療でも，口腔咽頭所見，鼻腔通気度検査，X線写真，CT，MRIなどの画像診断により上気道疾患の存在は推定できる。上気道疾患の存在が疑われる場合は，耳鼻咽喉科医の診察による正確な診断が望ましい。

2 Sleep surgery (sleep apnea surgery)とは

　Sleep surgery(sleep apnea surgery)とは，いびきやOSASをはじめとするSDBに対する外科治療の総称で，小児の扁桃肥大などの上気道疾患や，極端な小下顎などの形態異常など，SDBの主因の除去が外科的に望める場合，また，鼻中隔彎曲症など上気道疾患が，nasal CPAPなど保存治療の治療を妨げる場合などが適応となり，北米では専門で行うsleep surgery centerも存在する。北米では成人OSASに対し，nasal CPAP治療が奏効しない場合，Phase 1：鼻手術，扁桃摘出術，uvulopalatopharyngoplasty(UPPP)の軟組織への手術から，Phase 2：maxillo-mandibular advancementなど顎矯正術を行うTwo Phase Surgical Protocol[1]も存在する。

鼻中隔彎曲症　　　　　アレルギー性鼻炎　　　　　慢性副鼻腔炎

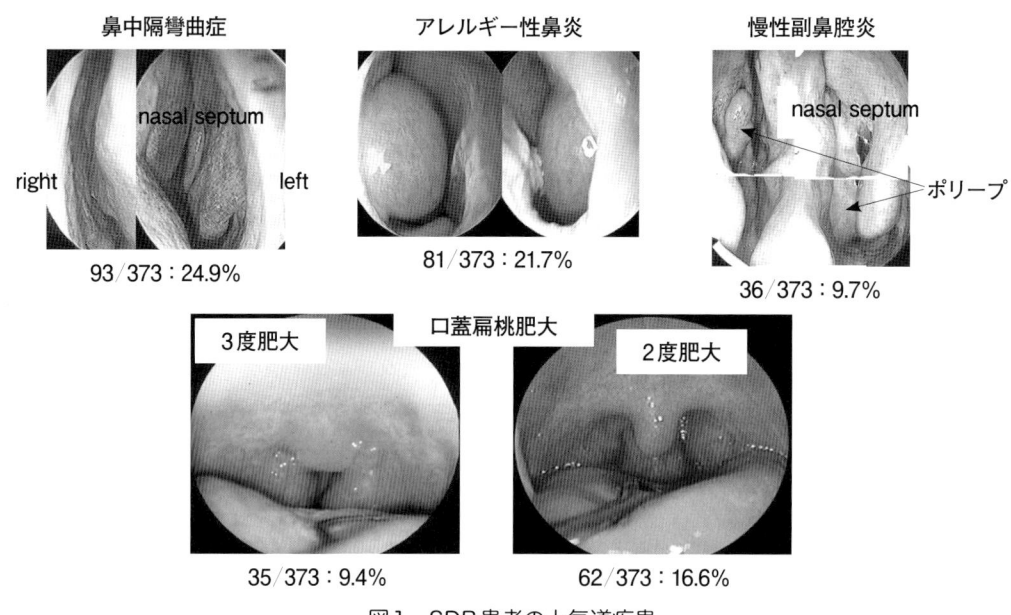

93/373：24.9%　　　　81/373：21.7%　　　　36/373：9.7%

口蓋扁桃肥大
3度肥大　　　　　　　　2度肥大

35/373：9.4%　　　　　62/373：16.6%

図1　SDB患者の上気道疾患

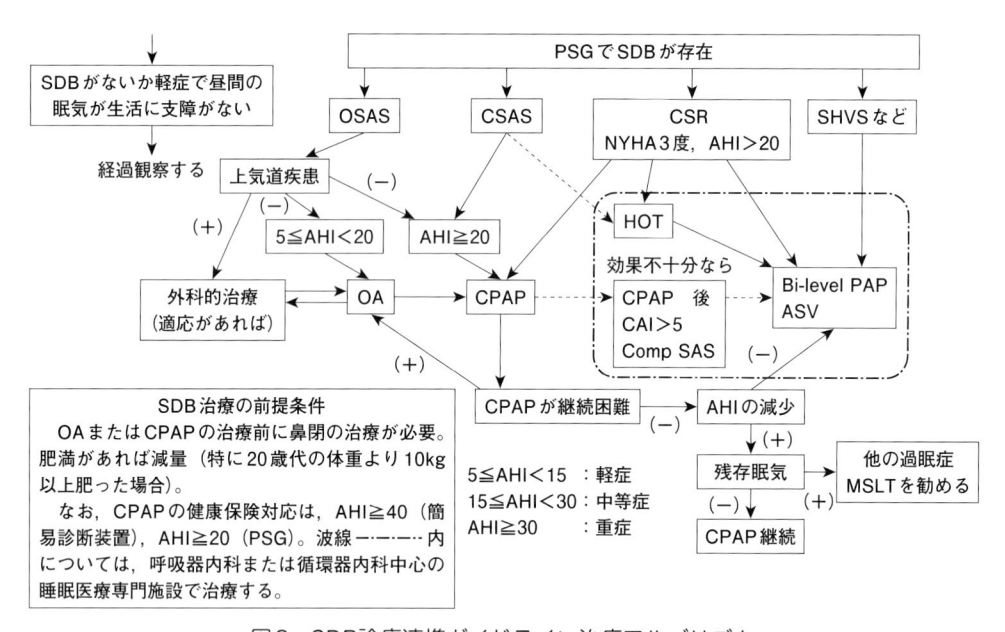

図2　SDB診療連携ガイドライン治療アルゴリズム

3 Sleep surgery のための睡眠検査

　手術治療の適応決定には純粋な閉塞型のSDBの診断と，上気道の形態と機能の正確な評価が睡眠中も含め必要である．当院のSleep Surgery Centerでは<u>鼻腔〜喉頭内視鏡</u>，<u>セファログラムによる顎顔面形態分析</u>あるいは<u>マルチスキャンCTによる顎顔面形態および軟組織形態分析</u>（図3），<u>鼻腔通</u>

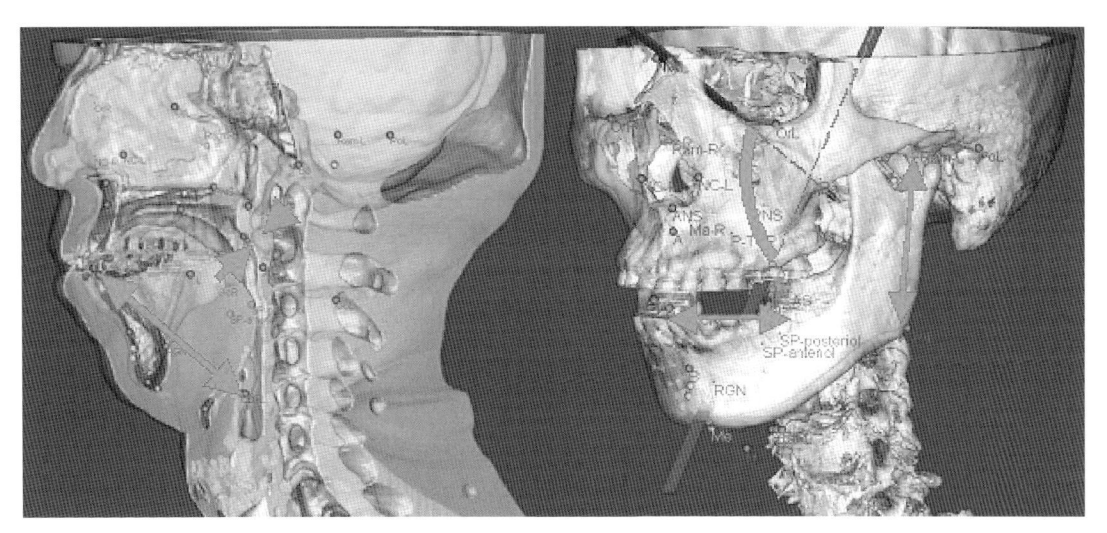

図3　マルチスキャンCTによる上気道の軟組織と骨格形態分析

気度検査などの覚醒時の上気道評価，さらにcentral hypopneaやcomplex breathingパターン，レム依存患者では呼吸イベントの正確な評価や睡眠時の上気道の動的診断目的に，終夜ポリグラフ検査と同時に食道内圧測定や睡眠内視鏡検査(図4)，薬物睡眠下ダイナミックMRIなどを追加し，治療法を決定する。

　さらにsleep surgeryを行う外科医には，正常な睡眠と呼吸の生理を念頭に，睡眠と上気道の正確な評価から病態を理解し，正常な上気道と睡眠の機能回復のための手術を行うことが求められる。Sleep surgeryの手術のうち，鼻手術，口蓋扁桃摘出術，顎矯正術などは，もともとSDB治療を目的とした手法ではないため，適応，術式についての再検討と新しい手法が必要となる。

4 小児のsleep surgery

　現在，小児OSASにおける治療の第一選択はアデノイド切除，口蓋扁桃摘出術とされ，75〜100％改善と高い成績が報告されている。

5 成人のsleep surgery (Phase 1)

1) 鼻手術

　鼻閉による睡眠中の口呼吸では，鼻腔を介した反射による正常な呼吸コントロールが減少し，中枢型睡眠時無呼吸症候群(central sleep apnea syndrome：CSAS)や覚醒反応を増加させるとの報告がある。実際に一部の軽症例では鼻手術による正常な鼻呼吸回復だけでSDBが改善する場合がある。一方，重症のOSASでは鼻手術単独でのAHIの減少はわずかである。しかし，鼻閉はnasal CPAP治療の成否に影響を与える要因で[1]，nasal CPAP使用の患者の中にも鼻疾患のため必要以上の持続陽圧気道圧(continuous positive airway pressure：CPAP)圧が処方されたり，使用率の低下を来すことがある。これらは手術により鼻腔抵抗と同時にCPAP圧を降下させることが可能[2]で，サポートとしての効果は高い。また鼻手術による鼻閉改善は，重症例において，AHIが減少しなくても，自覚的

図4　PSG下内視鏡検査

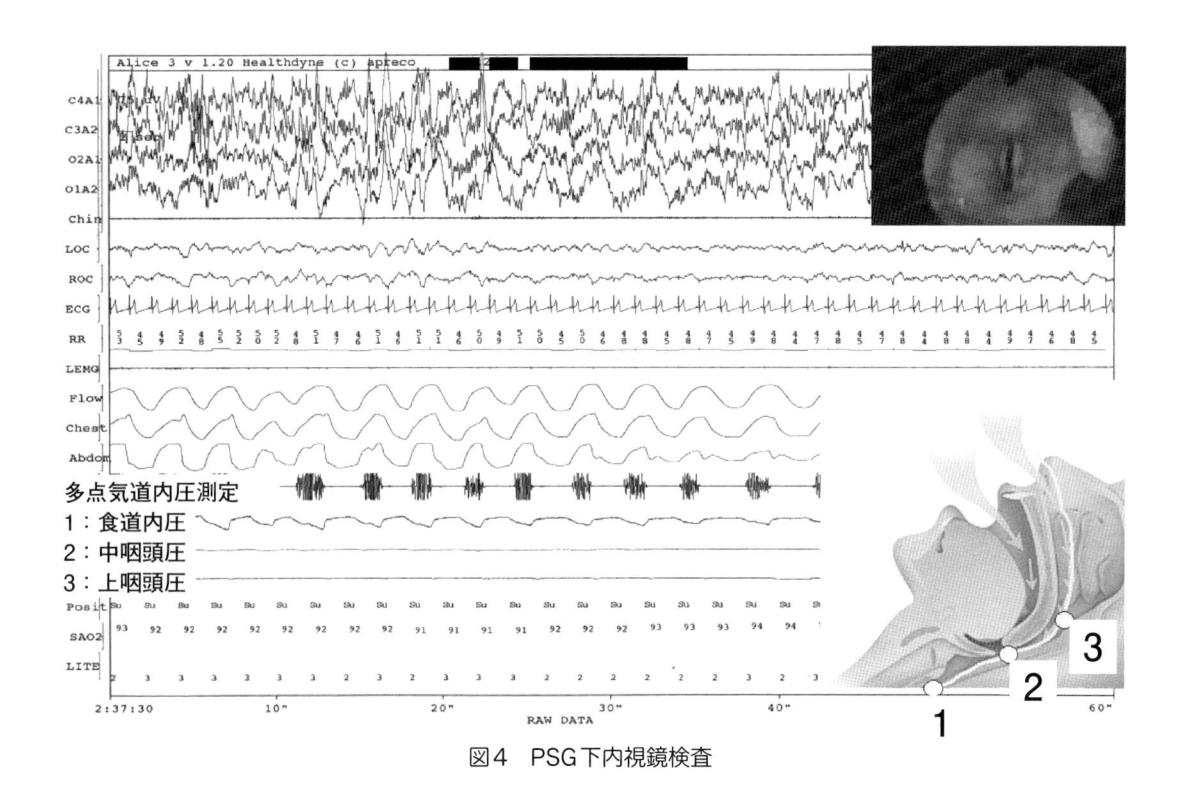

な睡眠の質や睡眠の安定性指標cyclic alternating pattern (CAP) 率が改善する特徴をもつ。当院では鼻閉の自覚に乏しい場合でも，総合鼻腔抵抗値が0.3pa/cm^3/秒以上で中等度以上の鼻中隔彎曲症や高度のアレルギー性鼻炎，副鼻腔炎合併などには手術治療をすすめている。

2) 新しい外科治療

　高周波を用いた粘膜下組織減量術（図5）は1997年に米国で認可され，以来いびき～軽症のSDBに臨床応用されている[3]。いびきの減少（欧米では約80％，われわれの検討では，軟口蓋単独処置は30.1％，軟口蓋＋舌根は57.5％：VASによる評価）に効果があり，疼痛，浮腫等が少なく，短期入院や日帰り手術が可能な低侵襲手術として期待される。患者のなかには騒音としてのいびきが，家庭内や社会生活に大きな影響を及ぼす場合もあり，nasal CPAPや口腔内装置が適応とならない，いびき患者には有効である。今後，適応，効果，副症状，長期予後などさらなる検討が望まれる。

3) UPPP（扁桃摘出術を含む）

　欧米ではUPPPの改善率は40～65％と報告され[4]，わが国の4施設（慈恵会医科大学，東北大学，鳥取大学，名古屋大学）の検討（n＝91）では，AHI改善率が49.7％（欧米39％）でAHI＜20かつ50％以上減少の有効群が49％であり，満足のいく結果ではなかった。しかし，扁桃肥大度2度以上と重症度AHI 50以下が有効群の独立した要因で，特に扁桃肥大3度例ではAHI 80％減少が期待できる。また，当院の検討（n＝108）では，下顎の成長方向facial axis 86°未満，肥満指数（body mass index：BMI）25以上が無効群の独立予測要因であり，これらからUPPPの適応は，①pure OSAS, ②扁桃肥大合併，③非重症（AHI＜50），④非肥満（BMI＜25），⑤非小下顎（facial axis＞86），⑥若

治療前　　　　　　　　治療後
図6　UPPP前後の咽頭所見

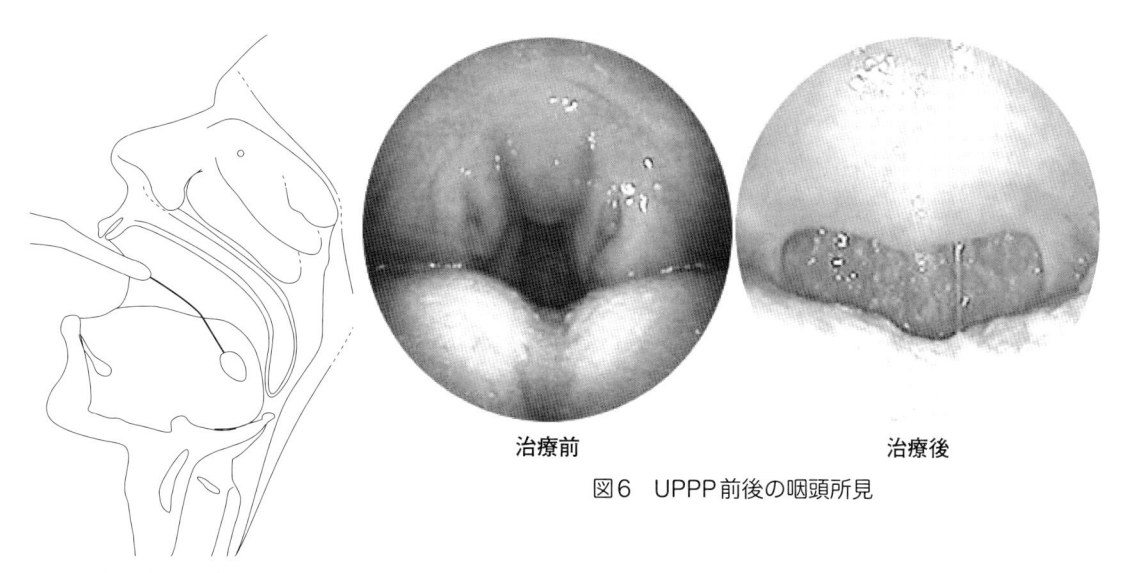

図5　高周波手術（radiofrequency tissue volume reduction）

年がよい適応で，さらに合併症を考慮し，予測される効果と副症状，手術後の再ポリソムノグラフィー（polysomnography：PSG）による評価や追加治療（nasal CPAPや口腔内装置さらにはPhase 2）の必要性について十分な説明と同意が必要と考えている。

さらに，UPPPは術後の瘢痕拘縮などが問題となっており，欧米の診療ガイドラインではUPPPを薦めていないものもある。今後は扁桃摘出に最小限の軟口蓋形成をプラスする方法が高い効果と術後の副症状予防が期待でき，中心となると考えられる（図6）。

そして，小下顎例には，口腔内装置を，体位依存患者には側臥位での就寝補助など，他の治療とのコンビネーションあるいは，効果不十分例に対し，Phase 2を行う必要があると考える。

6 成人のsleep surgery（Phase 2）

Stanford大学のNelsonのグループは，成人OSASに対し，nasal CPAP治療が奏効しない場合，Phase 1：鼻手術，扁桃摘出術，UPPPの軟組織への手術を行い，効果不十分の場合Phase 2：maxillo-mandibular advancementなど顎矯正術（図7）を行うTwo Phase Surgical Protocol[5]により，nasal CPAPと同等の治療効果を報告している，外科治療のメタ・アナリシスレビューによると，Phase 1の有効群は55％であるのに対し，Phase 2まで行った場合では86％とされている[6]。本邦では，極端な肥満を合併せず，小下顎によるOSAS患者が多いとされ，今後，顎矯正術を含めたTwo Phase Protocolの効果が期待される。今後，本邦における適応，効果，副症状，長期予後などさらなる検討が望まれる。

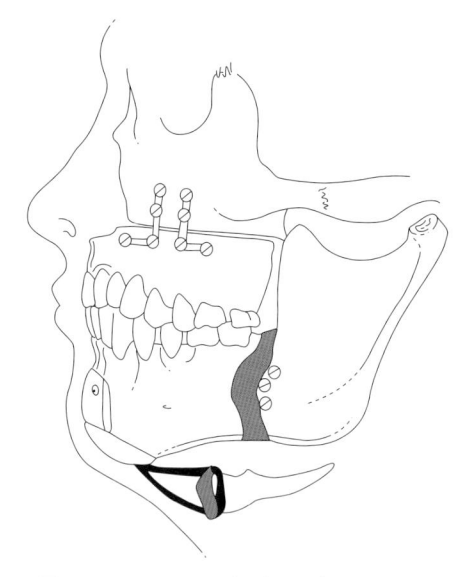

図7 Maxilo-mandibular advancement 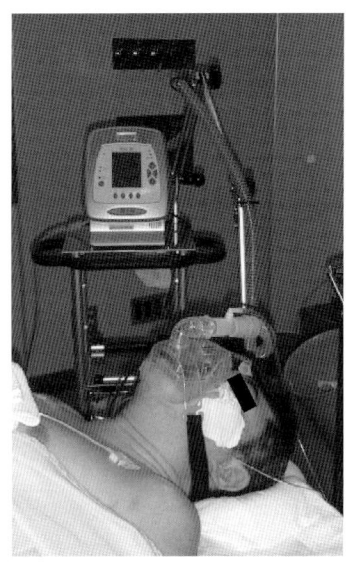   図8 術後のbilevel-PAP管理

7 Sleep surgeryにおける周術期管理の重要性

　残念ながらUPPP術後の呼吸障害による合併症が問題となっている。米国麻酔科学会は睡眠時無呼吸症候群(sleep apnea syndrome：SAS)の麻酔管理に対しガイドライン[7]を作成しており，その中で，上気道に関する術前のリスク評価として，診察所見とセファロ解析による上気道評価を，さらに術後の気道浮腫，全身麻酔後の呼吸抑制，レム・リバウンドなど，周術期の呼吸障害に対し，術前後のPAPによる管理をすすめている。当院Sleep Surgery CenterでもUPPP術後はバッテリー付きの二相性陽圧換気(bilevel positive airway pressure：bilevel-PAP)を用いて，手術室において抜管直後から術後呼吸管理を開始し，効果を挙げている(図8)。

8 おわりに

　一昔前まで，内科ではnasal CPAP，耳鼻咽喉科では手術というように，わが国のSDBの治療は受診医療機関，診療医の専門により決定されることが多かった。しかし，nasal CPAPか，手術か，というようなどちらか単独という選択は短絡的であり，SDB治療は奏効しない。SDB患者はさまざまな主訴，要因，合併症があり，個々の症例で適切な対処が求められる。治療の一環として必要時には手術治療を積極的に行う判断が，実地医家すべてに求められる。

引用文献

1) Sugiura T, Noda A, Nakata S, et al. Influence of nasal resistance on initial acceptance of continuous positive airway pressure in treatment for obstructive sleep apnea syndrome. Respiration 2007; 74: 56-60.
2) 千葉伸太郎，太田正治，森脇宏人，ほか．閉塞性睡眠時無呼吸症候群に対するn-CPAP療法と鼻手術の治療効果．耳鼻

展 2002; 45: 114-8.
3) Powell NB, Reily RW, Guilleminault C. Radiofrequency tongue base reduction in sleep-disordered breathing. Otolaryngol Head Neck Surg 1999; 120: 656-64.
4) Sher AE, Schechtman KB, Piccirillo JF. An American Sleep Disorders Association Review : the efficacy of surgical modifications of the upper airway in adults with obstructive sleep apnea syndrome. Sleep 1996; 19: 156-77.
5) Powell NB, Riely RW, Guilleminault C. 90 Surgical management of sleep-disordered breathing. In : Principles and practice of sleep medicine. Philadelphia : WB Saunders, 2005.
6) Elshaug AG, Moss JR, Southcott A, et al. Redefining success in airway surgery for obstructive sleep apnea : a metaanalysis and synthesis of the evidence. Sleep 2007; 30: 461-7.
7) Practice Guidelines for the Perioperative Management of Patients with Obstructive Sleep Apnea. Anesthesiology 2006; 104: 1081-93.

（太田睡眠科学センター　千葉伸太郎）

4 減量療法

1 はじめに

　欧米人に比べ，日本人は肥満の程度が軽くても睡眠時無呼吸症候群（sleep apnea syndrome：SAS）になりやすい。ところが，肥満者に対して「体重を減らしなさい」と指導すると，「食べていないのに太る」，「運動する時間がない」，「食事制限をすると力が出ない」，「酒を止めるとストレスが溜まる」などと答える[1]。これを心理学では，「抵抗」（resistance）と呼んでいる（図1）。この抵抗を減らし，楽しく患者をやる気にさせることが大切である。また，Knutsonら[2)3)]の報告によると睡眠不足によりレプチンが18％減，グレリンが28％増，その結果，空腹感が24％増加し，高炭水化物食を嗜好するとされる。その結果，代謝異常，食欲増加，エネルギー代謝低下を引き起こす。また，睡眠不足は脂質異常や2型糖尿病の危険因子である[4]。本項では，「減量療法」と題して，肥満を伴うSAS患者を楽しく減量させるコツについて概説したい。

2 SAS患者の減量効果と睡眠呼吸障害の改善

　SmithらはSAS患者15名（平均106.2±7.3kg）が，9％の減量に成功するとノンレム期の無呼吸回数が有意に減少し（55.0±7.5→29.2±7.1回），さらに睡眠の質も改善したと報告している。肥満者では無呼吸時の低酸素血症が著しく，心血管系に対する影響が大きいが，減量により平均酸素飽和度は改善する。米国で行われた男性694名を対象とする大規模な無作為抽出，前向きの縦断研究では，10％以上の減量によって，無呼吸低呼吸指数（apnea-hypopnea index：AHI）は約26％減少した（図2）。Lankfordらは外科的な手術によりSAS患者を平均44.5kg減少させると，持続陽圧気道圧（continuous positive airway pressure：CPAP）で必要とされる圧が減少したと報告している。Sampolらは長期な食事による減量の効果について検討し，一部の患者にはAHIの改善に効果があること，定期的な受診をしている者が減量体重を維持していることを示している。Kajasteらは認知行動療法を用いた減量プログラムを実施し，酸素飽和度低下指数（oxygen desaturation index：ODI）4の改善効果をみている。日本においては大河原らが睡眠呼吸障害（sleep-disordered breathing：SDB）を有する肥満者29名に3カ月間の減量プログラムを提供したところ，平均約7kgの減量が得られ，SDBも改善したと報告している。しかし，Nosedaらの検討によると，1年間の減量プログラムが終了したSAS患者39名において，経鼻的持続気道陽圧呼吸（nasal continuous positive airway pressure：nasal CPAP）から離脱できたのは4名にすぎない。SDBの形成には肥満以外にも口蓋扁桃肥大，仰臥位睡眠，下顎後退，甲状腺機能低下症，アルコール多飲などの要因が複雑に関与している。外来では，休肝日の設定を含めた適正飲酒指導とともに5kg減を第1目標とした減量指導が望まれる。

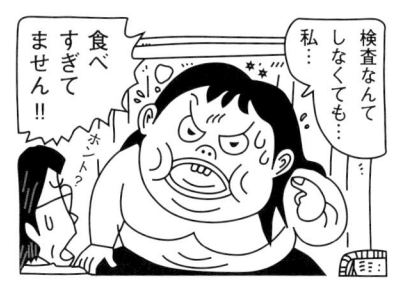

図1 肥満者の心理学的抵抗

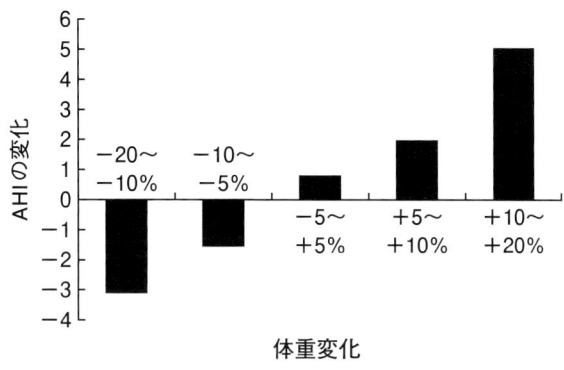

図2 体重変化とSASの関係

3 効果の出ない減量指導とは

　それでは効果のあまり出ない減量指導とはどんなものであろうか。「食事に気をつけなさい」,「体重を減らしなさい」,「腹八分目にしましょう」,「運動しなさい」など一般的であいまいな指導は効果が少ないことが知られている。また,抵抗を示す患者に対して,決して医学的脅しで行動変容を迫ってはならない。「放置しておくと,合併症がでますよ。あなたの面倒は誰がみるのですか？」と脅すと,「そんなことはよく分かっている。自分のことは自分が一番知っている。放っておいてくれ」とさらに抵抗が増してしまう。患者の抵抗がみられた場合は,現在の指導方法を変えるサインだと考えるとよい[5]。

4 体重増加を体感させる

　体重増加は閉塞型睡眠時無呼吸症候群(obstructive sleep apnea syndrome：OSAS)の大きな要因となる。森槙らの検討では,成人男性112名において,20歳頃より体重増加が大きくなるほど,AHIは高くなり,20kg以上増加した群では96％にCPAPおよび,健康保険適用となるAHI 20以上を認めている。まずは,SAS患者に20歳頃から比べると,どのくらい体重が増えたかを尋ねてみよう(図3)。患者に20歳から増えているのは何かをイメージしてもらい,それが体脂肪であることを

認識してもらう[6]．そして実際に，体脂肪モデルを見せ，持ってもらうことで体重増加を体感してもらうことができる．SDBだけでなく，腰や膝にかかる負担を実感してもらうことで「痩せなければならない」という思いが強まる．

5 一番簡単な食事療法は何か

「食事には気をつけているのに痩せない」と抵抗を示す患者には，「どちらがヘルシーなメニュー」（図4）を用いて勘違いを修正してみよう．ちまたの健康情報に振り回されている患者はついついメニューAを選んでしまう．自分では食事に気をつけているつもりなのだが，実はそれが落とし穴である．メニューBは500kcalなのに対し，メニューAは倍の1,000kcalなのである．ちまたの健康情報を信じて，高カロリーな食材をせっせと食べている者が肥満する．肥満者が健康に良いと勘違いして食べているのものとして，①乳製品（牛乳，ヨーグルト，チーズ），②油脂類（ピーナッツ，ごま，アボガド），③青背の魚（いわし，さば，さんま），④糖類（黒砂糖，はちみつ，みりん），⑤栄養ドリンク剤，⑥豆類（豆腐，きなこ，豆乳），⑦果物類（スイカ，ブルーベリー）などがある．一番簡単な食事療法は，健康に良いと勘違いして食べ過ぎているものを止めることなのかもしれない．

減量を始めて7〜10日経つと，脂肪が分解され，ケトン体が産生される．このケトン体は満腹中枢を刺激するので，以前よりも少しの量の食事で満腹感が得られる．減量方法としては低脂肪食，地中海食，低炭水化物食があるが，フォーミュラ食などの低炭水化物食を用いるとケトン体が産生されやすく，早期に減量効果が得られる[7]．しかし，2年後の減量維持はほぼ同程度であり，患者の食嗜好に合わせて減量食を選べばよい．

最近，飲水により，わずかであるが熱産生が起こることが知られている（water-induced thermogenesis）．特に，減量中はケトーシスに陥りやすいので，水分は2l以上摂るように注意を促すとよい．また，たんぱく質やカルシウム不足は基礎代謝や食事誘発性熱産生を低下させる．最低限のたんぱく質を確保できるよう指導することが大切である．具体的には，牛乳200ml，卵1個，肉類60g，魚介類60g，豆腐1/3丁程度が蛋白質70gに相当する．

6 1日2回の体重記録

体重計にのらなくなると体重は増加し，体重計にのりはじめると体重が低下するという心理学を利用する．減量に対する心の準備が整ったと感じたら，1日2回（起床時，夕食後）の体重測定を勧める．体重計は100g単位のデジタル体重計が良い．体重を測定することで，カレーライスなど太りやすい食べ物や，野菜や海草など痩せやすい食べ物を発見する道具となることを説明する．体重記録をつけてもらったら，医療従事者が評価するのではなく体重記録をつけてみた感想をまず尋ねてみよう．1日の中での体重変化や食事や運動との関連，それからその患者に合った減量法が発見できる手がかりとなる．体重を記録してきた患者には「頑張りましたね」などコメントを体重記録表につけて返すことで，減量行動への行動強化となる[8]．また，肥満者は外的刺激に弱く，空腹でもないのに美味しそうな食品が目の前にあると，つい食べてしまう．刺激統制法を用いることで減量効果を促進することができる．

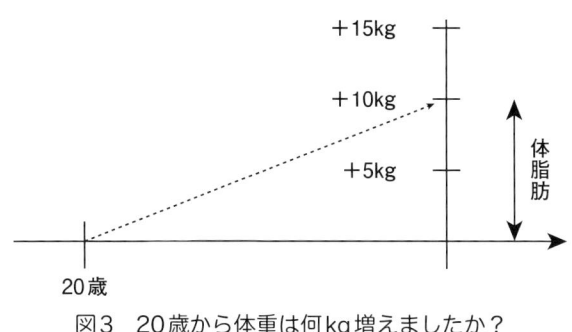

図3　20歳から体重は何kg増えましたか？

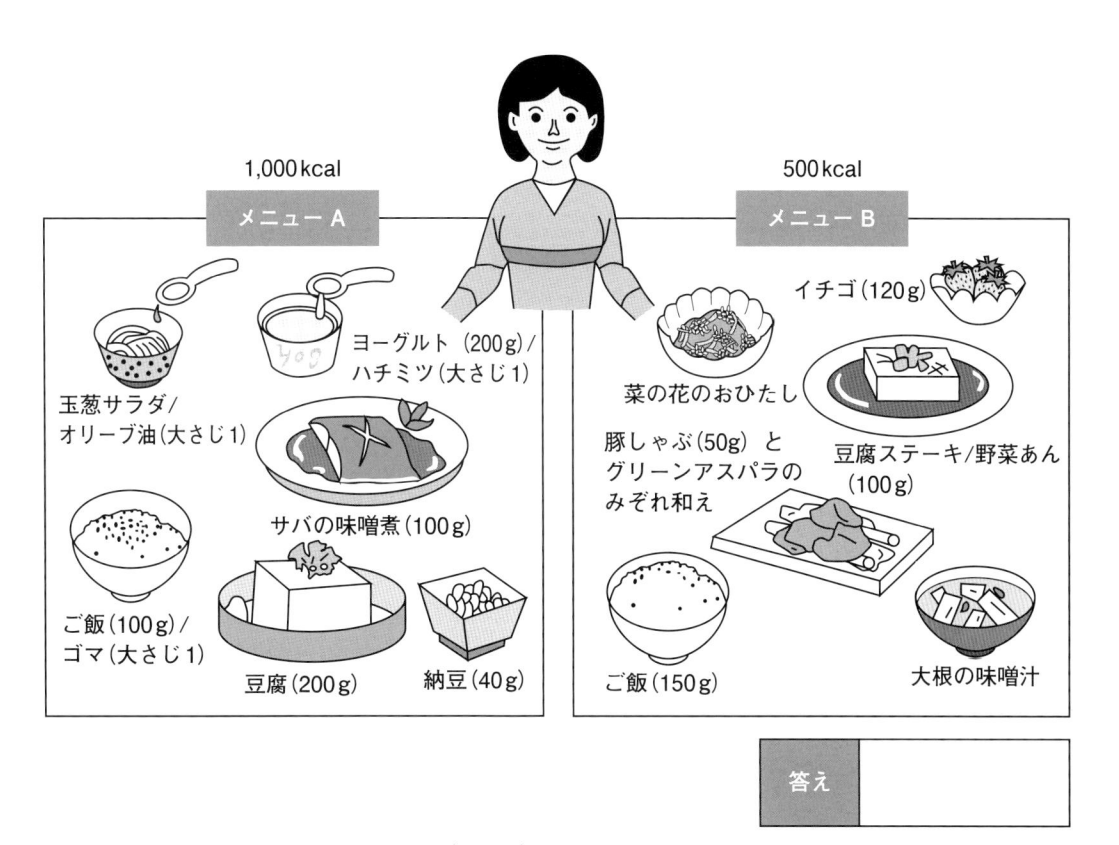

図4　どちらがヘルシーなメニュー？

7 運動療法

　Normanらの報告によるとSAS患者に定期的な運動療法を行うと，AHIは減少し，睡眠の質，睡眠時の覚醒回数が改善し，体重は減量し，その結果生活の質 (quality of life：QOL) は改善したとされている。通常，生活歩数は2,000〜4,000歩であるので，まずは2,000歩(約20分)を余計に歩く習慣をつけてもらう。意識しなければ7,500歩以上にはならないとされる。運動する刺激を日常生活のなかで作ってもらうことが大切である。たとえば，玄関にウォーキングシューズを置く，野球選手

や筋骨隆々としている韓国スターなどのポスターを貼るのも良い．歩数計をつけることで，自分の頑張りを確認することができる．ただし，歩き過ぎて膝関節を痛める患者がいる．肥満者は重量があるために歩行だけでは膝に負担がかかる．その場合には，水中でのウォーキングや膝を守る大腿四頭筋トレーニングを併用するとよい[9]．

8 ダイエットは睡眠から

夕食の時間が遅い，または量が多い肥満男性は内臓脂肪が蓄積しやすい．また，飲酒量が多い患者は内臓脂肪が蓄積しやすく，緑茶や烏龍茶を好む患者は内臓脂肪の蓄積が少ない．最近，時計遺伝子の一つであるBMAL 1が注目されている．BMAL 1は脂肪蓄積に関係し，午後10～午前2時に昼間の20倍近く発現する．さらに，睡眠不足は食欲抑制ホルモンであるレプチンを低減させ，食欲増進ホルモンであるグレリンを増加させ，太りやすいホルモン環境となる．これらの最新情報を含め，睡眠衛生を上手に肥満者に伝えることで，減量効果を高めると考えられる（図5）[10]．

No.	項目	回答	
1	日光を十分に浴びて，体操をする	はい	いいえ
2	目が覚めるような朝食をとる	はい	いいえ
3	体重を1日2回（朝，夕）測定している	はい	いいえ
4	炭水化物の重ね食いをしない	はい	いいえ
5	眠気覚ましに砂糖入りの缶コーヒーを飲まない	はい	いいえ
6	夕食は腹八分目にしている	はい	いいえ
7	アルコールは日本酒換算で1合以下にしている	はい	いいえ
8	ゆっくり入浴し，入浴後に十分な水分をとっている	はい	いいえ
9	寝る3～4時間前から，カフェインの多い飲み物を控える	はい	いいえ
10	ぐっすりと眠れる環境にしている	はい	いいえ

解説：5時間未満の短時間睡眠は肥満を助長することが最近の研究により明らかになっています．睡眠時間が短くなると，レプチンという食欲を抑えるホルモンが低下し，グレリンという食欲を促進するホルモンが増加し，太りやすい環境になるそうです．ダイエットは十分な睡眠をとることから始めるのがよいかもしれません．

Q：皆さんはいくつはいがありましたか？
A：（　　　　）個

ワンポイントアドバイス
「睡眠時間は7～8時間が理想的」といわれていますが，睡眠時間は人それぞれです．睡眠の質の改善がダイエットを手助けします．
大切なのは規則的な生活リズムがあることだそうです．昼寝をされる方は，15時までに20～30分程度に留めておいて下さいね．また，夕方に軽い運動をすることで睡眠の質が改善することが知られています．
担当医師

図5　ダイエットは睡眠から

左右の絵には7つの間違いがあります。すばやく早く見つけ出しましょう！

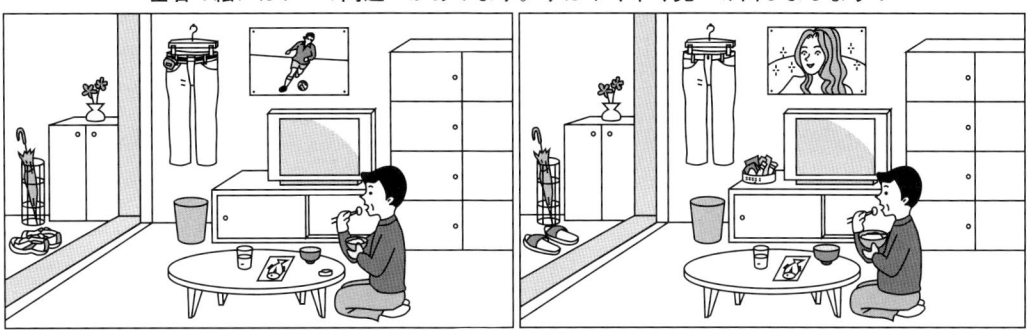

図6　ダイエット間違い探し

9 リバウンドを予防するには

一度減量に成功しても，リバウンドしては問題である。「食べることでストレスを解消している」，「つい食べてしまう」，「寂しいと食べる」などの食行動をもつ患者はリバウンドしやすい。逆に，運動習慣をもつ患者はリバウンドしにくい。Christakisらの報告によると友人が肥満であると，将来肥満になるリスクが57％高くなるとされている。つまり，太りにくい環境づくりが重要である。われわれは「ダイエット成功間違い探し」などを用いて太りにくい生活環境を作るよう患者に説明している（図6）[10]。

10 おわりに

外来を訪れる肥満者の性格はさまざまである。性格タイプに合わせたアプローチが重要である。また，個別指導に限界を感じた場合にはグループ指導を併用すると減量効果が上がる[11]。ぜひ，皆さんも肥満を伴うSAS患者の減量指導にチャレンジしてみて下さい。

引用文献

1) 坂根直樹．医療者としての必要な行動科学の知識．福島　統，編．医療面接技法とコミュニケーションのとり方．東京：メディカルビュー社，2003: p34-59.

2) Knutson KK, Spiegel K, Penev P, et al. The metabolic consequences of sleep deprivation. Sleep Med Rev 2007; 11: 163-78.

3) Spiegel K, Knutson K, Leproult R, et al. Sleep loss : a novel risk factor for insulin resistance and type 2 diabetes. J Appl Physiol 2005; 99: 2008-19.

4) Kaneita Y, Uchiyama M, Yoshiike N, et al. Associations of usual sleep duration with serum lipid and lipoprotein levels. Sleep 2008; 34: 645-52.

5) 坂根直樹，佐野喜子，編著．質問力でみがく保健指導．東京：中央法規，2008.

6) 坂根直樹，小路浩子．腹出満雄の糖尿病を防ぐ生活改善3ヶ月．東京：中災防新書，2008.

7) 松岡幸代，佐野喜子，津崎こころ，ほか．耐糖能異常を伴う肥満者においてフォーミュラ食併用療法が減量と摂取栄

養素に及ぼす影響：ランダム化比較試験．糖尿病 2007; 50: 327-31.
8) 坂根直樹．3日坊主のあなたもできるゆっくり確実ダイエット．東京：診断と治療社，2005: p.1-118.
9) 坂根直樹．もしも100人の糖尿病村があったら：あなたが変わる運動のコツ．東京：診断と治療社，2003: p.1-107.
10) 坂根直樹，小路浩子．快眠で「やせる体質」．東京：朝日新書，2009．
11) 小路浩子．坂根直樹，監．チームで成功　グループ支援でメタボ予防！．東京：診断と治療社，2008．

（独立行政法人国立病院機構京都医療センター予防医学研究室　坂根直樹）

第8章
SAS診療におけるセンター病院と SAS関連クリニックの医療連携モデル

1 センター病院の立場から

1 はじめに

　現在わが国で日中過眠(excessive daytime sleepiness：EDS)などの症状を有する睡眠時無呼吸症候群(sleep apnea syndrome：SAS)患者は約300万人以上いるといわれており，極めて一般的な疾患と考えられてきている。よって簡易無呼吸検査やポリソムノグラフィー(polysomnography：PSG)によるSASの診断症例は年々増加している。しかし，いまだ睡眠医療を行っている病院は多くないため，SAS患者の集中化を来すという問題点も生じている。現在，当院では周辺クリニックと密接な地域医療連携を結び，SAS診療における協力体制をとってさまざまな問題点の改善や睡眠医療の推進，啓蒙に努めている。本項では当院のSAS診療におけるセンター病院としての役割や医療連携クリニックとの協力体制について解説する。

2 SASの診断

　現在当院ではSAS診療におけるセンター病院として，簡易無呼吸検査やPSGを積極的に行っている。PSGに関してはSAS以外の睡眠障害精査目的でも行われており，昨年1年間で904名に施行した。また昨年1年間でSASの診断が得られ持続陽圧気道圧(continuous positive airway pressure：CPAP)導入となった患者数は587名(男性91.0％，女性9.0％，平均年齢53.5歳)であった。そのうち23％が外部紹介すなわち地域医療連携クリニックからPSG目的で紹介され，CPAP導入となっている。18％は当院の他科からの紹介で，約半数がEDSを含めた睡眠障害を主訴に当院睡眠センター受診を経て，CPAP導入となった患者の割合である(図1)。

　最近では睡眠医療の必要性が認識され始めたことにより，一般実地医家でもパルスオキシメーターや簡易無呼吸検査機器による診断やCPAP治療の管理など睡眠医療を提供している施設は増えてきている。しかし，American Academy of Sleep Medicine (AASM)のガイドラインでは，そのような簡易検査の信頼性は，低いと説明している。よって高度のEDSなど臨床症状を有する患者や，重篤な心血管系合併症などがある場合はPSGで診断を確定すべきである。しかし，有床でPSG検査が施行できる睡眠クリニックはあまりないのが現状である。このような状況をふまえ，当院では睡眠医療におけるセンター病院の役割として，地域医療連携クリニックからの電話およびファックスによるPSG検査予約システムを確立し，運営をしている。つまり，その連携クリニックを受診した患者は

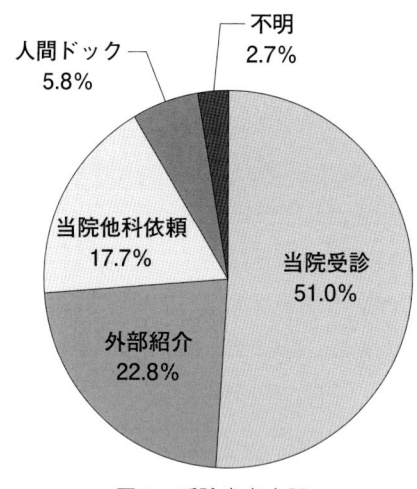

図1　受診患者内訳

当院の睡眠外来を受診せず，また事前に入院手続きを済まさずに，当日入院精査が行えるシステムを導入している。当院では以前より睡眠医療の推進や啓蒙を行ってきたが，このシステムの導入により，多くの患者の負担を軽減して検査や治療が行えるようになった。その活動によって当院周辺地区では，CPAP指導管理などの睡眠医療が行える施設が徐々に増加し，それらのクリニックと医療連携を密に取り，さらなる高度睡眠医療の提供を目指し努力を重ねている。

3 医療連携によるCPAP患者の管理

現在当院の睡眠センターでは1週間に最大20名の患者に対してPSG検査を行い，SAS診療のセンター病院としての役割を担っている。月曜日にSAS診断目的の1泊入院，火曜日に治療CPAP圧のタイトレーション目的の1泊入院でPSGを行い，水曜日には診断＋CPAP圧決定のためのタイトレーション目的の2泊入院でPSGを行っている。金曜日は1泊入院でSPLIT（1晩の前半に診断し，後半にCPAP治療を行う）やSAS以外の睡眠障害のPSGを行っている。1泊PSGの結果説明や外来でCPAP導入希望の患者のために，睡眠センターでの導入以外に無呼吸再診外来も設けている。先にも述べたが，医療連携クリニックからの紹介患者に関しても検査のみ行うのではなく，結果説明およびCPAP導入に関する説明を行ってから医療連携クリニックでの経過観察を開始するよう配慮している。

睡眠医療を行える施設が増えてきているが，現状ではまだ不足している。メタボリックシンドロームとの関係や[2)～4)]，2次性高血圧症の最も多い要因の一つともいわれており[5)]，今後さらに全国各地から当院のような睡眠センターを有する病院に精査依頼の紹介受診が増えることが予想される。PSG検査症例数の増加に伴い潜在的なSAS患者の発掘が可能となったこともあり，徐々にCPAP使用患者は増加している。しかし，保険診療上，月1回の外来受診が必要であること，通院の利便性が良い点，睡眠専門外来で，患者本人の治療コンプライアンスをCPAP本体からのダウンロードデータなどで確認できる点などからセンター病院への患者の集中化を来している。よって，当院のようなセンター病院でCPAPを導入したすべての患者を管理することは不可能である。使用状況の安定している

図2　CPAP管理状況
- 設置 48.6%
- 転院 41.2%
- 中止 9.9%
- 販売 0.3%

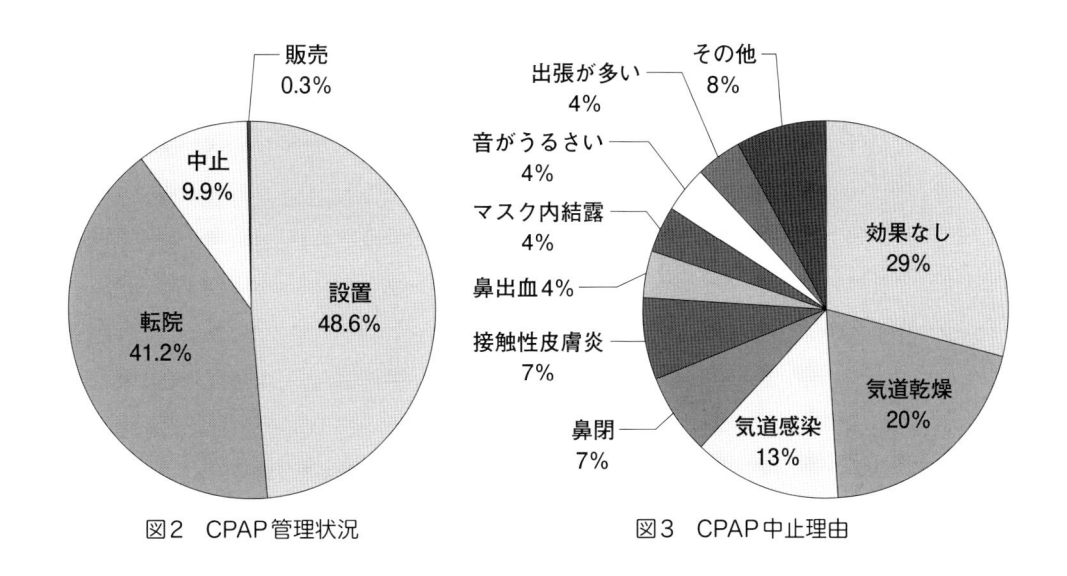

図3　CPAP中止理由
- 効果なし 29%
- 気道乾燥 20%
- 気道感染 13%
- 鼻閉 7%
- 接触性皮膚炎 7%
- 鼻出血 4%
- マスク内結露 4%
- 音がうるさい 4%
- 出張が多い 4%
- その他 8%

患者などは睡眠医療を提供している医療連携クリニックへ逆紹介をし，SAS患者のCPAP管理を依頼していくシステムの構築が必要である。

　当院では，まずCPAP導入後1カ月以内に使用状況の確認，使用に対する患者の問題点，合併症などを対処する目的で，CPAP導入1カ月後の特別外来を睡眠センター内に開設している。ここで十分な外来時間を取ることによって無呼吸の改善状況やCPAPの必要性などの説明，治療継続における指導が十分できる。このことにより，高いCPAP治療継続率が維持できていると考えられる。当院で1998年から2001年の間で新規にCPAPを導入した患者824名のデータでは，CPAP治療継続率は90.2%で，2008年度も90.1%と良好であった（図2）。導入初期の十分な病状説明，CPAPの管理や使用に関する指導が行えていること，睡眠専門外来では，患者本人の治療コンプライアンスをCPAP本体からのダウンロードデータなどで確認できる点がさらなる高いCPAP治療継続率につながっているのである。外来でダウンロードデータを確認できることは，主治医が患者個々の現状を把握し，生じた問題点に対して速やかに対応できるメリットがあり，またその診療形態に対する患者側の安心感も得られることが良好な治療継続率につながっているとも考えられている。この過程をすべての患者に行ったうえで，医療連携クリニックに逆紹介をしている。現在このシステムにより患者のセンター病院への集中化を防ぐとともに，医療連携クリニックの健全な運営の手助けにもなっている。連携クリニックにおいても，治療コンプライアンスを維持し，治療継続率を高めるために必要に応じてCPAPの設定変更などを行ったり，図3に示すようなCPAP中止理由の問題点を解決してくというセンター病院と同レベルの高度な診療が得られ，また診察待ち時間の短縮効果もあることから，逆紹介された患者にも非常に好評である。

4 おわりに

　SAS診療におけるセンター病院の立場から当院を例にとり概説した。CPAP治療は中等度以上のSASに対する治療の第一選択であり，適切なSASの診断や治療継続のための定期的な通院が必要である。そのうえで，中心的な役割を担っているセンター病院と質の高い医療連携構築の意義は，非常

に大きい．高血圧，脳血管障害，メタボリックシンドロームをはじめとする合併症を有するSAS患者の診断や治療を多角的に行ううえで，地域病院，クリニックや開業医と医療連携を密にし，より多くの患者に高度な睡眠医療を提供する時代がすでに来ている．ここで述べた当院で行っている潜在的な患者の発掘，睡眠医療の推進や啓蒙，医療連携システムの構築を参考とし，より多くのSAS患者の生命予後，自覚症状の改善に役立てればと願うばかりである．

引用文献

1) Chesson AL Jr., Berry RB, Pack A. Practice parameters for the use of portable monitoring devices in the investigation of suspected obstructive sleep apnea in adults. Sleep 2003; 26: 907-13.
2) Wolk R, Somers VK. Sleep and metabolic syndrome. Exp Physiol 2007; 92: 67-78.
3) Sasanabe R, Banno K, Otake K, et al. Metabolic syndrome in Japanese patients with obstructive sleep apnea syndrome. Hypertens Res 2006; 29: 315-22.
4) Shiina K, Tomiyama H, Takata Y, et al. Concurrent presence of metabolic syndrome in obstructive sleep apnea syndrome exacerbates the cardiovascular risk：a sleep clinic cohort study. Hypertens Res 2006; 29: 433-41.
5) Leung RS, Bradley TD. Sleep apnea and cardiovascular disease. Am J Respir Crit Care Med 2001; 164: 2147-65.

（国家公務員共済組合連合会虎の門病院睡眠センター　笠木　聡，成井浩司）

2 クリニックの立場から

1 はじめに

　近年，地域の中核病院に併設されたスリープセンターでポリソムノグラフィー（polysomnography：PSG）により睡眠時無呼吸症候群（sleep apnea syndrome：SAS）と診断され，在宅持続陽圧気道圧（continuous positive airway pressure：CPAP）療法が導入される患者は年々増加している。日本の健康保険では，CPAP療法は在宅医療と位置づけられ，CPAP装置は医療機関が貸与するというシステムである。そのため，SAS患者は医療機関への毎月受診が必要となり，スリープセンターの診断医はCPAP患者の指導管理に忙殺されている。CPAP装置は医療機器である。医療機器は，安全管理の視点から国際的規制が行われ，平成17年4月よりこの動向を受け，改正薬事法が施行された。CPAP装置は国際分類に準じ，高度管理医療機器（クラスⅢ）と規定されている。医療スタッフ，患者および医療機器貸与業者にこの共通認識が必要である。現在，日本の国民皆保険制度下で，質の高い医療を効率的に提供するために医療機関の機能分担と医療連携を推進するように，第5次医療法改革と診療報酬制度の改革が行われている。診療報酬制度のオンライン化も予定されている。SAS診療においても，高次診断機能を有するスリープセンターと関連クリニックとの間で機能分担と医療連携の確立が求められている。SASの医療連携モデルについて，クリニックでSAS診療に従事している現場医師の立場から現在の日米の状況をふまえて述べる。

2 SAS診断とPSGの必要性

　SASの診断は，臨床所見に加えてPSGが必要である。SASの重症度は，1時間あたりの無呼吸（就寝中の10秒以上の換気停止）と低呼吸の合計〔無呼吸低呼吸指数（apnea-hypopnea index：AHI）〕により決定される。PSGが必要な理由はAHIの判定に2時間以上の睡眠脳波記録を必要とするルールがあるためである。呼吸パターンの解析上では，閉塞型睡眠時無呼吸症候群（obstructive sleep apnea syndrome：OSAS）は，胸郭と腹腔の完全な奇異性呼吸運動であり，中枢型睡眠時無呼吸症候群の場合は，胸郭と腹腔の呼吸運動停止である。睡眠脳波がなくても容易に診断ができる。しかし，低呼吸の診断には睡眠脳波が必要とされる。呼吸の減衰を現在のテクノロジーでは，肺気量の定量的評価として測定できないために，鼻孔圧の減衰（30％または50％）と酸素飽和度の低下（3％または4％低下）を低呼吸として判定している。さらに低呼吸があり，酸素飽和度の低下がなくても，関連する中途覚醒脳波が認められれば，低呼吸と判定するルールがある。以上の睡眠時間とAHIの判定のルールからPSGが必要とされる。

3 携帯装置「簡易検査」とPSGのAHI

　日本で通称「簡易検査」と呼ばれる携帯装置〔ポータブルモニター（portable monitor：PM）〕とPSG

で測定される呼吸パラメーターは，同じものである。無呼吸低呼吸を判定する鼻孔の圧センサー，呼吸運動（胸郭and/or腹腔）をみるバンド，酸素飽和度を測定するパルスオキシメータである。同じ呼吸センサーを使いながら，PMとPSGによるAHIは，異なる[1]。一般的にPMの方がPSGに比較して，AHIは低くなる。その第一の理由は，PMの場合は，無呼吸低呼吸が出現する検査時間あたりの指数で，途中の覚醒時間も含めているため，時間あたりのAHIが低くなるためである。第二は，PMでは鼻孔圧の幅が低下し，酸素飽和度が低下している場合しか，低呼吸とカウントできない。低呼吸に伴う中途覚醒をAHIとしてカウントできないためである。第三は，PMを用いた検査では，SAS患者は，楽な就寝体位をとりやすいため，AHIは低くなりやすい。PSGでは，脳波等のたくさんのセンサーを着けているため，SASが起こりやすい仰臥位姿勢になりやすく，AHIが高くなる。

4 米国の現状

米国では，SASの診療は，スリープセンターでの睡眠検査技師監視下でのPSGがゴールドスタンダードとされている。日本のスリープセンターも米国式のスリープセンターを踏襲し，診断技術レベルも高い施設が少なくない。2004年にAmerican Academy of Otolaryngology-Head and Neck Surgery (AAO-HNS)等からPSGは高価であり，快適とはいえず，検査入院の待ちが長いなどの理由からPMを用いた在宅睡眠検査(home sleep testing：HST)の要望が出された。2004年にAllan Pack[2]は，SAS患者に対する説明の例として「あなたは，高度のSASが疑われます。居眠り運転や高血圧や心臓発作や脳卒中を起こす可能性があります。SASに対する有効なCPAP治療があります。ただしSASを評価するためのPSGは，10カ月後です」と述べ，米国でこのようなことを今後5年，10年と続けてよいのか，と述べている[2]。Centers for Medicare & Medicaid Services (CMS)は，PM検査のエビデンスが十分でないとして認可しなかった[3]。2007年にAAO-HNSから新しいエビデンスの検討が要望され，CMSは再検討を行い，AHIの判定に2時間以上の睡眠脳波記録を必要とするルールを廃止し，2008年3月にSASは臨床評価とPM検査による診断でもCPAP療法を認可した[4]。現在，米国のSAS診療は大きなターニングポイントを迎えている。

5 携帯装置とPSGの診療ダイヤグラム

実際のSAS診療においてPMとPSGの位置づけを理解することは重要である。American Academy of Sleep Medicine (AASM)[5]によるPMとPSGとの診療ダイヤグラムを示す(図1)。PMは日本の診療報酬制度も規定しているようにSASが疑われた場合に行う検査である。特に合併症のない中等～重症例のSASでは，PSG入院を待つことなく，クリニックでもPMにより診断ができ，CPAP治療を早期に開始できるために最適の検査である。むずむず脚症候群や，ナルコレプシーやレム睡眠行動異常症などの睡眠障害を合併する場合は，PSGのためにスリープセンターに紹介する。COPD，神経筋疾患，高度の肥満症，慢性心不全などが合併している場合は，睡眠中の上気道閉塞だけでなく，肺気量変化の予測評価も必要であり[6]，スリープセンターでPSGを行う。PMでは，混合型無呼吸症候群(mixed sleep apnea syndrome：MSAS)を中枢型無呼吸やチェーン・ストークス呼吸と混同しやすい。PMでも必ず生波形を確認する必要がある。判別が困難な場合は，スリープセン

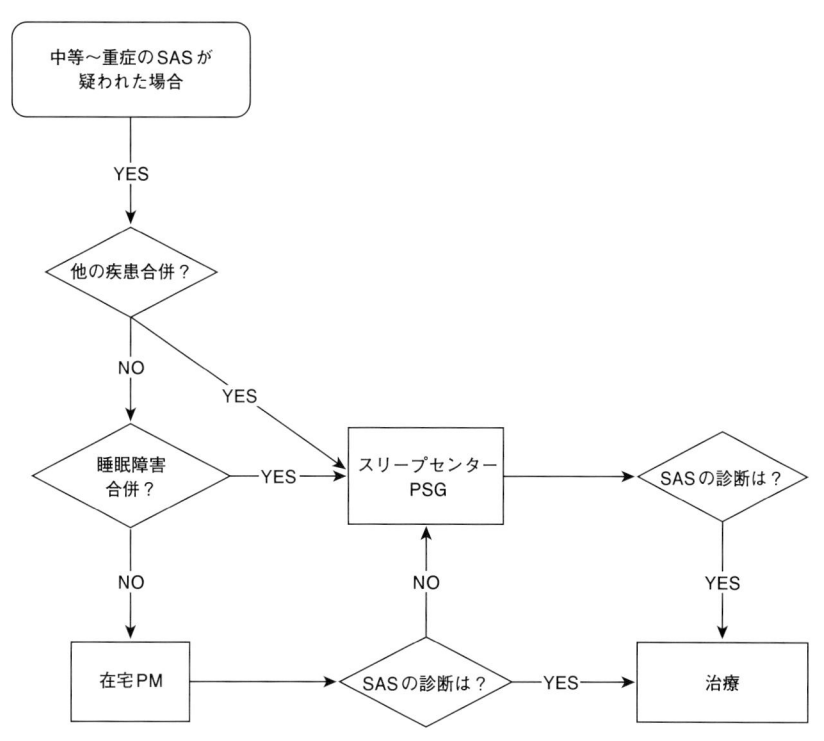

図1　PMとPSGによるSAS診療ダイヤグラム

〔文献5) Portable Monitoring Task Force of the American Academy of Sleep Medicine. Clinical Guidelines for the use of unattended portable monitoring in the diagnosis of obstructive sleep apnea in adults patients. J Clin Sleep Med 2007; 3: 737-47より引用，改変〕

表1　PSGと携帯装置―日米の診療報酬制度による比較(2009年度)―

	米国(CMS*)	日本
PSG		
検査技師監視あり	770ドル	33,000円
検査技師監視なし	150ドル	
携帯装置		
タイプⅢ：測定4チャンネル(鼻呼吸，気道音，呼吸努力，SpO₂)	120ドル	7,200円
タイプⅣ：測定3チャンネル(鼻呼吸，気道音，SpO₂)	100ドル	

*：2009 Health Care Common Procedure Coding System G0398-G0400

ターに紹介する。表1に日米を比較したPSGとPMの診療報酬を示す。米国では，睡眠検査技師監視下のPSGの評価が高いことが分かる。日本のスリープセンターでも診療報酬上で差別化が必要である。またPMについて，AASMはタイプⅢを推奨しており，日本でも診療報酬上での区分が求められる。

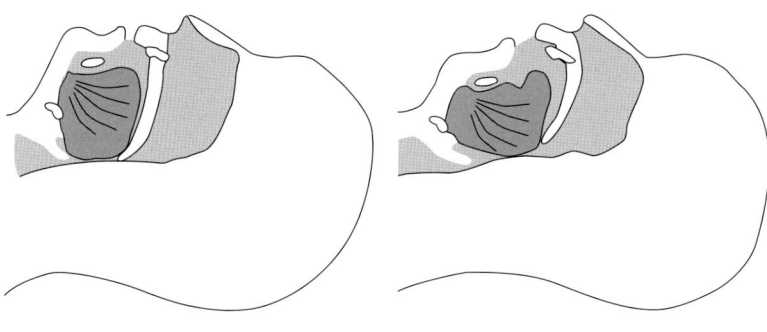

(a) ノンレム睡眠
OSASは舌根沈下により悪化する。側臥位では，舌根沈下が起こりにくい。

(b) レム睡眠
抗重力筋が弛緩するために上気道狭窄は，さらに増悪する。

図2　OSASの病態

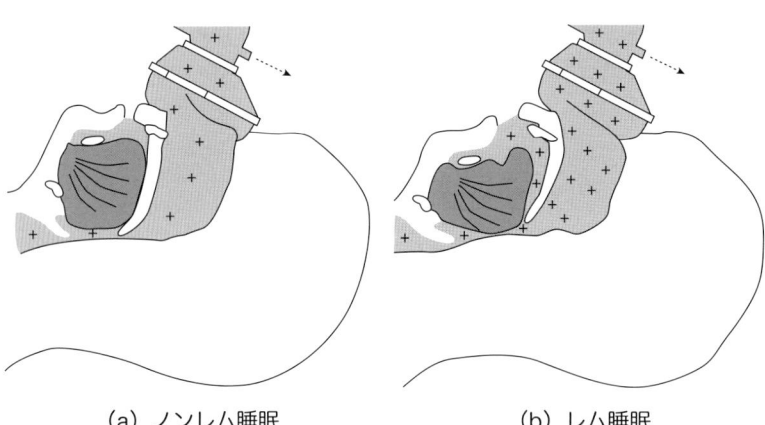

(a) ノンレム睡眠
CPAP療法により就寝中の上気道の開存を維持する。適切な圧設定が必要である。

(b) レム睡眠
口からのリークも増大する。圧の増大のみでの対応には限界がある。開口を防止し，下顎を保持するために，チンストラップやスリープスプリントを併用する。

図3　CPAPの治療戦略

6 CPAP療法と診療報酬制度

　CPAP療法を行うためには，現在の日本の診療報酬制度上の導入基準の理解が必要である。CPAP導入基準には三つあり，すべてを満たす必要がある。①AHIが20以上，②日中の傾眠，起床時の頭痛などの自覚症状が強く，日常生活に支障を来している症例，③PSG上，SASが原因で睡眠の分断化，深睡眠が著しく減少または欠如し，CPAP療法によりPSG上，睡眠の分断が消失し，深睡眠が出現し，睡眠段階が正常化する症例である。以上のCPAP導入基準はスリープセンターでのPSGが必要である。クリニックでは，PMを用いてAHIが40以上である患者については，②の条件を満たせばCPAP導入の対象となる。CPAP療法の開始後は，1～2ヵ月の治療状況を評価し，CPAP療法の継続が可能であると認められる症例についてのみが対象となることにも留意する必要がある。

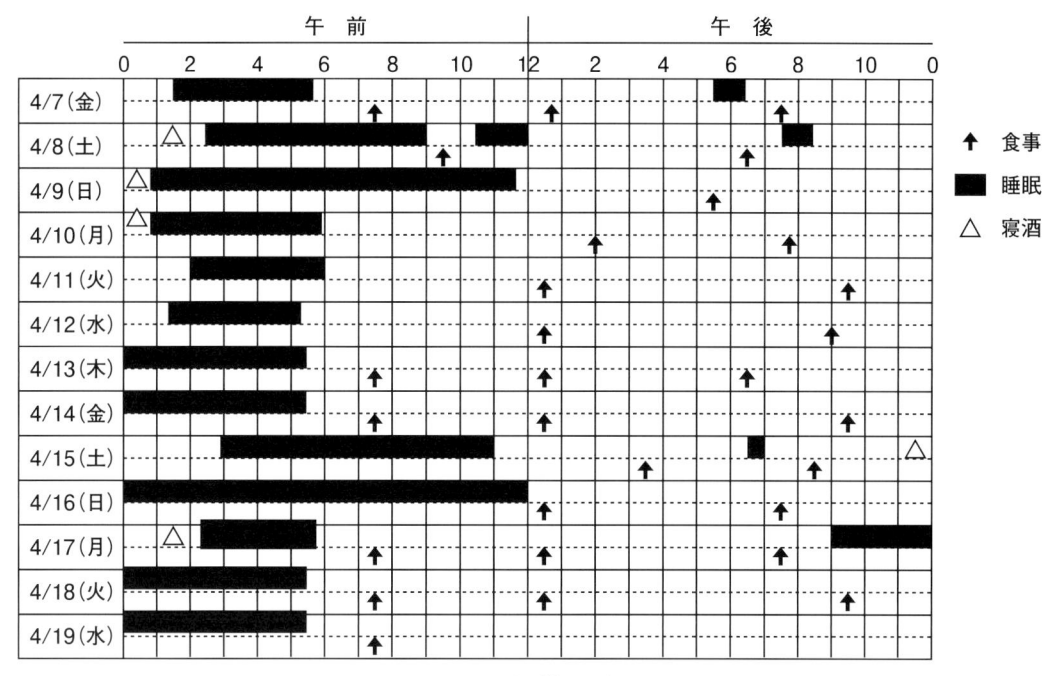

図4 睡眠覚醒記録

症例：25歳，男性。運転中，会議中に眠気あり。追突事故歴あり。小児期よりいびきあり。スリープセンターでPSGを実施し，AHI 20であった。CPAP治療を開始となるも日中の眠気改善せず。CPAP装置をほとんど使用していないとのことで，紹介受診となる。睡眠覚醒記録で平日と休日の起床，就寝時間に著しいずれを認めた（ブルーマンデイ症候群）。平日，休日とも起床時間を一定にし，寝酒をしないように指導した。スリープスプリント療法を導入し，CPAP療法を中止した。

CPAP指導管理料は，診療報酬として，毎月1回2,500円が請求できる。日本の外来医療は，出来高制のため，医療費が高騰するとマスコミで喧伝されているが，実際は，定額制がさまざまな形で誘導されている。たとえば，CPAP指導管理を請求している患者は，医学管理（特定療養指導管理等）は請求できない。同月に再診した場合の診察料は，1,000円程度（自己負担300円）となる。医療機関としては，CPAP指導管理医とかかりつけ医との診診連携も必要となっている。

7 CPAP療法のポイント

CPAP療法は，SAS患者自身が毎晩の就寝時に鼻マスクを装着し，CPAP装置を始動し，睡眠中に継続する必要がある。行動変容の指導が重要なポイントである。鼻マスク，ホース，CPAP装置および加湿器の保守および清掃は，自己責任である。行動変容には，OSASの病態（図2）とCPAPの治療戦略（図3）への理解が必要である。鼻マスクを活用するためには鼻呼吸の理解も必要である。SAS患者には，①両鼻がつまると口があくこと，②鼻閉がなくても，口を大きくあけていくと，鼻呼吸が困難となること，③口を閉じると鼻呼吸がしやすくなること，④下顎を少し前に出すと鼻呼吸がしやすくなることを体得させると良い。日中の眠気はSAS以外でも起こる。睡眠衛生指導も重要である。睡眠衛生指導には，睡眠覚醒リズム記録が有用である。実例を図4に示す。

8 自動CPAP装置

　CPAP装置が日本で保険適応となり，10年が過ぎた。CPAP装置のフローセンサーから患者の呼吸状態を推定し，それに対応してCPAP圧を自動調節する自動CPAP装置（APAP）が主流となっている。PSGによるCPAPタイトレーションとAPAPによるCPAP導入とは差がないとの報告も出ている[7]。ただし，自動調整のロジックは，未公開である。早くCPAP圧が上がるタイプから数分程度経過をみて圧が上がるタイプなどメーカーによりさまざまである。現在のCPAP装置は，使用状況を記録できるようになっている。使用記録をもとに，無呼吸指数，低呼吸指数を表示する解析ソフトがある。CPAP装置は治療器であり，診断器ではない。解析ソフトの薬事法上の正式承認が待たれる。APAPには，患者の吸気努力を感知し，自動スタートさせ，患者がマスクを外すと自動停止する機能まである。自動on/offは便利であるが，花粉症で鼻閉が深夜にひどくなる場合は，on/offを繰り返すようになる。患者側の問題か，機器の不具合（PC基盤不良等）なのかが分かりにくい。On/offは患者が自己責任をもって行うように指導すると良い。CPAP装置の自動設定は，設定圧の範囲を含めて，必要最小限度にとどめておくべきである。

9 国際的医療機器規制（GHTF）と改正薬事法

　医療機器は薬事法において「病気の診断，治療または，予防に使用されるもの」，または「身体の構造および機能に影響を及ぼすことが目的とされている機械器具」と定義されている。患者の健康に影響を与える医療機器の規制は，国際的な整備・体系化（global harmonization task force：GHTF）が進められている。国際分類では，不具合が生じた場合の危険度から，医療機器をクラスⅠ～Ⅳに分類している。クラスⅠは，不具合が生じた場合に人体への影響がほとんどないものである。クラスⅡは，不具合が生じた場合に人体への影響が比較的低いもの，クラスⅢは，不具合が生じた場合，人体への影響が比較的高いもの，クラスⅣは，不具合が生じた場合に侵襲性が高く，生命の危険に及ぶものである。日本では，国際分類に準じて平成17年4月から改正薬事法が施行された。医療機器は，①一般医療機器（国際分類クラスⅠ），②管理医療機器（クラスⅡ），③高度管理医療機器（クラスⅢおよびクラスⅣ）の三つに分類され，安全管理の視点から規制が開始された。CPAP装置は，国際分類ではクラスⅢであり，改正薬事法では，高度管理医療機器と規定されている。CPAP装置は，健康器具や一般医療機器ではない。医療スタッフは，「不具合が生じた場合，人体への影響が比較的高いもの」として，指導管理および患者教育にあたる必要がある。

10 医薬品・医療機器等安全性情報報告制度

　CPAP装置の不具合については，CPAP装置の回路の故障等，これまで数々の報告がある。健康被害の報告がないとの事由でメーカーから自主回収が行われている。これらは，厚生労働省のホームページで公開されている。たとえば，就寝中にCPAP装置が停止した場合（故障および停電を含めて）鼻マスク内の呼気を再呼吸することとなる。再呼吸のリスクを説明する必要がある。睡眠薬の常用者

は注意が必要である．鼻マスク，チューブ回路や防じんフィルターの交換清掃を怠った場合は，感染症やアレルギー性炎症を起こす可能性がある．CPAP装置を布団の横において寝る患者は，常時ダニを吸入している可能性がある．CPAP装置の加湿器の保守点検を怠り，カビが生えた加湿器を使用していると，加湿器肺を起こす可能性がある．改正薬事法では，医療機器の適正な使用のために医師は，情報の収集に協力することが努力義務とされている．平成21年4月，医療機器の安全対策に生かすために「医薬品・医療機器等安全性情報報告制度」として，医薬品だけでなく医療機器の使用によると疑われる副作用・感染症・不具合の情報を厚生労働大臣に直接報告する義務が通達されている(http://www.info.pmda.go.jp/info/houkoku.html)．

11 CPAP装置の貸与と医療機器賃貸業者

現在の日本の国民皆保険制度は，CPAP療法を実施する場合には，CPAP装置は医療機関から患者に貸与する方式と規定している．実際は，CPAP装置は医療機器賃貸業者から医療機関に貸し出され，さらに患者に貸し出されるという場合がほとんどである．賃貸料は，CPAP治療器加算（平成21年度現在，毎月12,100円）として，医療機関が代行して，診療報酬の中で請求する形をとっている．CPAP装置の賃貸業者は，改正薬事法により高度管理医療機器の賃貸業として規制されている．CPAP装置は毎晩長時間および長期間使用するものであり，本来は単一ユーザー仕様として設計されている．レンタル機器の保守管理は，非常に重要である．賃貸業者を選択する際の基準は，適切な賃貸料だけでなく，保守管理の責任能力も考慮する必要がある．CPAP療法の根幹となる鼻マスク，チューブ，フィルターは一般医療機器（クラスⅠ）である．現在は消耗品扱いで機器加算の中に含まれている．春夏秋冬，在宅で鼻マスクを使用するCPAPユーザーからは，改善工夫が最も望まれる医療機器分野である．特定診療材料として別途に保険請求できることを望みたい．

12 おわりに

SAS診療は，医療のなかでは新しい分野である．国民皆保険制度のなかでSASの診断と在宅治療を効率よく行うためには，医療法，健康保険法，薬事法の理解のもとに，スリープセンターとクリニックでの機能分担と医療連携が必要である．SASとオーバーラップするさまざまな医学的疾患や睡眠障害を鑑別診断するためには，スリープセンターでのPSG診断技術の向上と維持が必要である．次世代に対する教育研究指導の役目も重要である．クリニック医師の立場では，在宅検査に用いるPMとPSGのAHIのギャップを埋める新たな技術革新が待たれる．高度管理医療機器であるCPAP装置と医療機器会社のグローバル化が顕著である．指導管理をする医療スタッフは，国民の安心，安全を守るという観点から，医薬品・医療機器等安全性情報報告制度を利用して，現場から発信することも重要な使命である．

引用文献

1) Smith LA, Chong DW Vennelle M, et al. Diagnosis of sleep-disordered breathing in patients with chronic heart failure: evaluation of a portable limited sleep study system. J Sleep Res 2007: 16: 428-35.

2) Pack AI. Sleep-disordered breathing : access is the issue. Am J Respir Crit Care Med 2004; 169: 666-7.
3) ATS/ACCP/AASM Task Force Steering Committee. Executive summary on the systematic review and practic parameters for portable monitoring in the investigation of suspected sleep apnea in adults. Am J Respir Crit Care Med 2004; 169: 1160-3.
4) Sleep medicine news and updates, CMS Revises Its Coverage Policy for CPAP Therapy. J Clin Sleep Med 2008; 4: 182.
5) Portable Monitoring Task Force of the American Academy of Sleep Medicine. Clinical Guidelines for the use of unattended portable monitoring in the diagnosis of obstructive sleep apnea in adults patients. J Clin Sleep Med 2007; 3: 737-47.
6) 徳永 豊．睡眠時無呼吸症と呼吸器疾患．Medical Practice 2008; 25: 1200-4.
7) Berry RB, Hill G, Thompson L, et al. Portable monitoring and autotitration versus polysomnography for the diagnosis and treatment of sleep apnea. Sleep 2008; 31: 1423-31.

（徳永呼吸睡眠クリニック内科・呼吸器科　徳永　豊）

第9章
循環器診療とSAS診療の連携の重要性について

1 はじめに

近年，睡眠時無呼吸症候群（sleep apnea syndrome：SAS）は社会的にも注目を浴び，医療関係者のみならず一般市民における関心も高まっている。そのような流れのなかでSASの専門家と実地医家あるいは産業医との連携が進みつつある。一方，最近，SAS，特に閉塞型睡眠時無呼吸症候群（obstructive sleep apnea syndrome：OSAS）がさまざまな心血管疾患に高頻度に合併し，これらの疾患の発症，進展に重要な役割を果たしていることが明らかになってきた。循環器医としてはこのようなSASの心血管危険因子としての意義を理解し，患者のスクリーニングを積極的に行い，必要に応じて睡眠呼吸障害（sleep-disordered breathing：SDB）の専門医にコンサルトを行い，また病診連携を推進し実地医家の協力も得る必要がある。

2 循環器疾患の危険因子としてのSASの認識

循環器医師として，まずSASの循環器疾患の発症進展における役割を理解する必要がある。SDB患者，特にOSASにおいては将来の心血管疾患の発症率が高いことはSleep Health Heart Studyなどの調査において明らかとなっており，また冠動脈疾患，心房細動，心不全などさまざまな心血管疾患には高率にSASを合併する。さらに重症OSAS患者の予後は不良で，特に心血管死亡，心血管イベントのリスクが高い。SASには閉塞型（OSAS）と中枢型睡眠時無呼吸症候群（central sleep apnea syndrome：CSAS）の二つの無呼吸があり，循環器領域においては心血管疾患の発症進展におけるそれぞれのタイプの無呼吸の役割が異なることも認識すべきである。OSASは交感神経緊張，ハイポキシア，無呼吸からの回復時の酸化ストレス，炎症，無呼吸時胸腔内陰圧に伴う後負荷の増大などにより，血管内皮機能障害を引き起こし，動脈硬化を促進し，高血圧も含めた心血管疾患の発症および進展に関与する危険因子である。一方，CSASは循環器領域においてはほとんどの場合心不全の結果起きるものでチェーン・ストークス呼吸と同様の機序によると理解されている。このようにSASは循環器疾患と深く関わっており，予後にも影響を及ぼすものであることを循環器は認識すべきである。

3 循環器医師の役割

上記のようにさまざまな心血管疾患にSASを高率に合併するゆえに，循環器専門医は自分が診療する患者がSASを有している可能性があることを常に念頭において診療にあたるべきである。SAS合併頻度の高い循環器疾患として高血圧，特に治療抵抗性あるいは早朝高血圧，冠動脈疾患，心房細動や期外収縮などの不整脈，大動脈解離，そして心不全が挙げられる。理想的にはこれら循環器疾患

患者のすべてにスクリーニングを行うべきであろうが，現実的にはコストの面からも困難である．そこで，少なくとも問診などによる簡単なスクリーニングを行い，可能性の高い患者に簡易検査を行うべきである．SASのスクリーニングによく用いられるのはエプワース眠気尺度（Epworth sleepiness scale：ESS）によるスコアリングであるが，循環器疾患患者ではしばしば昼間の症状は軽く，あるいは本人が自覚せずESSスコアは高くないことが多い．また，肥満はSASの重要な背景因子であるが，わが国のSAS患者には肥満を伴わない場合も多い．したがって，循環器疾患患者ではベッドパートナーに夜間いびきとその中断，無呼吸の目撃などについて尋ねることも重要である．また，メタボリックシンドロームには高率にSASを合併するので，心血管疾患がありメタボリックシンドロームも合併している患者では基本的にスクリーニングを行うべきであろう．降圧薬に抵抗性の高血圧患者でも無呼吸合併率は約8割ともいわれており，全例スクリーニングがすすめられる．心不全患者は特異的で，OSASのみならずCSASも合併しやすく，いずれかの無呼吸を合併する率は5割以上に達する．また，CSASの場合，いびきや肥満がなく本人に自覚症状もほとんどないことが多いため問診によるスクリーニングは困難である．従って心不全患者では全員に無呼吸のスクリーニングを行うべきである．

　スクリーニングの方法としてはパルスオキシメトリーによる酸素飽和度降下指数（oxygen desaturation index：ODI）評価が最も簡便であるが，気流や胸腹の動きを検出できる程度の簡易計はさらに有用でいずれも外来でも施行可能である．

　さて，スクリーニングである程度以上のSAS〔たとえば無呼吸低呼吸指数（apnea-hypopnea index：AHI）≧20〕が検出された場合，ポリソムノグラフィー（polysomnography：PSG）を行いOSASが明らかになれば持続陽圧気道圧（continuous positive airway pressure：CPAP）も導入する必要が出てくるが，40以上であればPSGが施行されていない場合でもCPAPの保険適応となる．いずれにしてもスクリーニング検査である程度以上（AHI＞15）の無呼吸が疑われればPSGを行うべきであるが，ここからはSDBの専門家および熟練したコメディカルの協力が必要となる．外来患者の場合，自分の施設にSDBの専門家がいる場合は紹介しPSGあるいはタイトレーション入院の予定を組んでもらう．自分の所属する医療機関でSAS診療が行われていない場合には地域のSAS関連クリニックに紹介を行いCPAPの導入も含めた依頼を行う．

　循環器病棟に入院中の患者でアプノモニターなどのスクリーニングを行いSASが検出された場合，1回の入院でどこまでSAS診療を進めるかは病院のシステムによって異なる．DPCを導入している医療機関の場合は循環器の治療，たとえばPCIなどが終了した時点で一度退院とし，改めてSDBを担当する科にPSG入院あるいはCPAPタイトレーション入院を依頼するなどの工夫が必要である．

4 SDB専門医との連携

　院内にSDBを専門的に取り扱う睡眠センターなどがあればその部署に評価依頼をすべきであるが，独立した睡眠センターを保有している医療機関はいまだに少ない．日本循環器学会の研修施設および研修関連施設を対象に循環器領域におけるSDB診療ガイドライン作成班の行った調査では約3/4の施設でSAS診療が行われているが，その担当科については循環器科が3割，呼吸器科が4割強，耳鼻科が2.5割であった（未発表データ）．つまり多くの施設ではSASは循環器以外の各科が担当しており，

それらの科と循環器科との連携がどうしても必要となってくる。

　SAS診療担当医師と循環器医および生理機能検査技師が普段から定期的にカンファレンスなどを開催し，循環器科はSAS診療について学び，またSAS診療専門家は循環器領域におけるSASの危険因子としての意義とその治療の重要性についての認識を深めてゆくべきである。そして重症のSAS患者については逆に循環器疾患のスクリーニングを自らが行いあるいは循環器医に依頼すべきである。さらにはそれぞれの医療機関の事情に応じて院内におけるSAS患者のスクリーニングと評価・治療のガイドラインを作成し効率のよい診療ができる環境設定を行うべきであろう。

5 実地医科との連携

　実地医科の役割はまず，日常診療においてSASの存在を念頭におきスクリーニングを行うことである。肥満患者，メタボリックシンドロームの患者，降圧薬に抵抗性あるいは早朝高血圧患者などにおいてはSASの可能性を考えESSスコアリング，家族への問診などを行う。自施設でパルスオキシメトリーや簡易計が可能であれば施行し，SASが検出されたならば専門機関へ紹介する。自施設での簡易検査を行っていない場合は，問診などでSASの可能性が高ければ専門機関へスクリーニング検査を依頼する。

　実地医科のもう一つの役割は，SAS患者の受け入れと外来フォローである。保険適応用CPAP患者は月1回の医療機関受診が必要であるが，SAS外来のない急性期病院の循環器内科で多くのSAS患者をフォローすることは不可能である。SAS診療を行っている基幹病院においても，外来患者数は年々増加し，外来診療を圧迫することになる。そのような状況下で一般実地医家によるSAS患者の受け入れが重要となってくる。SAS患者の経過観察には月1回の外来受診は必要となるが，特別な設備，たとえばPSGのためのベッドなどが必要とされるわけではない。とはいえ，今までSAS患者の診療を行ったことのない実地医家がいきなり患者経過観察を依頼されても，対応に困るであろう。地域医師会と基幹病院との勉強会を開催しSASと循環器疾患についての啓発活動を行い，また，SAS患者の病診連携パスを作成，運用することにより，患者の受け入れがスムーズに行えるものと思われる。また地域医師会の協力を得て，SAS診療をすでに行っている実地医家，あるいは今後SAS診療を行う意志のある実地医家のリストを作成できれば病診連携の推進に役立つであろう。

　われわれの施設では地元の大宮医師会と数年前から病診連携を推進している。具体的には，実地医家の専門性を含めた検索システムおよびマップの医師会からの提供，各種疾患の病診連携パスの作成と運用，実地医家を対象とした定期的な勉強会(年数回)などの活動を行っている。今後は，この中にSAS診療も組み入れてゆく必要があると考えている。

6 ガイドラインにみるSDB連携

　厚労省委託研究において篠邊，塩見ら[1,2]が作成した睡眠呼吸障害診断・治療・医療連携ガイドラインでは，SDBの診断および治療のアルゴリズム(図1〜3)を示したうえで，このアルゴリズムにのっとった診療を行ううえでの一般医療機関，SDB中心の睡眠医療専門機関，総合的睡眠医療専門機関の3つのカテゴリーの連携における役割についての指針を示している。循環器医師はこの中で一般医

図1 SAS診療における循環器医，SAS診療専門家，実地医家の役割

循環器専門医
・すでに循環器疾患を有する患者のスクリーニング
・院内SAS専門家へのコンサルテーション
・SAS関連クリニックへの患者紹介

院内SAS診療専門家
・循環器科からの依頼によるSAS評価
・CPAPなどの治療導入
・SAS患者の循環器疾患スクリーニング
・SAS患者の外来フォローアップ
・SAS関連クリニックへの患者紹介

院外SAS関連クリニック
・循環器科からの依頼による無呼吸評価
・CPAPなどの治療導入
・SAS患者の循環器疾患スクリーニング
・SAS患者の外来フォローアップ

一般実地医家
・SAS患者のスクリーニング
・専門機関への紹介
・SAS患者の外来フォローアップ

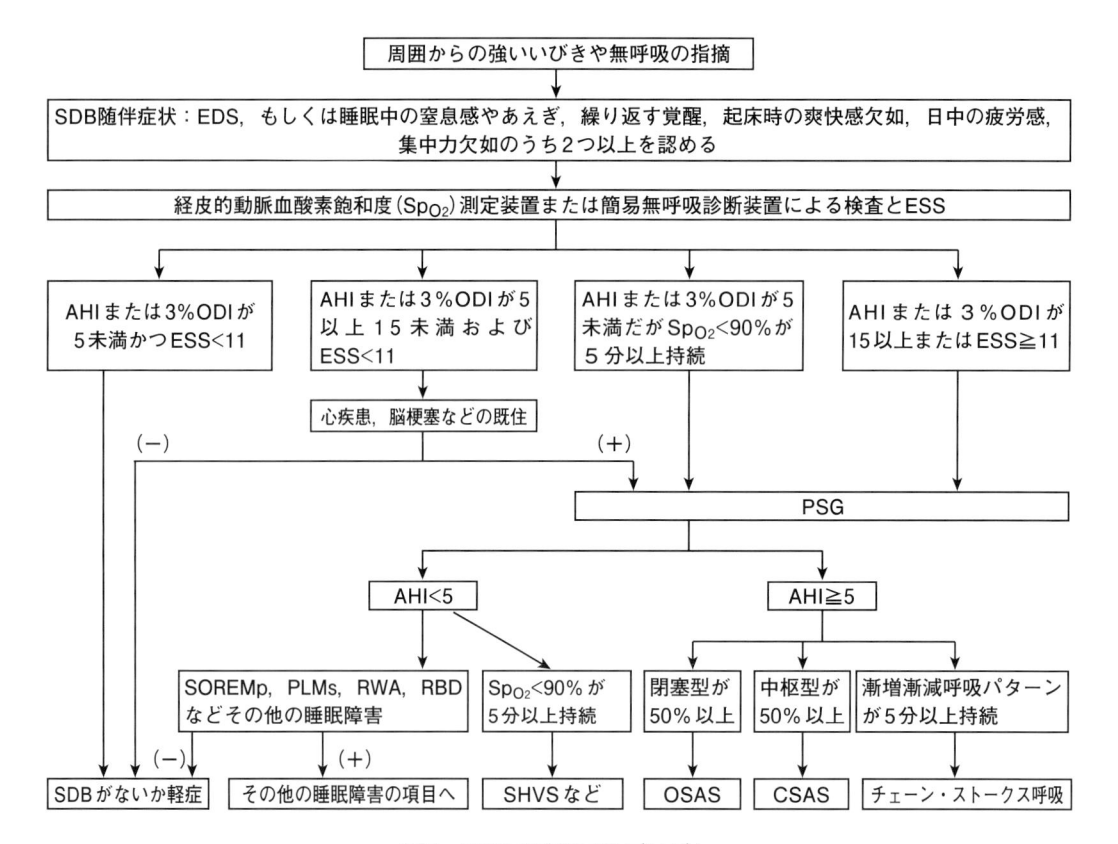

図2 SDBの診断アルゴリズム

周囲からの強いいびきや無呼吸の指摘

SDB随伴症状：EDS，もしくは睡眠中の窒息感やあえぎ，繰り返す覚醒，起床時の爽快感欠如，日中の疲労感，集中力欠如のうち2つ以上を認める

経皮的動脈血酸素飽和度（Sp_{O_2}）測定装置または簡易無呼吸診断装置による検査とESS

- AHIまたは3％ODIが5未満かつESS<11
- AHIまたは3％ODIが5以上15未満およびESS<11
- AHIまたは3％ODIが5未満だがSp_{O_2}<90％が5分以上持続
- AHIまたは3％ODIが15以上またはESS≧11

心疾患，脳梗塞などの既住

PSG

- AHI<5
  - SOREMp, PLMs, RWA, RBDなどその他の睡眠障害
  - Sp_{O_2}<90％が5分以上持続
- AHI≧5
  - 閉塞型が50％以上
  - 中枢型が50％以上
  - 漸増漸減呼吸パターンが5分以上持続

SDBがないか軽症／その他の睡眠障害の項目へ／SHVSなど／OSAS／CSAS／チェーン・ストークス呼吸

入眠時REM (sleep onset rapid eye movement period：SOREMp), 睡眠時周期性四肢運動 (periodic limb movements during sleep：PLMs), レム睡眠行動異常症 (rapid eye movement-related behavior disorder：RBD)。
〔文献1）塩見利明，篠邉龍二郎，井上雄一，ほか．睡眠呼吸障害診断・治療・医療連携ガイドライン．厚生労働精神・神経疾患研究委託費「睡眠障害医療における政策医療ネットワーク構築のための医療機関連携ガイドライン作成に関する研究」班(17公3)．研究代表者：清水徹男，文献2）篠邉龍二郎，塩見利明，井上雄一，ほか．特集睡眠障害の診断・治療ガイドライン．3．睡眠呼吸障害の診断・治療・連携ガイドライン．睡眠医療2008；2：271-8より引用〕

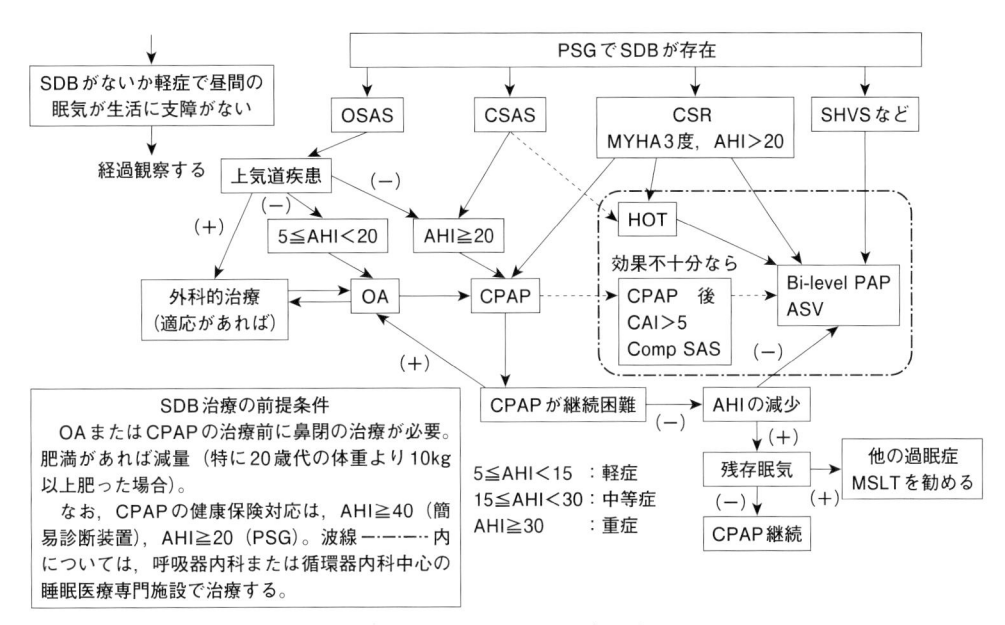

図3 SDBの治療アルゴリズム

複合型睡眠時無呼吸症候群（complex sleep apnea syndrome：comp SAS），睡眠時低換気症候群（sleep hypoventilation syndrome：SHVS）。
〔文献1）塩見利明，篠邉龍二郎，井上雄一，ほか．睡眠呼吸障害診断・治療・医療連携ガイドライン．厚生労働精神・神経疾患研究委託費「睡眠障害医療における政策医療ネットワーク構築のための医療機関連携ガイドライン作成に関する研究」班（17公3）．研究代表者：清水徹男，文献2）篠邉龍二郎，塩見利明，井上雄一，ほか．特集睡眠障害の診断・治療ガイドライン．3．睡眠呼吸障害の診断・治療・連携ガイドライン．睡眠医療 2008；2：271-8より引用〕

療機関に準じた役割を果たすことになると思われるのでそれについて解説する．一般医療機関のSDB診断連携指針の到達目標として，日中過眠（excessive daytime sleepiness：EDS）やいびきなどの症状がありSDBが疑われる患者を的確に診断し，専門医療機関（すなわち日本睡眠学会認定医療機関）に紹介することができることとされており，SASが疑われる患者が受診したら，問診，心質問表などのほかに，できれば簡易無呼吸検査装置か経皮的動脈酸素飽和度（Sp$_{O_2}$）モニターなどでスクリーニングをするか，そのようなスクリーニングのための器機を持ち合わせていない医療機関では既往歴，現病歴および治療内容を診療情報提供書に記入のうえ，睡眠専門医療機関に紹介することをすすめている．また，一般医療機関の治療連携指針としては，①AHIまたは3％ODIが5未満でESSが11未満，②AHIまたは3％ODIが5以上かつ15未満，およびESS＜11で心疾患や心筋梗塞のない場合，EDSが生活に支障のない場合は経過観察とし，CPAP導入などのSDBの専門的治療への関与はすすめていない．一方，睡眠専門医療機関においてSDBを診断され，引き続き治療のためCPAP管理が必要で睡眠専門医療機関より逆紹介された場合，CPC管理を理解できるなら，1カ月に1度の受診で指導管理を行うとしている．また1年後とまたは病状に変化のあった時にはPSGあるいは簡易装置による有効性評価を睡眠医療専門機関に依頼することが望ましいとしている．

循環器医のSAS診療へのかかわり方は，この一般医療機関の指針に準じたもので良いが，循環器医がSDBに特に興味をもっている場合には，専門家の指導のもとにPSGやCPAP導入などさらに高度の睡眠障害診療に自らが関与してもよいと思われる．

引用文献

1) 塩見利明, 篠邉龍二郎, 井上雄一, ほか. 睡眠呼吸障害診断・治療・医療連携ガイドライン. 厚生労働精神・神経疾患研究委託費「睡眠障害医療における政策医療ネットワーク構築のための医療機関連携ガイドライン作成に関する研究」班(17公3). 研究代表者：清水徹男.
2) 篠邉龍二郎, 塩見利明, 井上雄一, ほか. 特集睡眠障害の診断・治療ガイドライン. 3. 睡眠呼吸障害の診断・治療・連携ガイドライン. 睡眠医療 2008；2：271-8.

（自治医科大学附属さいたま医療センター循環器科　百村伸一）

索　引

和　文

あ
アディポサイトカイン分泌異常 127
アディポネクチン 127
アデノイド 107
安定型狭心症 113

い
一般医療機関 187
遺伝子レベル 53
いびき 154
医薬品・医療機器等安全性情報報告制度 180
医療機器 175
──賃貸業者 181
医療連携 175
陰圧反射 70
インスリン抵抗性
　.................. 14, 91, 97, 127
咽頭気道拡張筋群 69
咽頭気道と換気調節 71
咽頭気道と肺容量の変化 71
咽頭気道内の陰圧 68
咽頭気道の解剖学的因子 68
咽頭気道の拡張因子 69
咽頭気道の閉塞因子 68
咽頭気道閉塞 68
咽頭狭窄 55

う
運動 165
──療法 167

え
疫学研究 51
エプワース眠気尺度 184
炎症 15
──性メディエーター 82

お
温度センサー 19

か
概日リズム睡眠障害 8
改正薬事法 180
ガイドライン 185
解剖学的 49
下顎後退 55
顎顔面形態 51, 55
覚醒 30
──維持検査 75
──反応 21
カテコラミン 39
簡易検査 175
簡易ポリグラフィー 141
簡易無呼吸検査 171
換気反応 30
環境づくり 169
間歇的低酸素 84, 97

き
危険因子 50
逆説性呼吸 104
客観的評価法 60
吸気道陽圧 142
急性冠動脈症候群 113
胸腔内圧 91

気流制限
気流制限 19
筋交感神経活動 92

く
グレリン 168

け
携帯装置 177
──タイプⅢ 177
──タイプⅣ 177
──（ポータブルモニター）
　.................................175
経鼻的持続気道陽圧呼吸 135
血圧上昇 112
血漿脳性利尿ペプチド 39
減量 135, 164

こ
交感神経系 88
交感神経の活性化 101
高感度CRP 83, 99
口腔内装置 94, 152, 153
──の治療成績 154
──の適応 154
──の副作用 155
高血圧 13, 111
高周波手術 160
高炭酸ガス血症 133
交通事故 16
呼気気道陽圧 142
呼吸中枢 29
呼吸努力 29
国際的医療機器規制 180
コルチコステロン 102
混合型睡眠時無呼吸症候群 ...105

189

混合型無呼吸症候群 176

さ

在宅睡眠検査 176
左方偏移 90
残遺眠気 78
酸化ストレス 84, 100
産業災害 16
酸素吸入 33
酸素飽和度 23

し

刺激統制法 166
脂質代謝異常症 98
視床下部-下垂体-副腎系 102
持続陽圧気道圧 39
――療法 139
実地医科 185
疾病分類 1
自動CPAP装置 180
周期時間 31
周期性異常呼吸 35
周期性呼吸 104
周術期管理 162
小顎 107
――症 55
上気道疾患 157
上気道の開存性 68
食事療法 166
食道内圧 23
――測定 32
女性ホルモン 50
徐脈性不整脈 120
神経筋代償機構 72
神経精神機能 15
心血管疾患 96
心室性不整脈 122
人種差 49, 55
身体疾患に起因する睡眠関連低換
気/低酸素血症 症候群の細分
類 4
心拍変動解析 91
心不全 114

心房細動 15, 121
診療報酬制度 178

す

睡眠衛生 79
――指導 179
睡眠覚醒リズム記録 179
睡眠関連運動障害 8
睡眠関連呼吸障害の分類と定義
　（診断基準） 5
睡眠関連疾患の分類 2
睡眠関連低換気/低酸素血症 症候
　群 3
――の細分類 4
睡眠呼吸障害 2, 50
睡眠時低換気症候群 133
睡眠時無呼吸症候群
　........................75, 96, 111
睡眠随伴症 8
睡眠潜時反復検査 75
睡眠専門医療機関 187
睡眠不足 164
ストレーンゲージ 25
スペクトル解析 92

せ

生活の質 16, 33
性差 49
生理学的 49
舌骨低位 56
セファログラム 158
セファロメトリー 56
――側面像 108
全身性炎症 82

そ

増悪因子 11
その他の睡眠関連呼吸障害 4
その他の睡眠疾患 9

た

体位 34
――変換 62

――変換指数 65
体重 166
タイトレーション 141
炭酸ガス吸入 33
炭酸ガス血症性無呼吸閾値 30
男性性機能不全 15

ち

チェーン・ストークス呼吸
　..............................35, 176
中枢型睡眠時無呼吸症候群
　..........................3, 5, 105
中枢型無呼吸 176
中枢由来の過眠(症) 8
治療抵抗性の高血圧 111

て

定義（原発性中枢型睡眠時無呼吸
　症候群／5，チェーン・ストーク
　ス呼吸に基づくもの／5，高
　地周期性呼吸に基づくもの／
　5，チェーン・ストークス呼吸
　以外の身体疾患に基づくもの／
　5，薬物および物質によるもの
　／5，小児の原発性無呼吸／5，
　成人の閉塞型睡眠時無呼吸／
　6，小児の閉塞型睡眠時無呼吸
　症候群／6，特発性の睡眠関連
　非閉塞型肺胞低換気／6，身体
　疾患に基づく睡眠関連低換気/
　低酸素血症／7，分類不能の睡
　眠時無呼吸/睡眠関連呼吸障害
　／7）
抵抗 165
低酸素血症 112, 133

と

糖代謝障害 14
洞停止 120
動脈硬化病変 82
独立症候と正常バリアント 8
突然死 123

な

内視鏡 158
内臓脂肪蓄積 127
──型肥満 112
軟口蓋過長 56
南方モンゴロイド 52

に

2次性高血圧 101
──症 172
二相性陽圧換気 39, 142
日中過眠 16

ね

眠気 75

の

脳血管疾患 96
脳血管障害 116
脳心血管疾患 14
ノンレム睡眠 25, 31

は

肺胞低換気 133
鼻アレルギー 64
鼻/口呼吸比 63
鼻呼吸左右比 64
鼻呼吸率 65
鼻手術 160
パルスオキシメーター 171

パルスオキシメータ(トリー) ..25

ひ

鼻圧信号 19
鼻圧センサー 19
ピエゾセンサー 25
鼻腔形態改善手術 66
鼻腔通気度 158
──測定法 61
鼻腔抵抗 61
微弱呼吸 104
非侵襲的陽圧換気 135
ピックウィック症候群 133
鼻閉感 62
肥満 127, 164
──低換気症候群 133
病診連携 183

ふ

負荷試験 60
複合型睡眠時無呼吸症候群
 ....3, 41
副鼻腔炎 107
不整脈 120
不眠(症) 8
ブルーマンデイ症候群 179

へ

閉塞型睡眠時無呼吸症候群
 ....3, 6, 49, 105
扁桃肥大 107

ほ

房室ブロック 120
北方モンゴロイド 52
ポリソムノグラフィー
 ....50, 141, 171

ま

マトリックスメタロプロテアーゼ
 -9 99
慢性心房細動 93

む

無呼吸低呼吸指数 108, 175

め

メタボリックシンドローム
 .... 114, 127, 172

ゆ

有病率 11

り

リバウンド 169

れ

レプチン 168
レム睡眠 25, 31, 178

欧文

A

AASM 19, 32
── task force report 9
adaptive servo-ventilation
 .... 39, 44, 116
AHI 108

apnea–hypopnea index 108
arousal 21
ASV 34, 39, 44, 116
──療法 148
auto CPAP 140
autoタイトレーション 141
axial system 1

B

bilevel-PAP 34, 39, 142
bilevel positive airway pressure
 ....39, 142
BNP 39
brain natriuretic peptide 39

C

Canadian Continuous Positive Airway Pressure for Patients with Central Sleep Apnea and Heart Failure研究............148
CANPAP研究 115, 148
Centers for Medicare & Medicaid Services 176
central sleep apnea syndrome 105
Cheyne–Stokes respiration ...35
CMS................................176
comp SAS 3, 41
complex sleep apnea syndrome 3, 41
complex sleep-disordered breathing.....................44
continuous positive airway pressure.....................39
────療法.....................139
CPAP.............................39, 94
──── emergent CSAS..........41
──── persistent CSAS.........41
────指導管理料................179
────治療.......................115
────療法.......... 139, 178, 179
critical closing pressure........68
CSAS 3, 105
────の細分類 3
CSR 35

D

Diagnostic and Statistical Manual of Mental Disorders 1
────, 5th ed 1
DSM 1
────-IV 2
────-V 1

E

EPAP 142

Epworth sleepiness scale 184
ESS..............................28, 184
expiratory positive airway pressure.........................142

F

fixed CPAP.........................140
full face mask....................140

H

HIF-1 84
home oxygen therapy.........116
home sleep testing 176
HOT 116
HRV 91
HST 176
hypopnea..........................104

I

ICAM-1 84
ICD.. 1
──── 9-CM................................ 2
ICSD 32
────-2 ....1, 2
────マニュアル 1
IL-6 ....83, 99
IL-8...................................84
IMT 83
inspiratory positive airway pressure.........................142
International Classification of Diseases............................ 1
International Classification of Sleep Disorders, 2nd ed 1
International Classification of Sleep Disordersマニュアル.. 1
IPAP 142
8-isoprostagrandine F2α.......10
8-isoprostane 100

J

JESS 28
JNC 7 90

L

long face............................52

M

manualタイトレーション.....141
matrix metallo-proteinase-9 ..99
metabolic syndrome 88, 127
Mets 127
mixed sleep apnea syndrome 105, 176
MMA 162
MMP-9...............................99
MRS....................... 152, 153
MSAS 105, 176
MSLT.................................27
MSNA................................92
MWT 27

N

n-CPAP.............................157
nasal CPAP 155
────療法.....................135
nasal cycle 60
nasal mask.......................140
nasal pillow......................140
National Institutes of Health 52
negative-pressure reflex........70
NF-κB 84, 98
NIH 52
non dipper型 89
nose breather.....................63
NPPV療法 135
nuclear factor-kappa B 98

O

obstructive sleep apnea syndrome................. 49, 105
OHS................................133
oro-nasal breather................63
OSAS 3, 49, 105
────の各種治療法.............155

―――の細分類 4
―――有病率 52
other sleep related breathing disorder 4

P

paradoxical breathing 104
P_{crit} 68
PLM 25
PM 175
polysomnography 50, 141, 171
portable monitor 175
pressure-relief機構 142
PSG 50, 141, 171, 175

Q

QOL 16, 66
quality of life 66

R

Ramp設定 141
RIP 19
riser型 89

S

SAS 75, 111
SDB 2, 50
―――以外の睡眠関連疾患の分類 8
―――の定義 3
―――の分類 3
SHVS 133
SIDS 106
sleep apnea syndrome 75, 111
sleep-disordered breathing 2, 50
sleep related hypoventilation/hypoxemia due to medical conditionの細分類 4
sleep related hypoventilation/hypoxemia syndromeの細分類 4
sleep surgery 157
SPLIT 172

T

TNF-α 83, 98
TRD 152, 153
two face surgical protocol 161

U

UPPP 160

V

VLF 89
VLF領域の増大 93

●編著者略歴

本間　栄（ほんま・さかえ）

1954年2月10日　鎌倉市で出生

《学歴および職歴》

1979年3月　順天堂大学医学部 卒業
1979年5月　自治医科大学附属病院 内科研修医
1985年3月　順天堂大学大学院医学研究科卒業（医学博士，病理学専攻）
1985年4月　順天堂大学医学部病理第一 助手
1986年5月　　同　　　呼吸器内科 助手
1988年4月　米国 Harvard 大学病理学科，公衆衛生学科留学（Research Fellow）
1992年4月　順天堂大学医学部呼吸器内科講師
1994年8月　国家公務員共済組合連合会虎の門病院呼吸器科医員
2005年7月　国家公務員共済組合連合会虎の門病院呼吸器センター内科部長
2006年3月　東邦大学医学部内科学講座（大森）呼吸器内科教授

《その他》

日本呼吸器学会（専門医，指導医，代議員）
日本肺癌学会（評議員）
日本結核病学会（評議員）
日本呼吸器内視鏡学会（評議員）
日本サルコイドーシス／肉芽腫性疾患学会（評議員）
呼吸ケア・リハビリテーション学会（評議員）
FCCP：Fellow of American College of Chest Physicians
日本感染症学会（ICD：Infection Control Doctor）
厚生労働科学研究「びまん性肺疾患調査研究班」分担研究者
厚生労働科学研究費補助金　新型インフルエンザ等新興・再興感染症研究事業「インフルエンザ（H5N1）の死因となる劇症型ARDSの病態解析と治療法の開発に関する研究班」分担研究者
厚生労働科学研究「難治性血管炎に関する研究班」分担研究者

睡眠時無呼吸症候群―改訂第2版―　〈検印省略〉

1996年1月8日　　　第1版第1刷発行
2009年12月15日　　改訂第2版第1刷発行
2011年7月6日　　　改訂第2版第2刷発行

定価（5,700円＋税）

編著者　本間　栄
発行者　今井　良
発行所　克誠堂出版株式会社
　　　　〒113-0033　東京都文京区本郷3-23-5-202
　　　　電話（03）3811-0995　振替00180-0-196804
　　　　URL　http://www.kokuseido.co.jp/
　　　　印刷　株式会社シナノパブリッシングプレス

ISBN978-4-7719-0363-0 C3047 ¥5700E
Printed in Japan　© Sakae Homma, 2009
・本書の複製権・翻訳権・上映権・譲渡権・公衆送信権（送信可能化権を含む）は克誠堂出版株式会社が保有します．
・JCOPY ＜(社)出版者著作権管理機構　委託出版物＞
本書の無断複写は著作権法上での例外を除き禁じられています．複写される場合は，そのつど事前に（社）出版者著作権管理機構（電話03-3513-6969，Fax 03-3513-6979，e-mail：info@jcopy.or.jp）の許諾を得てください．